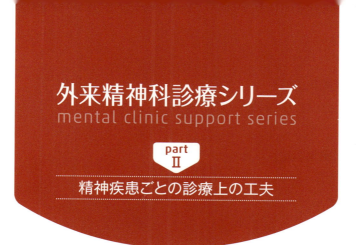

外来精神科診療シリーズ
mental clinic support series

part II

精神疾患ごとの診療上の工夫

メンタルクリニックでの
主要な精神疾患への対応［3］

統合失調症，気分障害

編集主幹
原田誠一

担当編集
高木俊介
神山昭男

中山書店

[編集主幹]
　原田誠一（原田メンタルクリニック：東京）

[編集委員]（五十音順）
　石井一平（石井メンタルクリニック：東京）
　高木俊介（たかぎクリニック：京都）*
　松﨑博光（ストレスクリニック：福島）
　森山成彬（通谷メンタルクリニック：福岡）

[編集協力]
　神山昭男（有楽町桜クリニック：東京）*

（*本巻企画・編集担当）

【読者の方々へ】
本書に記載されている診断法・治療法については，出版時の最新の情報に基づいて正確を期するよう最善の努力が払われていますが，医学・医療の進歩からみて，その内容がすべて正確かつ完全であることを保証するものではありません．したがって読者ご自身の診療にそれらを応用される場合には，医薬品添付文書や機器の説明書など，常に最新の情報に当たり，十分な注意を払われることを要望いたします．
中山書店

刊行にあたって
― 五人の侍からのご挨拶 ―

　精神科クリニックが年々増え続けている現状には，社会のニーズと時代の流れに裏づけられた必然性がある．精神医療におけるクリニックの役割と責務は，今後ますます大きくなっていくに違いない．こうした趨勢のなか，本叢書を世に問う意義はどこにあるだろうか．

　まずは，「クリニックの立ち上げ方」や「診療・経営を継続する工夫」を具体的にわかりやすく示すこと．これは，これから開業を目指す方々にとって心強いガイド，格好の導きの糸となるだろう．加えて，すでに精神科クリニックを開設し営んでおられる皆さまにとっても，日々の仕事内容を振り返り，今後に活かすための参考資料になるのではないか．

　さらには，開業という場に伴いがちなさまざまな問題点について改めて考え，対策を試みるための教材という役割．ともすればクリニックに孤立しがちななか，診療の質をどう維持してさらなる向上を目指すか，自らを含めたスタッフの心身の健康をどのように守るか，変動する社会のニーズにどう応えていくか，周囲との連携をいかに実践するか．クリニック関係者が，こうした問題としっかり向き合って試行錯誤を重ねる営為が，そのままわが国の精神医療の改善につながることが期待される．

　加えて，今回編者らが心中ひそかに期したのは，精神科クリニックでの実践を通じて集積されてきた膨大な「臨床の知」を集大成して，一まとめの形で世に問うことだ．

　自らの活動の場を市井の診療所に定めて精進を続けているクリニック関係者には，"開設の志" と "自分の城で培ってきた実学の蓄積" がある．真摯な日々の経験の積み重ねを通して得られた「臨床の知」には，他所では得難い味わいや歯応え，独創性と実用性，手触りや香りがあるだろう．わが国の現場に根差した「臨床の知」をひっくるめて示して，現在の正統的な精神医学～精神医療に対する自分たちなりの意見表明や提言をする．このような企みが，わが国の精神医学～精神医療のレベルの向上に裨益できるところがあるはずだし，はたまたその必要性があると考えた．この信念に基づいて結実したのが，本シリーズである．クリニック関係の皆さまはもとより，クリニックと直接関係のない精神科医，たとえば大学病院～単科精神病院～総合病院精神科の先生方にも，ご参考にしていただけるところがあるだろうと期待している．

　本叢書の企画・編集に携わった5名の精神科医は，いずれも（自称）侍だ．腕に（少しは）覚えがあり，開業医の苦楽を（それなりに）味わい，一家言を（幾許かは）もっている五人の侍．この野武士集団が，現在の精神医学～精神医療～日本社会に投げかけ問いかける中身が，はたしてどのようなものになるか．

　あるいは，へっぽこ侍がなまくら刀を振り回す滑稽な図柄か．しかしながら，そこには独自の新味や切実な問題提起，斬新な面白さやピリ辛の刺激が含まれているだろうし，現場で真に役立つ「臨床の知」が発見できるはずだ．

　諸兄姉におかれましては，ぜひ頁をめくって五人の侍，一癖も二癖もある野武士集団からのメッセージをご賞味くださりますことを．

2014年10月　編者を代表して

編集主幹　原田誠一

序　統合失調症の外来診療は変わっただろうか

　〈外来精神科診療シリーズ〉の本巻は，統合失調症と気分障害からなっている．ボリュームからすると気分障害のほうがやや多いかもしれない．しかも，かつてならこのようなシリーズが組まれるときには，統合失調症ならばたとえば（I）（II）（III）などとシリーズ中の何巻かを占める存在であったのが，今回は他の精神障害とほとんど同じ扱いとなっていることに，まさに昔日の感を覚える．

　私が精神科医になった頃，1980年代のはじめには，オイルショックからは日がたっていたとはいえ日本はまだ高度成長期の余韻を残しており，精神病院はひたすら進歩を信じる忙しい社会から振り落とされた人々の救護所であった．それはまた，統合失調症，当時精神分裂病といわれた人々そのものであった．精神医学の使命は統合失調症という病気の解明にこそあると大まじめにいわれていた．それから30年，この社会の停滞とともに，精神医学の関心は，多彩に広がると同時に，その輪郭を失いつつある．

　本巻では，統合失調症そのものについて，これまでの教科書にあるような精神病理や原因論を論じたりすることは避けた．それは他の類書に十分すぎるほど書かれている．そうではなくて，かつて統合失調症の治療と地域での支援をめざしてクリニックを開いた先人たちが積み上げてきたものを，もう一度確認しなおすことをめざした．もちろん，薬理学的なトピックや就労支援やアウトリーチなど，最先端の事柄もとりあげているが，それらもこれまでに積み上げられた軌跡の延長にあるものとしてとらえた．そうしなければ，役割が多方面に分岐し細分化していく現代の精神医療の現実のなかで，統合失調症の治療・支援は，ますます忙しい日常診療のなかに埋もれて，ふと大事なことが忘れられていくのではないかと思うからである．

　そうならないためにも，彼ら彼女らの一生につきあっていく地域の医療者として，この社会の片隅にひっそりと謙虚に生きている彼らの佇まいに寄り添うためのよすがに本巻をしたい．そして，この多忙を増すばかりの日々の臨床が，そのような彼らと私たちの本来の姿に戻ることを，むしろ，願う．

2016年6月

高木俊介

序　最近の「気分障害群」と向き合う精神科臨床の現段階

　今の日本で，うつ病は最もありふれた疾患の一つとなった．全国の精神科診療所を対象とした調査では人口規模の大小にかかわらず，外来患者様のおよそ6割が気分障害，3割が不安障害である．

　しかし，ありふれているわりには診断，治療，サポート，いずれをとってもいまだよくわからぬ点が多い．診断学ではDSM-5において「気分障害」という用語がなくなる新たな見解が出されているが，DSM-IV作成委員長の著作『〈正常〉を救え』は十分すぎるほど衝撃的である．さらに，気分障害と不安障害の合併もしくは複合的病態の頻度が高く，うつ病診断では双極性障害の存在が見逃されやすいという指摘など，病態は多様化，複雑化し，従来の反応性，内因性の区別もそうそう容易ではない．

　さらに，薬物療法ではどうか．近年登場した抗うつ薬の長期投与効果に明確な差異が認められないことや，統合失調症適用として認可された薬剤が気分障害にも適用を拡大するなど，薬剤選択の基準は次第に不透明感を増している．遺伝子解析からは双極性障害，統合失調症，発達障害等々に共通因子の存在が報告され，はたして診断学，精神薬理の話題と関連があるのかどうか．

　このような話題を背景として，主として精神科診療所において最近の「気分障害群」の臨床に取り組む専門家に以下のテーマで原稿をお願いした．まずは総論として診断学の現状と今後の課題，相次いで登場した薬剤の使用ガイドライン．続いて診療の実際では病態からみた気分変調症，躁病，双極性障害，難治性うつ病や，合併症としてみた発達障害，不定愁訴，強迫性障害，認知症，悪性腫瘍，不安障害への対処．治療実践例は，認知行動療法，対人関係療法，家族療法，漢方，運動療法，音楽療法，代替療法など．さらに，自殺予防，過量服薬，産業メンタルヘルス，医療人類学の各方面から最近のトピックスを取り上げた．

　お願いした結果として，実に読み応えのある秀逸な論文を数多くいただいた．これで気分障害に対する精神科診療所治療の現段階を知る貴重な1冊が仕上がった．本書が混沌とした状況下にある臨床家のこころを落ち着かせ，また盛り上げてくれる一助となるのではと願うばかりである．編者として，ご協力いただいた先生方にこころより御礼申し上げる．

2016年6月

神山昭男

外来精神科診療シリーズ
mental clinic support series

目　次

I　統合失調症

A　総論

1　統合失調症をもつ人々の地域生活支援と外来クリニック
—わが国におけるその歴史と展開　　　　　　　　　　　　　　高木俊介　　2
　1. はじめに…2／2. 前史…3／3.「診療所運動」の頃…4／4.「診療所運動」の拡大と変化
　…5／5. 精神科クリニックにおける新しい波…6

2　精神科診療所の統合失調症患者の地域医療における役割のマクロ実態
　　　　　　　　　　　　　　　　　　　　　　　　　竹島　正, 立森久照　　8
　1. はじめに…8／2. 方法…9／3. 結果…9／4. 考察…12

エッセイ　大都市と地方における統合失調症診療　　　　　　　伊勢田堯　　14
　1. 大都市と地方における統合失調症診療に違いはあるか?…14／2. 居住環境…14／3. 就労
　環境…15／4. 就学環境…15／5. 生活環境・余暇活動…16／6. 地域の偏見, 暮らしやすさ
　…16／7. 大都市と地方に共通する生活臨床アプローチ：人生と家族運営の行き詰まり解消支援
　…16／8. 今後の精神科外来医療の飛躍的な発展のために…17

コラム　統合失調症の軽症化をめぐって　　　　　　　　　　　　中根秀之　　19
　1. はじめに…19／2. サブタイプの変化…19／3. 精神医学的症状の非特異化…20／4. 臨
　床転帰の向上…20／5. 見かけの軽症化…21／6. おわりに…22

コラム　八丈島の精神保健活動—精神科医のいない島　　　　　村上文江　　24
　1. 伊豆七島最南端の島・八丈島…24／2. その人がその人らしくのびのび生きることを応援す
　る…25／3. 八丈島精神保健シーンなう…26

B　統合失調症と診療所—診療所での統合失調症治療の実際

1　統合失調症の人と医療の最初の出会い　　　　　　　　　　白潟光男　　28
　1. 統合失調症と医療との最初の出会いを大切にするために…28／2. 初診時に何を行うのか…
　28／3. 統合失調症をどのように診ていくか…31

2　急性期および寛解期前期の治療　　　　　　　　　　　　　江畑敬介　　33
　1. 統合失調症の病勢と経過…33／2. 急性期および寛解期前期の治療の一般原則…35／3. 入
　院治療が必要と判断される場合…37

3　寛解期後期および慢性期の治療　　　　　　　　　　　　　江畑敬介　　39
　1. はじめに…39／2. 疾病に対する態度は予後に影響するか…39／3. 治療からリハビリテー
　ションへ…40／4. 慢性精神障害者の地域生活の支援に必要なサービス…40／5. 精神障害者
　にとって働くことの意義…42／6. いかにリハビリテーションの見通しを伝えるか…43

4　リハビリテーションと精神科地域医療　　　　　　　　　　窪田　彰　　44
　1. はじめに…44／2. デイケアの診療報酬上の2016年改定…45／3. リハビリテーションの
　目標…46／4. 多機能型精神科地域ケアで包括的であること…46／5. 薬物療法・早期支援な
　どによる治療の発展…47／6. おわりに…48

| 5 | 診療所からのアウトリーチ活動―往診，ACT も含めて | 藤田大輔 | 49 |

1. はじめに…49 ／ 2. ACT とは…49 ／ 3. ACT-Zero 岡山…50 ／ 4. 外来，病棟の場と生活の場の違い…51 ／ 5. ACT が提供する「生活の場での精神科医療」…52 ／ 6. アウトリーチ活動の経験のもとで統合失調症の治療を考える…53

| 6 | 統合失調症と院外薬局―連携の実際 | 成井　繁 | 55 |

1. アイ調剤薬局の紹介…55 ／ 2. 統合失調症患者さんの服薬指導の方法…56 ／ 3. 残薬の確認，副作用の確認，怠薬・拒薬の確認により，処方医師へフィードバック―医師との連携…57 ／ 4. 薬局薬剤師が精神科医師に望むこと…58

心に残る症例　統合失調症の認知行動療法―概要と記憶に残る症例　　原田誠一　60

1. 統合失調症の認知行動療法の概要…60 ／ 2. 統合失調症の CBT の進め方…61 ／ 3. 筆者の頭に浮かぶ 4 症例…61 ／ 4. おわりに…67

心に残る症例　思い出深い往診　　和迩秀浩　68

コラム　デイケアスタッフからみた統合失調症　　浜中利保　72

1. デイケアと統合失調症…72 ／ 2. 事例紹介…73 ／ 3. デイケアの活動…74 ／ 4. デイケアの役割…74

コラム　訪問看護ステーションからみた統合失調症　　稲岡　勲　76

1. はじめに…76 ／ 2. 精神科病棟時代の私…76 ／ 3. なぜそのようなことが起きたのか…77 ／ 4. 現在，訪問看護ステーションで働いて感じていること…78

コラム　クロザピンと診療所　　松本喜代隆　79

1. はじめに…79 ／ 2. 診療所におけるクロザピン処方認可の背景…79 ／ 3. クロザピンの効果と ACT 的在宅支援…80 ／ 4. 慢性統合失調症への関心と対人環境の連続性を守ること…81 ／ 5. おわりに…82

C　抗精神病薬の副作用

| 1 | アカシジア，遅発性アカシジア | 高木俊介 | 83 |

1. 第二世代抗精神病薬の普及とアカシジアへの注目…83 ／ 2. アカシジアについて…84 ／ 3. アカシジア，遅発性アカシジアの治療…86

| 2 | 眼瞼けいれん | 若倉雅登 | 87 |

1. はじめに…87 ／ 2. 眼瞼けいれんの成り立ち…88 ／ 3. 瞬目負荷試験…89 ／ 4. 薬物性眼瞼けいれん…91

| 3 | 薬物性錐体外路症状がもたらす顎口腔症状について | 中村廣一，福本　裕 | 93 |

1. はじめに…93 ／ 2. オーラルジスキネジア…93 ／ 3. 薬物性の筋異常緊張に伴う顎口腔症状…94 ／ 4. 非定型抗精神病薬由来の顎口腔症状について…95 ／ 5. おわりに…96

D　先達の臨床活動と業績

1　外来統合失調症の今　　　　　　　　　　　　　　　　　　　　村上靖彦　97

2　生村吾郎の思い出　　　　　　　　　　　　　　　　　　　　　岩尾俊一郎　102
  1. はじめに… 102 ／ 2. 診療所の様子… 102 ／ 3. 世間の場としての待合室… 103 ／ 4. 民間療法の聞き取りから学ぶ… 104 ／ 5. おわりに… 105

3　精神科デイケア『ひるま病室』のことなど　　　　　　　　　　海老澤佐知江　107
  1. はじめに… 107 ／ 2.『ひるま病室』まで… 107 ／ 3.『ひるま病室』と地域精神医療… 110

4　夢と消えたクリニック開業とその残渣　　　　　　　　　　　　神田橋條治　115
  1. まえがき… 115 ／ 2. 辺縁から… 116 ／ 3. 治療サービス… 116 ／ 4. 精神療法… 117 ／ 5. 薬… 118 ／ 6. おわりに… 118

E　病院と診療所の連携

1　精神科病院から診療所に望むこと　　　　　　　　　　　　　　田中　究　119
  1. はじめに… 119 ／ 2. 精神科病院の入院と退院… 120 ／ 3. 症例提示… 121 ／ 4. おわりに… 122

2　精神科病院に期待すること—精神科診療所の立場から　　　　　上ノ山一寛　124
  1. はじめに… 124 ／ 2. 精神科診療所の現在… 124 ／ 3. 精神科病院の現在… 125 ／ 4. 精神保健福祉法の改正… 126 ／ 5. 医療計画について… 126 ／ 6. 2人主治医制の可能性… 127 ／ 7. 地域責任制と連携… 127 ／ 8. まとめにかえて… 128

3　精神科救急における精神科診療所の役割　　　　　　　　　　　羽藤邦利　129
  1. 12年間「外来ニート状態」のAさん… 129 ／ 2. AさんとAさんの両親にとっての精神科救急… 130 ／ 3. AさんとAさんの両親のその後：「第三者の介入」… 132 ／ 4. 精神障害をもっているための不安定さ… 133 ／ 5. 精神科診療所に通院中の患者のほうが情報センター利用が多い… 134 ／ 6. 精神科診療所に最低限，常勤PSW1人以上を配置すべき… 136 ／ 7. おわりに… 137

4　精神科身体合併症患者への対応—総合病院の立場から　　桂川修一，鈴木惠子，黒木宣夫　138
  1. はじめに… 138 ／ 2. 当院の概要… 139 ／ 3. コンサルテーション・リエゾン活動の概要… 139 ／ 4. 紹介患者の概要… 141 ／ 5. 考察… 144 ／ 6. おわりに… 146

F　診療所と精神障害者福祉

1　障害者総合福祉法による各種施設と診療所—その運営，診療所との連携　　上野光歩　147
  1. はじめに… 147 ／ 2. 診療所活動の経過… 147 ／ 3. 福祉施設建設の経過… 148 ／ 4. 福祉施設の現状… 149 ／ 5. 医療との連携… 150 ／ 6. 今後に向けて… 150

2　介護保険と統合失調症（統合失調症と老齢化）　　　　　　　　功刀　弘　151
  1. はじめに… 151 ／ 2. 事例提示… 151 ／ 3. 事例紹介… 154 ／ 4. おわりに… 155

| 3 | 診療所における統合失調症の家族支援 | 肥田裕久 | 156 |

1. はじめに… 156 ／ 2. 家族はどのような支援を望んでいるか… 156 ／ 3. 家族への個別支援…158 ／ 4. 家族心理教育への参加を支援する… 158 ／ 5. 家族支援の問題点や課題… 160 ／ 6. おわりに… 161

| 4 | 統合失調症の就労支援と精神科診療所 | 田川精二 | 162 |

1. はじめに… 162 ／ 2. NPO法人大阪精神障害者就労支援ネットワーク（JSN）… 162 ／ 3. 就労支援を振り返って… 164 ／ 4. 統合失調症と精神科診療所と就労支援と… 165 ／ 5. おわりに… 166

G 特殊領域

| 1 | 医療観察法へのかかわり―日常支援活動と医療観察法による医療は分かちうるか？ | 大石 豊 | 167 |

1. はじめに… 167 ／ 2. 当院概要… 167 ／ 3. 診療所開設まで… 168 ／ 4. 日々の活動のなかで法に近づいてしまうジレンマ… 169 ／ 5. 指定の先にあるもの… 170

| 2 | 自傷他害と診療所（自殺と暴力） | 三家英明 | 172 |

1. はじめに… 172 ／ 2. 往診での経験から… 173 ／ 3. 忘れられないもう一つの経験から… 174 ／ 4. 診療所で何ができるか… 174

| 3 | 統合失調症と診断書 | 佐々木青磁 | 176 |

1. はじめに… 176 ／ 2. 障害年金診断書… 176 ／ 3. 自立支援医療・精神障害者保健福祉手帳診断書… 179 ／ 4. 傷病手当金診断書… 180 ／ 5. 運転免許に関する公安委員会提出用診断書… 180 ／ 6. 主治医の意見書（ハローワーク提出用）… 180 ／ 7. おわりに… 181

II 気分障害

A 総論

| 1 | うつ病スペクトラムとDSM-5診断カテゴリー | 中川敦夫, 大野 裕 | 184 |

1. はじめに… 184 ／ 2. うつ病概念の変遷… 185 ／ 3. 診断カテゴリー… 186 ／ 4. うつ病スペクトラム：DSM-5抑うつ障害群を例に… 187 ／ 5. おわりに… 191

| 2 | 気分障害の薬物療法―現状と課題 | 野村総一郎 | 192 |

1. 気分障害の分類と向精神薬の効果… 192 ／ 2. 気分障害各類型への薬物療法… 192

B 外来でのケア

| 1 | 気分変調症の診断と外来ケアの工夫 | 坂本暢典 | 198 |

1. 気分変調症の概念… 198 ／ 2. 発達障害が背景にあるのではないか… 199 ／ 3. 高齢者では背景に軽症のパーキンソン症候群が存在していないか… 200 ／ 4. パニック障害などの不安障害の慢性化による抑うつの可能性もあるのでは… 200 ／ 5. 環境に対する適応の問題が大きいかもしれない… 201 ／ 6. 軽症の内因性うつ病と理解するべき症例も当然ある… 201 ／ 7. おわりに… 202

2 躁うつ病の外来ケアの工夫　　　　　　　　　　　　　　　　　　　　　澁谷治男　203
  1. はじめに… 203 ／ 2. 双極性障害の早期適正診断の困難さ… 204 ／ 3. 双極性障害の治療… 206 ／ 4. ラモトリギンの使用経験から… 207

C 診療の実際

1 難治性うつ病の治療戦略　　　　　　　　　　　　　　　　　　　　　　永田利彦　209
  1. はじめに… 209 ／ 2. うつ病は治りやすい病気という幻想… 209 ／ 3. 難治性うつ病とは何か… 210 ／ 4. パラダイムフェイラーの背景にあるパラダイムシフト… 210 ／ 5. 社交不安プロトタイプ，幼少時の行動抑制－全般性社交不安障害… 211 ／ 6. 境界性パーソナリティ障害プロトタイプ－双極性スペクトラム… 212 ／ 7. おわりに… 213

2 気分障害の診断・治療に役立つ最近の脳機能検査法をめぐって　　　　　功刀　浩　216
  1. はじめに… 216 ／ 2. 脳画像検査… 217 ／ 3. 脳脊髄液マーカー… 218 ／ 4. 視床下部－下垂体－副腎系（HPA系）など内分泌機能検査… 219 ／ 5. 認知機能検査… 221

3 児童期の気分障害圏治療の現状と課題　　　　　　　　　　　　　　　　猪子香代　223
  1. 子どもの不機嫌… 223 ／ 2. 子どもの双極性障害… 224 ／ 3. 子どものうつ病と双極性障害… 225 ／ 4. おわりに… 226

4 うつ病の認知行動療法の実際　　　　　　　　　　　　　　　　　　　　岡嶋美代　227
  1. はじめに… 227 ／ 2. 初回面接時の強迫性のスクリーニング… 227 ／ 3. 症例提示… 228 ／ 4. 反芻思考の妨害… 230 ／ 5. 行動活性化… 231 ／ 6. おわりに… 231

5 自己肯定感と対人関係療法（IPT）　　　　　　　　　　　　　　　　　水島広子　232
  1. はじめに… 232 ／ 2. 戦略と技法… 232 ／ 3. 大うつ病性障害に対するIPT，双極性障害に対するIPT… 233 ／ 4. 自己肯定感とIPT… 234 ／ 5. おわりに… 235

6 双極性障害と家族療法的支援の実際　　　　　　　　　　　　　　　　　楢林理一郎　237
  1. はじめに… 237 ／ 2. 双極性障害と家族療法… 237 ／ 3. 家族療法の視点… 238 ／ 4. 家族療法的な支援の実際：家族療法の深度論の応用… 239 ／ 5. 症例提示… 240 ／ 6. おわりに… 241

7 気分障害への漢方の効かせ方　　　　　　　　　　　　　　　　　　　　岡　留美子　243
  1. 漢方をどう使うか… 243 ／ 2. 精神科治療での漢方活用の意義… 243 ／ 3. 漢方薬使用の実際… 245 ／ 4. 漢方薬の効かせ方… 247

8 うつ病体験とピア・カウンセリング　　　　　　　　　　　　　　　　　赤穂依鈴子　248
  1. 仕事… 248 ／ 2. うつ病の発症… 248 ／ 3. うつ病の知識… 248 ／ 4. うつ病は病気… 249 ／ 5. エピソード… 249 ／ 6. 主治医と病院選び… 250 ／ 7. カウンセラーとして… 251 ／ 8. 主治医は人生の応援団… 251 ／ 9. ピア・カウンセラー… 252 ／ 10. うつ病の新回復法… 252

9 精神科外来におけるうつ病の運動療法　　　　　　　　　　　　楳澤　旬，内田　直，阿部哲夫　253
  1. はじめに… 253 ／ 2. うつ病の運動療法研究について… 254 ／ 3. 当院における運動療法の取り組みについて… 257 ／ 4. おわりに… 262

10 うつ病ケアにおける音楽療法の効用　　　　　　　　　　　　　　　　　河合　眞　264
  1. 感情・音楽・詩… 264 ／ 2. セロ弾きのゴーシュの無意識… 264 ／ 3. 喪失体験と音楽の果た

す役割…265 ／ 4．古事記にみる音楽療法事始め…266 ／ 5．別離における音楽…267 ／ 6．お わりに…267

コラム　気分障害圏の代替療法の可能性について　　　　　　　　　　　　　　上田容子　270
　　　1．はじめに…270 ／ 2．代替療法とは…270 ／ 3．代表的な補完・代替療法（CAM）…271 ／ 4．おわりに…273

コラム　最近の新たな治療法の試み―反復性経頭蓋磁気刺激法（rTMS）　　　　伊津野拓司　276
　　　1．はじめに…276 ／ 2．TMSの基本原理について…276 ／ 3．TMSの刺激条件について…277 ／ 4．TMSによるうつ病治療…278 ／ 5．おわりに…279

コラム　精神科クリニックにおけるうつ・自殺予防―精神科診療所とかかりつけ医の連携
　　　　　　　　　　　　　　　　　　　　　　　　　　　　　　　　　　　　　窪田幸久　281
　　　1．はじめに…281 ／ 2．精神科側の現状とシステム構築までの紆余曲折…281 ／ 3．どのような人たちが紹介されて来たのか？…283 ／ 4．飲酒および自殺関連項目…284 ／ 5．連携を模索して―医師会員調査から…284 ／ 6．睡眠薬・ベンゾジアゼピン系薬剤中止への試み…284 ／ 7．おわりに…285

コラム　救急外来に搬送される過量服薬事例　　　　　　　　　　　　　　　　上條吉人　286
　　　1．はじめに…286 ／ 2．向精神薬OD患者の背景…286 ／ 3．精神科的背景…286 ／ 4．ODした向精神薬の入手先，種類，服用数…287 ／ 5．向精神薬ODと自殺企図…288 ／ 6．ODの頻度の高い向精神薬…288 ／ 7．おわりに…288

D　気分障害を合併する病態

1　発達障害　　　　　　　　　　　　　　　　　　　　　　　　　　　　　　米田衆介　289
　　　1．はじめに…289 ／ 2．自閉スペクトラム症と気分障害…289 ／ 3．自閉的増動減動状態…290 ／ 4．どのようにして治療するのか…291

2　不定愁訴と呼ぶさまざまな症状群　　　　　　　　　　　　　　　　　　　小山文彦　295
　　　1．概要…295 ／ 2．診断…296 ／ 3．治療…297 ／ 4．おわりに…299

3　強迫性障害　　　　　　　　　　　　　　　　　　　　　　　　　　　　　多賀千明　301
　　　1．はじめに…301 ／ 2．OCDの診断・治療の歴史…301 ／ 3．外来を受診するOCD患者の多様性…302 ／ 4．外来で可能な治療法…302 ／ 5．症例提示…303 ／ 6．おわりに…305

4　認知症　　　　　　　　　　　　　　　　　　　　　　　　　　　　　　　芦刈伊世子　306
　　　1．はじめに…306 ／ 2．事例提示…306 ／ 3．おわりに…310

5　悪性腫瘍　　　　　　　　　　　　　　　　　　　　　　　　　　　　　　中嶋義文　311
　　　1．悪性腫瘍における気分障害の合併…311 ／ 2．がんをもつ外来患者のマネジメントのポイント…312

6　双極性障害と不安障害　　　　　　　　　　　　　　　　　　　　　　　　多田幸司　318
　　　1．はじめに…318 ／ 2．双極性障害と不安障害の併存率…319 ／ 3．不安障害が双極性障害の経過に及ぼす影響…322 ／ 4．双極性障害の予測因子としての不安障害…324 ／ 5．双極性障害を伴う不安障害の特徴…325 ／ 6．不安障害と双極性障害の併存例の治療…325 ／ 7．おわりに…327

E　産業メンタルヘルスとの関係

1　職場で出会う気分障害―仕事と病態の関連性を考察する　　奥山真司, 工藤寛子　329
1. はじめに… 329 ／ 2. 抑うつエピソード（DSM-5）… 330 ／ 3. 躁病エピソード（DSM-5）… 332 ／ 4. 軽躁病エピソード（DSM-5）… 332 ／ 5. 治療が及ぼす影響… 333 ／ 6. 気分の変動を繰り返す経過のなかで… 333 ／ 7. おわりに… 334

2　気分障害のリワークプログラムの概念，成果および展望　　有馬秀晃　336
1.「リワーク」という取り組みの広がり… 336 ／ 2. リワークプログラムの概念と方法… 336 ／ 3. プログラムの実際… 337 ／ 4. リワークプログラムのこれまでの成果… 339 ／ 5. 今後の展望… 340

3　精神科医による産業医活動―ストレスチェック時代の新たな展開に向けて　　神山昭男　341
1. 精神科医による産業医活動の新たな展開… 341 ／ 2. ストレスチェック制度の成り立ちとねらい… 342 ／ 3. ストレスチェックのフローと産業医の役割… 343 ／ 4. 職場のメンタルヘルスに精通した精神科医への期待… 345

コラム　「自己への配慮」としてのスクリーニング―先制医療の人類学　　北中淳子　347
1. 健康のユートピア？… 347 ／ 2.「自己への配慮」と「ストレスチェック」… 348 ／ 3.「ストレスチェック」の誤算… 348 ／ 4. 新たな心のスクリーニング… 349 ／ 5. 真に「配慮的な社会」とは？… 350

索引　351

執筆者一覧（執筆順）

高木俊介	たかぎクリニック：京都	
竹島　正	川崎市精神保健福祉センター：神奈川	
立森久照	国立精神・神経医療研究センター精神保健研究所：東京	
伊勢田堯	代々木病院：東京	
中根秀之	長崎大学大学院医歯薬学総合研究科医療科学専攻リハビリテーション科：長崎	
村上文江	八丈島ロベの会：東京	
白潟光男	こおりやまほっとクリニック：福島	
江畑敬介	元江畑クリニック：東京	
窪田　彰	錦糸町クボタクリニック：東京	
藤田大輔	大和診療所：岡山	
成井　繁	アイ調剤薬局：神奈川	
原田誠一	原田メンタルクリニック・東京認知行動療法研究所：東京	
和迩秀浩	わに診療所：岡山	
浜中利保	三家クリニック：大阪	
稲岡　勲	訪問看護ステーションゆっくり：東京	
松本喜代隆	さんクリニック：長崎	
若倉雅登	井上眼科病院：東京	
中村廣一	元国立精神・神経センター武蔵病院歯科：東京	
福本　裕	国立精神・神経医療研究センター病院歯科：東京	
村上靖彦	中メンタルクリニック：愛知	
岩尾俊一郎	岩尾クリニック：兵庫	
海老澤佐知江	アルバ・メンタルクリニック：東京	
神田橋條治	伊敷病院：鹿児島	
田中　究	兵庫県立光風病院：兵庫	
上ノ山一寛	南彦根クリニック：滋賀	
羽藤邦利	代々木の森診療所：東京	
桂川修一	東邦大学医療センター佐倉病院メンタルヘルスクリニック：千葉	
鈴木惠子	東邦大学医療センター佐倉病院メンタルヘルスクリニック：千葉	
黒木宣夫	東邦大学医療センター佐倉病院メンタルヘルスクリニック：千葉	
上野光歩	ウエノ診療所：京都	
功刀　弘	くぬぎクリニック 名誉院長：山梨	
肥田裕久	ひだクリニック：千葉	
田川精二	くすの木クリニック：大阪	
大石　豊	おおいしクリニック：京都	
三家英明	三家クリニック：大阪	
佐々木青磁	おびひろメンタルクリニック：北海道	
中川敦夫	慶應義塾大学臨床研究推進センター：東京	
大野　裕	大野研究所：東京	
野村総一郎	六番町メンタルクリニック：東京	
坂本暢典	南草津坂本診療所：滋賀	
澁谷治男	国分寺メンタルクリニック：東京	
永田利彦	なんば・ながたメンタルクリニック：大阪	
功刀　浩	国立精神・神経医療研究センター神経研究所疾病研究第三部：東京	
猪子香代	猪子メンタルクリニック：神奈川	
岡嶋美代	千代田心療クリニック，なごやメンタルクリニック：東京	
水島広子	水島広子こころの健康クリニック：東京	
楢林理一郎	湖南クリニック：滋賀	

岡　留美子	岡クリニック：奈良	
赤穂依鈴子	メンタル＆ライフ ニッセンスクラブ：東京	
楳澤　旬	あべクリニック：東京	
内田　直	あべクリニック，早稲田大学スポーツ科学学術院：東京	
阿部哲夫	あべクリニック：東京	
河合　眞	河合メンタルクリニック：神奈川	
上田容子	神楽坂ストレスクリニック：東京	
伊津野拓司	神奈川県立精神医療センター：神奈川	
窪田幸久	中央公園クリニック：静岡	
上條吉人	埼玉医科大学救急科：埼玉	
米田衆介	明神下診療所：東京	
小山文彦	東京労災病院勤労者メンタルヘルス研究センター：東京	
多賀千明	京都第二赤十字病院こころの医療科：京都	
芦刈伊世子	あしかりクリニック：東京	
中嶋義文	三井記念病院精神科：東京	
多田幸司	神保町メンタルクリニック：東京	
奥山真司	トヨタ自動車株式会社人事部：愛知	
工藤寛子	トヨタ自動車株式会社人事部 T-CaRS グループ：愛知	
有馬秀晃	品川駅前メンタルクリニック：東京	
神山昭男	有楽町桜クリニック：東京	
北中淳子	慶應義塾大学文学部人間科学専攻：東京	

I

統合失調症

A 総論

1 統合失調症をもつ人々の地域生活支援と外来クリニック──わが国におけるその歴史と展開

高木俊介
たかぎクリニック

 はじめに

わが国には，精神科・心療内科を主として標榜するクリニックは3,446か所，精神科を標榜科目の一つとするクリニックを加えると5,739か所ある（2011年厚生労働省調べ）．2014年度医療施設調査では，後者は6,481か所となっており，20年前に比べて倍増している．凄まじい勢いで増えているのがわかる[1]．

だが一方で，厚生労働省が精神保健福祉政策として，2004年に「精神保健福祉施策の改革ビジョン」を発表し「入院医療中心から地域生活中心へ」を基本理念としているにもかかわらず，世界でも有数であるわが国の35万床という精神科病床数はこの10年来まったく減少していない．病床の中身は，統合失調症患者数は減少しているとはいえ，その多くは長期入院患者の死亡，介護施設への転院，人口減に伴う統合失調症患者数の減少によるものであり，こと統合失調症をはじめとする精神病患者にとって地域生活中心の理念が実現されているとはいいがたい．

その理由の一つに，統合失調症の患者を診ることを自らの任務とするクリニックの数が絶対的に少ないことがあるだろう．以前のような統合失調症を診ることが精神科医のアイデンティティであった時代は遠くなり，増え続けるメンタルヘルスの問題に対して，統合失調症自体が精神医療・精神医学の片隅に追いやられた感がある．かつて浜田ら[2]は，精神科クリニックをその役割において精神科病院に取って代わることを目指す「病院代替型」，統合失調症患者を3割以上診ている「統合失調症指向型（S

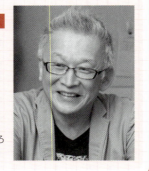

高木俊介（たかぎ・しゅんすけ） 略歴

1957年　広島県生まれ．
1983年　京都大学医学部卒業，京大精神科評議会入会．
1984年　光愛会光愛病院勤務．
1992年　京都大学病院精神科勤務．
2002年　同大学退職．
2004年　たかぎクリニック開設，現在に至る．
著書として，『ACT-Kの挑戦──ACTがひらく精神医療・福祉の未来』（批評社，2008），『こころの医療宅配便』（文藝春秋，2010），『精神医療の光と影』（日本評論社，2012）などがある．

型)」・「うつ・神経症指向型 (D型)」，そしてその中間型に分け，その機能のあり方の違いを論じた．浜田自身，後述のように統合失調症を地域で診ることを目指して開業し，その後同様な理念をもった精神科医に統合失調症のためのクリニックを作ることを呼びかけ続けた．

そのような呼びかけに応じて，時に「蟷螂の斧」などと自嘲しながらも，統合失調症の患者を地域で診て支えていくクリニックの活動は，その手法の多彩さも含め，着実に広がっているといってよいだろう．

2 前史

精神科クリニック（前史の場合は診療所と呼ぶほうがしっくりくるだろうが）の歴史は，意外と古い．もちろん精神分析の始祖，フロイトは開業医であったのだし，日本でも精神分析をもっぱらとしてオフィスを構えた医師は早い時代からいた．それらは例外としておくと，日本の精神科クリニックはやはり精神科病院からの発展として始まっている．その先達たちの発言，考えをきちんと記録に残しているのは，いわゆる「生活臨床派」の医師たちである．

1969年，山越[3]は，①日本の精神医療において，診療所はなんらかの形の特徴ある，独自の機能を発揮できるだろうか，②企業として成り立っていけるのか，という立津政順の問いかけに応えた一文を精神医学誌に発表している．そこで，クリニックで診療をしていると「家族が毎日の生活のなかで，患者のどんな症状にどのように困っているのか，患者自身はどんなことにどんなふうに悩んでいるのか，という観点から，患者の症状をつかまえ」るようになり，「形式的には患者の話すことばのスタイルへの融合があり，内容的には，より生活現実的なテーマへの変化がある」と述べている．これは，現代の先端（たとえばオープンダイアローグ）にも通じるものである．「われわれは，患者を入院させないでできるだけ外来で治そうとする．このことは患者や家族の心からの希望であり，診療所の医師と患者家族はこのことだけでも気持ちが通じ合える」，「このような日常的なくりかえしは，つまるところ将来の精神衛生運動の担い手を養成しているのだ」とそこでは熱く語っている．

1962年に開設された渋川診療所の桂[4]は，当初自分自身「本質的に"精神病院"の医師であった．私自身の経歴における精神病院での医師や，従来の精神医療に占めた精神病院の位置は，あまりにも大きかった．しかし，このような状況はそう永続きはしなかった．こんなことをしていたのでは，経済的にも折り合うはずがなかった」と，すでに訪問（アウトリーチ）や「ひるま病室」（デイケア）など先進的な試みを行っている．

3 「診療所運動」の頃

　1974年，都立松沢病院の医師，浜田 晋が東京は上野の下町に精神科クリニックを開いた．浜田は，それまで学会での確固とした業績もあり，同時に東大紛争のなかで改革派でもあった精神科医であり，その後に続く精神科クリニックを開業する精神科医に多大な影響を与えた[*1]．

　同じ年，京大系の和迩秀浩が岡山で「わに診療所」を開業．1978年には関西の生村吾郎が明石に開業．生村は，開業の際に後押しになったのは，高度成長時代のモータリゼーションの波にのって「脳波診療所」が成り立っていたことが大きいと語っている[6]．

　そのような流れを引き継いで，藤澤敏雄らが中心となって，東京に地域医療の拠点となる診療所を広げていくという戦略をたて，その手始めとして1981年に新宿に柏木診療所を設立した．この頃から関東，関西の大都市部を中心として，同じような趣旨をもった開業が相次ぐようになり，1985年に柏木診療所が第2拠点をもつまでに運動を拡大し，統合失調症を中心として診ていく「精神科診療所」の姿が固まったといってよい[*2]．

　この精神科診療所創世記ともいうべき10年を，藤澤敏雄たちは「診療所運動」と呼んだ[8]．いずれ劣らぬ猛者揃いである彼らが目指したものは，一言で言えば，「精神障害者の生活に根ざした地域医療」であり，当時の精神病院の改革を目指して活動したその経歴から，必然的に活動の主眼においた対象は統合失調症患者であった．

　浜田[9]は自分の考える精神科診療所の特性として，「医療につながるべきか，待つか，どうやって待つか」という課題があること，「身近に医師がいる」こと，「（患者が）自由に選べること」，「環境ぐるみ患者をとらえ，そこにどうかかわって行くかが問われることになる」ことなどをあげている．多くは今も通用する，そして忘れてはならない課題でもある．

　和迩[10]は，診療所で患者を生活の視点からみることの必要性を主張しており，「暮らしに溶け込んだ，その人固有の文化は病いを癒すが…近代精神医療の歴史も，『病者』の文化を奪いつづけてきた」という．

　生村[6]は，みずからの診療所の待合室を，今ならさながらサロンと呼ばれる場所のように開放し，そこをさまざまな人生の交錯する十字路，歴史学者の網野善彦にならって「楽」と名づけた．そのような診療所であるから，集まってくる患者は自然と統合失調症中心となった．

　この頃の診療所活動は，その記録を読むかぎり，今では考えられないような苦労の連続ではあっても，重症の精神障害者が地域で暮らすためのあらゆる援助を行おうという熱気に満ちている．

[*1]：浜田の業績については，本シリーズの『メンタルクリニックが切拓く新しい臨床』に，竹中が思いやりに満ちたエッセイを寄せている[5]．
[*2]：藤澤についても，盟友であった国立精神・神経医療研究センター元所長・故吉川武彦が本シリーズの『メンタルクリニックが切拓く新しい臨床』に追悼を寄せている[7]．

しかし，このような熱気は，1990年を境として次第に冷めていく．

4 「診療所運動」の拡大と変化

　高度成長時代が終わり，バブルの崩壊を経験した日本の社会を巨大な変化が襲った1990年代は，精神医療にも大きな変化が現れるようになった時代である．「自分探し」が流行し，メンタルヘルスがあらゆる階層にとっての社会的問題となった．精神医療の世界では，DSMに代表されるアメリカ精神医学が席捲し，それまでの症候学や精神病理学の衰退が目立ち始める．

　それと同時に，統合失調症の治療では非定型抗精神病薬が導入され，統合失調症に対する見方が一変していく．新しい治療薬への期待は，統合失調症治療に対する楽観主義を生み出した．今から振り返るとその楽観にはなんら根拠がなかったのであるが，当時は新薬の登場により統合失調症患者の日常生活能力が格段に上がるものと考えられた．この時期からうつ病や不安障害など大量に発生する都市住民のメンタルヘルスに対応するために，精神科クリニックが急速に増え始める．

　この時代，ようやく精神医療の整備が現代社会に対応するためにも必要であるとめざめた行政は，精神障害者に対してもさまざまな対応を進める．その一つが，精神科クリニックにおけるデイケアの創設である．1990年中頃からそれに対応して，デイケア，ナイトケアなど統合失調症患者の日中生活を支える場を多くのクリニックが併設するようになる．こうして統合失調症は，デイ・ナイトケアによって精神科クリニックという地域社会の片隅にようやく安心できる居場所を見つける．しかし，それと同時に，あらゆる面で医学的管理の場に置かれるようになるのである．

　こうして「診療所運動」時代に目指された，統合失調症の人々の生活を援助するという強い思いは，失われたとはいわないまでも，薄れていく．そして，この時期から開業していくクリニックは，ビル診といわれるオフィス街の一角で最小の設備と人員で行われることが多くなり，対象者も軽症うつ病をはじめとする社会生活そのものは営めている人々へと拡散していった．

　この変化を岩田[8]は，「病は生き様，症状は主張，薬は異物，と，少なくとも医療従事者の方からは誰も言わなくなり，薬の上手な使い方こそが重要，との社会的コンセンサスができている」ととらえ，「精神科病院態勢がゆるぎなく存在することに変わりはない．夥しい数の診療所ができたが，我々の構想した診療所ネットワークとは異質なものであった．『診療所運動』をめざした我々の実践も，巨像に立ち向かう蟷螂の斧のようなものだったのかもしれない．しかし，精神科診療所や地域の社会資源が個対個の関係性を基盤に一定の役割を担ってきた事実はある」と総括している．

5 精神科クリニックにおける新しい波

そのような隘路に入った統合失調症にかかわる精神科クリニックは，今また新たな転機を迎えている．多職種によるアウトリーチ，就労支援，そして多機能垂直統合型と呼ばれる試みがそれである．

2000年代になって，ACT（Assertive Community Treatment：包括型地域生活支援）やIPS（Individual Placement and Support：個別就労支援プログラム）という方法が当事者や家族，そしてPSW（精神保健福祉士）やOT（作業療法士）など医師や看護など狭義の医療者以外の専門職の注目を集めるようになり，精神科クリニックにとっても転機となりつつある．

アウトリーチについて述べておこう．

統合失調症はその基本的な特性として，疾病と障害が分かちがたく表裏をなしている．そのため疾病の増悪とみえるものの多くは，実は障害をもった個体が環境のストレスにさらされた際の反応であり，それ自体が疾病の過程であるという旧来の見方では対応できない．生活のなかのつまずきを取り除く，あるいはそれにうまく対処できるようになることで，症状とみえたものが消失する．

したがって，統合失調症の支援において大事なものは，生活の場という現場での支援であり，その現場での状態に的確に対処するための多角的な見方，つまり多職種による支援であり，そこで継続的な支援を提供するためのチームによる支援である．普段の病状の不安定に対しても危機介入に対しても，生活を現場でみることのできるアウトリーチは有効である．精神障害者本人にとっても受け入れやすく，早期の治療関係を作ることについても有効であり，クリニックからの往診によってその後の治療にスムーズにつながるケースも多い[11]．

1988年に「小規模デイ・ケア」料が診療報酬に新設されたことによって，精神科クリニックでもデイケアの導入が加速した．現在1,500程度存在する精神科デイケアのおよそ3割がクリニックによるものであり，ナイトケアを併設するところも多い．デイケアは，精神障害者にとって安心できる居場所と仲間作りの場であるが，現在，新たな施設化というその行き詰まりへの反省から，就労へとつなげることが目指されるようになった．この経緯を「なぜ精神科診療所が就労支援なのか」という問いを立てて，田川[12]が生き生きと語っている．「医療者は，狭義の治療にばかり目を奪われるあまり，その『希望』や『人生』を押しつぶしてはいけない」のであり，クリニックの医療も就労支援まで視野に入れてこそ「精神障害者の『夢』や『希望』，そして『人生』などに目を向け，それを応援する存在を志向す」るものだという．

これらの新しい波が，どのように，これまでの「診療所運動」のロマンを受け継いでいくのか，実現していくのかということは，これからであろう．

文献

1) 厚生労働省. 平成21年地域保健医療基礎統計 第22表 精神科・心療内科を標ぼうする医療施設数（重複計上）の年次推移, 一般病院―一般診療所・都道府県別.
http://www.mhlw.go.jp/toukei/saikin/hw/hoken/kiso/21.html
2) 浜田 晋, 重松敏子 尾崎 新ほか. 精神科治療における精神科診療所活動の意義と課題. 精神科治療学 1990；5：631-640.
3) 山越 剛. 精神医療における精神科診療所の位置づけ―立津先生の質問の一端にお応えして. 臺 弘（編）. 分裂病の生活臨床. 創造出版；1978. pp173-175.
4) 桂アグリ. 地域におけるリハビリテーション―精神科診療所の立場から. 臺 弘（編）. 分裂病の生活臨床. 創造出版；1978. pp176-185.
5) 竹中星郎. 浜田晋先生を偲ぶ―地域で暮らす患者とともに. 原田誠一（編）. メンタルクリニックが切拓く新しい臨床―外来精神科診療の多様な実践. 中山書店；2015. pp2-9.
6) 生村吾郎. 私が這ってきた精神医療の道―保護室の小窓から世の中を見る. 高木俊介ほか（編）. 街角のセーフティネット―精神障害者の生活支援と精神科クリニック. 批評社；2009. pp15-41.
7) 吉川武彦. おーい, フジサワ, どうしている―時代を彩ったひとり, 藤澤敏雄を偲ぶ. 原田誠一（編）. メンタルクリニックが切拓く新しい臨床―外来精神科診療の多様な実践. 中山書店；2015. pp10-15.
8) 岩田柳一. 「診療所運動」のロマンと現実―柏木診療所について. 高木俊介ほか（編）. 街角のセーフティネット―精神障害者の生活支援と精神科クリニック. 批評社；2009. pp42-59.
9) 浜田 晋. 街かどの精神医療―続・病める心の臨床. 医学書院；1983.
10) 和迩秀浩. 精神医療を歩く―私の往診記. 日本評論社；2012.
11) 三家英明. 精神科診療所からのアウトリーチ―フットワーク・チームワーク・ネットワーク. 高木俊介ほか（編）. 街角のセーフティネット―精神障害者の生活支援と精神科クリニック. 批評社；2009. pp60-72.
12) 田川精二. 精神障害者の就労支援―精神科診療所から. 高木俊介ほか（編）. 街角のセーフティネット―精神障害者の生活支援と精神科クリニック. 批評社；2009. pp73-86.

A 総論

2 精神科診療所の統合失調症患者の地域医療における役割のマクロ実態

竹島　正[*1,2], 立森久照[*2]
*1 川崎市精神保健福祉センター
*2 国立精神・神経医療研究センター精神保健研究所

1 はじめに

2014年医療施設調査による精神科医療機関数は，精神科病院1,067か所，精神病床を有する病院576か所，主たる診療科目を精神科とする診療所2,623か所，同じく心療内科とする診療所674か所である[1]．精神科または心療内科を主たる診療科目とする診療所の数は，精神科病院と精神病床を有する病院（以後，精神科病院等）の合計の約2倍になる．

精神保健福祉資料（630調査）は，標ぼう科目を「精神科」「神経科」としている診療所，精神病床を有しない病院の「精神科」「神経科」，精神科外来を行っている精神保健福祉センターの報告を得ている．2012年度630調査によると，これらの合計は3,743か所であって，報告のあっただけでも精神科病院等の約2.3倍である[2]．このように精神科診療所は地域住民の身近にある精神科医療機関として普及してきたが，

竹島　正（たけしま・ただし） **略歴**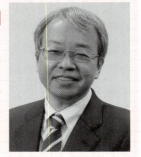

1954年高知県生まれ．
1980年自治医科大学卒，1981年国立公衆衛生院専門課程修了，高知県本山保健所，室戸保健所，精神保健センターにおいて地域保健・地域精神保健に従事，1997年国立精神・神経センター精神保健研究所精神保健計画部長，2006年同研究所自殺予防総合対策センター長併任，2015年川崎市健康福祉局障害保健福祉部担当部長，一般社団法人全国精神保健福祉連絡協議会会長，2016年川崎市精神保健福祉センター所長事務取扱．
著書に，『精神保健マニュアル第4版』（吉川武彦との共著，南山堂，2012），ほかがある．

立森久照（たちもり・ひさてる） **略歴**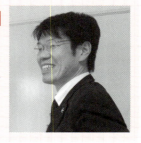

1974年広島県生まれ．
1996年東京大学医学部卒，2001年国立精神・神経センター精神保健研究所精神保健計画部システム開発研究室研究員（名称は当時）．その後，同室長を経て，国立精神・神経医療研究センター精神保健研究所精神保健計画研究部統計解析研究室長，現在に至る．

精神疾患のなかでも長期の治療を必要とすることの多い統合失調症患者の地域医療にどのような役割を果たしているのだろうか．本項では2014年度630調査の追加調査のうちの入院外調査をもとに，精神科診療所の統合失調症患者の地域医療に果たしている役割のマクロ実態を明らかにする．

2 方法

精神保健福祉資料（630調査）は，厚生労働省社会・援護局障害保健福祉部精神・障害保健課が，都道府県・政令指定都市の精神保健福祉主管部（局）長に文書依頼を行って収集する全国の精神科医療施設等の悉皆調査であって，わが国の精神保健医療の実態と施策効果のモニタリングに活用されている．2014年度630調査においては，新入院患者，外来患者，精神保健福祉法による通報となった事例について，個票ベースの調査を追加調査として行っている[3]．本項では，そのうちの外来患者調査の分析結果を紹介する．調査の対象は，2014年6月30日（休診の場合は直前のサービス実施日）に，全国すべての精神科病院等および精神科診療所（上述の630調査の定義による）を受診した患者である．調査項目は，都道府県・政令指定都市コード番号，医療機関コード番号，性別，生年，住所地の市区町村名，630調査の区分による診断名，6月中の精神科デイケア等の利用回数，6月中の精神科訪問看護の利用回数，6月中の訪問診療の利用回数である．この調査の分析は国立精神・神経医療研究センターの倫理審査の承認を得ている．

本項では，精神科病院等と精神科診療所における統合失調症患者の受療状況を都道府県別に比較することにより，精神科診療所の統合失調症患者の地域医療に果たしている役割のマクロ実態を明らかにする．都道府県別としたのは，都道府県によって精神科診療所の普及状況は異なり，精神科診療所の果たしている役割も異なると考えられるためである．なお，今回分析に使用したデータには，東京都，滋賀県の診療所のデータは含まれていない．このため，精神科病院等についても，東京都，滋賀県の精神科病床を有する病院のデータを含まない全国45都道府県分のデータを利用した．なお一部の回答には欠測が存在した．集計に際してはそれぞれの集計に使用する項目に欠測がないケースのみを解析の対象とした（ペアワイズ法）ために，集計ごとに対象人数は異なる．回答に協力のあった45都道府県の精神科病院等は1,285か所，精神科診療所は1,834か所であった．

3 結果

外来患者の診断別割合

表1は6月30日に精神科病院等，精神科診療所を受診した患者（以下，外来患者）の診断別割合である．全国で精神科診療所を受診した人数は精神科病院等の人数に匹

表 1　2014年6月30日に精神科病院等，精神科診療所を受診した患者の診断別割合（東京都，滋賀県を除く）

		F0 （器質性精神障害等）	F1 （精神作用物質による精神障害）	F2 （統合失調症等）	F3 （気分障害）	F4 （神経症性障害等）	F0-F4 以外	総数
精神科病院等	患者数	7,464	3,239	34,147	16,114	7,056	6,989	75,009
	診断別の割合	10.0%	4.3%	45.5%	21.5%	9.4%	9.3%	100.0%
精神科診療所	患者数	4,186	1,263	11,484	26,343	16,309	6,854	66,439
	診断別の割合	6.3%	1.9%	17.3%	39.6%	24.5%	10.3%	100.0%
精神科病院等	全国値における患者数の割合	64.1%	71.9%	74.8%	38.0%	30.2%	50.5%	53.0%
	都道府県別の最小値	11.2%	12.4%	49.2%	20.2%	15.4%	19.2%	27.4%
	都道府県別の第1四分位数	54.4%	61.4%	67.8%	32.0%	25.9%	45.1%	46.3%
	都道府県別の中央値	63.0%	80.3%	76.0%	39.6%	32.3%	54.9%	54.1%
	都道府県別の第3四分位数	73.6%	87.4%	82.3%	49.8%	41.5%	63.7%	62.5%
	都道府県別の最大値	97.3%	98.2%	94.4%	85.1%	72.3%	83.3%	86.4%
精神科診療所	全国値における患者数の割合	35.9%	28.1%	25.2%	62.0%	69.8%	49.5%	47.0%
	都道府県別の最小値	2.7%	1.8%	5.6%	14.9%	27.7%	16.7%	13.6%
	都道府県別の第1四分位数	26.4%	12.6%	17.7%	50.2%	58.5%	36.3%	37.5%
	都道府県別の中央値	37.0%	19.7%	24.0%	60.4%	67.7%	45.1%	45.9%
	都道府県別の第3四分位数	45.6%	38.6%	32.2%	68.0%	74.1%	54.9%	53.7%
	都道府県別の最大値	88.8%	87.6%	50.8%	79.8%	84.6%	80.8%	72.6%

敵し，外来患者の53.0%が精神科病院等を，47.0%が精神科診療所を受診している．この値を都道府県別にみてみると，その中央値（四分位範囲）は精神科病院等が54.1（46.3-62.5）%，精神科診療所が45.9（37.5-53.7）%である．

これをF2（統合失調症等）に限ってみてみると，外来患者の74.8%が精神科病院等を，25.2%が精神科診療所を受診している．都道府県別では，精神科病院等，精神科診療所の中央値（四分位範囲）はそれぞれ76.0（67.8-82.3）%，24.0（17.7-32.2）%である．

以下同様にF3（気分障害）に限った場合は，精神科病院等，精神科診療所の全国値はそれぞれ38.0%，62.0%，都道府県別の中央値（四分位範囲）はそれぞれ39.6（32.0-49.8）%，60.4（50.2-68.0）%である．

F4（神経症性障害等）に限った場合は，精神科病院等，精神科診療所の全国値はそれぞれ30.2%，69.8%，都道府県別の中央値（四分位範囲）はそれぞれ32.3（25.9-41.5）%，67.7（58.5-74.1）%である．

都道府県によるばらつきはあるものの，精神科診療所は外来患者総数のおよそ半数に対応し，F3（気分障害），F4（神経症性障害等）は精神科病院等を上回り，統合失調症については6月30日受診患者のおよそ4分の1に対応している．

統合失調症患者の精神科デイケア等，精神科訪問看護，精神科訪問診療の利用状況

◆患者数と利用割合

表2は，6月30日に精神病床を有する病院，精神科診療所を受診した統合失調症の患者のうち，6月1か月間に，精神科デイケア等，精神科訪問看護，精神科訪問診療を1回以上利用した割合である．精神科デイケア等，精神科訪問看護，精神科訪問診療の順に結果を記す．

表 2　統合失調症患者の精神科デイケア等, 精神科訪問看護, 精神科訪問診療の利用状況(東京都, 滋賀県を除く)

		精神科デイケア等	精神科訪問看護	精神科訪問診療
精神科病院等	全国値における患者数	19,813	7,711	126
	全国値における利用割合	57.6%	22.4%	0.4%
	都道府県別の最小値	34.7%	7.5%	0.0%
	都道府県別の第1四分位数	50.4%	15.0%	0.0%
	都道府県別の中央値	57.8%	20.2%	0.1%
	都道府県別の第3四分位数	61.2%	27.1%	0.5%
	都道府県別の最大値	73.5%	47.1%	4.4%
精神科診療所	全国値における患者数	2,968	874	159
	全国値における利用割合	25.9%	7.6%	1.4%
	都道府県別の最小値	0.0%	0.0%	0.0%
	都道府県別の第1四分位数	13.7%	1.7%	0.0%
	都道府県別の中央値	23.7%	4.1%	0.0%
	都道府県別の第3四分位数	34.7%	13.1%	1.0%
	都道府県別の最大値	75.0%	37.5%	6.0%

　精神科デイケア等の利用の精神科病院等, 精神科診療所の全国値はそれぞれ57.6%, 25.9%である. 都道府県別の中央値(四分位範囲)はそれぞれ57.8(50.4-61.2)%, 23.7(13.7-34.7)%である. 精神科デイケア等を利用している患者の割合は精神科診療所に比べて精神科病院等のほうが高く, さらに都道府県別の利用患者の割合は精神科病院等に比べて精神科診療所のばらつきが大きい.

　精神科訪問看護の利用の精神科病院等, 精神科診療所の全国値はそれぞれ22.4%, 7.6%である. 都道府県別の中央値(四分位範囲)はそれぞれ20.2(15.0-27.1)%, 4.1(1.7-13.1)%である. 精神科訪問看護を利用している患者の割合は, 精神科デイケア等の利用の3〜4割であって, 精神科診療所に比べて精神科病院等のほうが高く, さらに都道府県別の利用患者の割合は精神科病院等に比べて精神科診療所のばらつきが大きい.

　精神科訪問診療の利用の精神科病院等, 精神科診療所の全国値はそれぞれ0.4%, 1.4%で精神科診療所のほうが高い. 都道府県別の中央値(四分位範囲)はそれぞれ0.1(0.0-0.5)%, 0.0(0.0-1.0)%である.

◆利用者の年齢構成

　表3は2014年6月30日に精神科デイケア等, 精神科訪問看護, 精神科訪問診療を利用した患者の年齢階級別の利用状況である. 全患者の「50歳未満」と「50歳以上」は, 精神科病院等は15,656(44.2%), 19,800(55.8%), 精神科診療所は6,182(56.6%), 4,741(43.4%)であって, 精神科診療所のほうが50歳未満の若年者の占める割合が高い.

　精神科デイケア等の利用者の「50歳未満」と「50歳以上」の割合は, 精神科病院等は39.6%, 60.4%, 精神科診療所は56.5%, 43.5%であって, 精神科診療所のほうが「50歳未満」の割合が高い.

　精神科訪問看護の利用者の「50歳未満」と「50歳以上」の割合は, 精神科病院等は30.8%, 69.2%, 精神科診療所は37.3%, 62.7%であって, 精神科診療所のほうが「50歳未満」の割合が高い.

表3 2014年6月30日に精神科デイケア等，精神科訪問看護，精神科訪問診療を利用した患者の年齢階級別の利用状況（東京都，滋賀県を除く）

	精神科病院等				精神科診療所			
	全患者	精神科デイケア等の利用者	精神科訪問看護の利用者	精神科訪問診療の利用者	全患者	精神科デイケア等の利用者	精神科訪問看護の利用者	精神科訪問診療の利用者
～19歳	217	0.2%	0.1%	0.0%	185	0.4%	0.2%	0.6%
20～29歳	1,949	4.3%	2.3%	3.1%	1,073	8.6%	2.6%	4.5%
30～39歳	5,284	12.7%	8.7%	12.6%	2,091	20.2%	9.9%	11.5%
40～49歳	8,206	22.4%	19.7%	14.2%	2,833	27.3%	24.5%	18.6%
50～59歳	7,844	24.1%	25.7%	20.5%	1,948	19.5%	24.8%	17.9%
60～69歳	8,269	27.3%	32.0%	26.0%	1,597	17.2%	23.7%	15.4%
70～79歳	2,982	8.2%	10.1%	15.7%	775	5.5%	11.9%	15.4%
80歳以上	705	0.9%	1.4%	7.9%	421	1.2%	2.3%	16.0%
50歳未満	15,656	39.6%	30.8%	29.9%	6,182	56.5%	37.3%	35.3%
50歳以上	19,800	60.4%	69.2%	70.1%	4,741	43.5%	62.7%	64.7%

　精神科訪問診療の利用者の「50歳未満」と「50歳以上」の割合は，精神科病院等は29.9％，70.1％，精神科診療所は35.3％，64.7％であって，精神科診療所のほうが「50歳未満」の割合が高い．

　精神科病院等，精神科診療所とも，精神科デイケア等，精神科訪問看護，精神科訪問診療を比較すると，精神科デイケア等に比べて，精神科訪問看護，精神科訪問診療の利用者は「50歳以上」の割合が高い．

4 考察

精神科診療所の役割

　本項では，2014年度630調査追加調査の分析をもとに，精神科診療所の統合失調症患者の地域医療における役割のマクロ実態を明らかにした．全国47都道府県のうち，東京都，滋賀県が含まれないという限界はあるが，全国の状況を概観するには十分役立つと考える．2014年6月30日に受診した統合失調症患者の25.2％は精神科診療所を受診し，都道府県別の中央値（四分位範囲）は24.0（17.7-32.0）％であるが，このばらつきには精神科診療所の普及状況が関係しているかもしれない．精神科診療所を受診した患者のうち，6月1か月間に精神科デイケア等，精神科訪問看護，精神科訪問診療を利用した患者は，全国値でそれぞれ25.9％，7.6％，1.4％であった．この割合は精神科病院等でのそれに比べて少ないものの，密度の高いケアを必要とする患者の地域生活を支える医療を展開している診療所も少なくないことが推測された．利用者の年齢構成では，精神科病院等に比べて若年層の利用が多いものの，精神科訪問看護，精神科訪問診療に関しては，高齢の患者の地域ケアに一定の役割を果たしていることが示された．精神科訪問診療の実績は少なかったが，全国値が都道府県別の利用割合の中央値（四分位範囲）を上回ったことは，個別の精神科診療所の特徴が全国値に影響を与えたのであろう．

都道府県によって，精神科診療所が統合失調症患者の地域医療をどの程度担っているかは異なるとしても，精神科診療所なしに統合失調症患者の地域医療を描くことは困難になっていることは間違いない．特に都市部においてはその傾向は顕著であると推測される．

神奈川エリアの研究から

筆者らは都市部である神奈川エリアにおいて精神保健医療の可視化と情報共有による，地域精神医療のストレングスの検討を行った[4,5]．その結果，2014年1～6月のF2（統合失調症等）の新入院患者数は3,022人であって，そのうちの2,867人（94.9％）は神奈川県内で入院治療を受けていた．しかし，二次医療圏内で入院治療を受けているのは52.8～75.4％と低くなる．

また，2014年6月30日のF2（統合失調症等）の外来患者2,405人のうちの2,336人（97.1％）は神奈川県内で外来治療を受けていた．二次医療圏内で外来治療を受けているのは75.5～88.8％であり，精神科診療所の多い横浜市は85.4％，川崎市は83.2％であって，日常の診療が地域の精神科医療機関によってほとんど担われていることがわかる（東京都の診療所データなし）．この分析結果は，精神科病院，精神科診療所への外来の両方を含むものであるが，今日の統合失調症患者の地域医療における精神科診療所の担っている役割と責任の重さを示すものであろう．特に，外来医療を受けている患者の病状悪化時にいかに適切に対応するかは大きな課題であり，神奈川エリアの研究は，精神科病院と精神科診療所の連携強化の必要性を示している．

これからの地域精神保健医療

精神科医療は大きく変化している．かつて若者の病気であった統合失調症も中高年または高齢者の病気になった．精神保健医療政策の検討は，これまでのように精神科医療だけで論じることが難しくなり，精神科と総合診療科の緊密な連携を視野におくことが必要になっている．精神科診療所は地域住民の身近にある精神科医療機関として，外来患者の病状悪化，患者の高齢化への対応などの強化が求められている．

文献

1) 厚生労働省．平成26年医療施設調査．
http://www.mhlw.go.jp/toukei/saikin/hw/iryosd/14/（最終アクセス 2016/04/24）
2) 平成24年度精神保健福祉資料．
http://www.ncnp.go.jp/nimh/keikaku/index.html（最終アクセス 2016/04/24）
3) 厚生労働科学研究費補助金（障害者対策総合研究事業）「新たな地域精神保健医療体制の構築のための実態把握および活動の評価等に関する研究」平成24-26年度総合研究報告書（研究代表者 竹島 正）．2015．
4) 厚生労働科学研究費補助金（障害者対策総合研究事業）「地域のストレングスを活かした精神保健医療改革プロセスの明確化に関する研究」平成27年度総括・分担研究報告書（研究代表者 竹島 正）．2016．
5) 厚生労働省 日本医療研究開発機構研究費（障害者対策総合研究事業）「精神医療に関する空間疫学を用いた疾患発症等の将来予測システムの開発に関する研究」（研究代表者 立森久照）．

Ⅰ．統合失調症／A．総論

エッセイ

大都市と地方における統合失調症診療

伊勢田　堯
代々木病院

1．大都市と地方における統合失調症診療に違いはあるか？

　東京都内と群馬県で診療している筆者の経験からは，統合失調症の病態や診療について，双方に特別な違いを感じない．

　ただ，地域の特性には相当の違いがあり，これが治療手段，選択肢の幅にも影響を与えている．地域特性については，同じ群馬であっても都市部と農山村地域で，また都内の23区の間であっても地域によってかなりの違いがある．

　筆者の印象では，大都市は恵まれていて，地方は遅れているという図式にはなっていない．それぞれの地域で有利なところと不利なところがある．

2．居住環境

　言うまでもないことだが，大都市ではアパート・マンション生活が中心で，地方では戸建て住宅に住んでいる割合が多い．アパート・マンション生活はプライバシーが比較的確保される半面，近隣とのトラブルが発生しやすいストレスに満ちた住環境でもある．隣や上の階の騒音が不眠の原因になり深刻なトラブルとなり，どちらかが引っ越さざるをえなくなる例は珍しくない．

　特に，低所得階層の患者にとっては，都内での住環境は劣悪である．一日中陽が差さないアパート生活，騒音や排気ガスに悩まされる住環境は，精神的にも身体的にも不健康である．

　オートロックつきマンションのようなプライバシーが確保される住環境は，超長期のひきこもりを可能にしている．被害妄想，幻聴に左右されて，十数年間ひきこもり，骨

伊勢田　堯（いせだ・たかし）　略歴

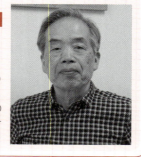

1942年朝鮮生まれ．鳥取県境港市出身．
1968年群馬大学医学部卒後，精神科入局．生活臨床研究室に所属．1988年英国ケンブリッジ・フルボーン病院留学．1992年4月より都立の3つの精神保健福祉センターに勤務．2008年より代々木病院，松沢病院，および2015年より榛名病院の非常勤医師．
著書として，『生活臨床と家族史研究』（やどかり出版，2008），『自治体における精神保健活動の課題』（萌文社，2008）が，編著書に『専門医のための精神科リュミール17　精神科治療における家族支援』（中山書店，2010），『生活臨床の基本』（日本評論社，2012）などがある．

粗鬆症になった統合失調症患者をデイケアで治療したことがある．また，最近，社交不安障害の患者ではあるが32年間ひきこもり，遮光による骨粗鬆症と廃用萎縮症候群でまったく動けなくなった患者も経験した．群馬での20年余の診療活動でこれだけの長期にひきこもった患者を診たことがなく，筆者としては意外であった．大都市のほうがひきこもりを可能にする住環境であることに気がついた．

また，都内では，先代の所有していた土地にマンションを建て，その家賃収入で当面の生活には困らない人たちもいる．こうしたケースでは，経済的には恵まれてはいるが，生きがいや張り合いに乏しい生活になりがちで，これはこれで深刻な問題である．

一方，群馬では，妄想などの異常体験に左右されたと思われる小さな窓が1か所だけの異様な家屋とか，表通りに面したところは立派な家のたたずまいであったが奥に行くにしたがって掘っ立て小屋になり，ついには私宅監置のような部屋にたどり着き，そこに患者が座り汚物で床が抜けそうな家を見たことがある．家の建築自体が異常体験に影響される現象は地方ならではかもしれない．

3．就労環境

都市部での統合失調症患者は作業所利用者が多く，しかも作業内容はビルの清掃・喫茶・ケーキ作り・飲食業などが目立つ．筆者が平日の外来診療を担当しているせいもあってか，一般就労している統合失調症患者は少なく，特例子会社でパソコンの入力作業をしている患者がせいぜいである．

筆者の経験が経済成長時代を挟んでいて企業誘致が盛んだった時期と重なったせいか，群馬では正規職員として生産工場で働いている患者が目立った．1975年10月に高崎保健所で週3日半日のデイケアを立ち上げる支援をしたことがあったが，70%を超える統合失調症患者が自立・半自立するという転帰を得た．決して軽症でない患者も含めて多くが一般企業に就労するという成果をあげることができた．就労環境の有利さと職員の士気の高さがもたらした成果であると自負した．

筆者が東京で診療するようになって，都市部では生産現場での就職口が少なく就労支援の困難さを感じたものであった．

群馬は，福祉就労のメニューの多彩さで都内にはかなわない．当然ながら，地域特性から，農作業，温泉を控えている地域では温泉旅館・ホテルの清掃などの仕事をしている患者が目立つ一方で，都内ではビルの清掃に従事する患者が多い．

4．就学環境

東京での就学の機会は地方とは比較にならないほど恵まれており，そのうえに，交通の利便性も加わって就学機会の格差をもたらしている．群馬から，都内の大学や専門学校に行くには，就学費用，住居費などの負担が大きいうえに，環境の変化に耐えなければならない．就学を諦めて志半ばで帰郷せざるをえない患者も少なくない．

5. 生活環境・余暇活動

　群馬では公共交通サービスは不便で，自家用車がないと生活の範囲はかなり制限されてしまう．相当の幻覚妄想状態にあっても自家用車を運転している統合失調症患者も少なくない．

　都内では，精神保健福祉手帳を所持していると，都営の交通機関を利用すれば無料パスが使え，また多彩な催し物のある博物館，美術館の鑑賞が無料で何度でもできるのは東京ならではの特典であろう．博物館など余暇活動に限らず，無料パスを使って大学の学食で廉価で栄養のバランスが取れた食事を摂っている賢い患者もいる．

　婚活支援は，都内は比較的自由で選択肢も多いので取り組みやすい．男女交際は，出会い系サイトなどを通してかなり活発で，そうしたグループではフリーセックス状態になっているという印象さえ受ける．

6. 地域の偏見，暮らしやすさ

　偏見の問題は大都市と地方ではニュアンスがかなり異なる．大都市は多様な人たちが生活しているので，極端な言動がない限り，干渉されることはないという意味で精神障害者に対して許容度は高い．しかし，マンション管理が厳格になったり，地域の苦情が影響力をもつと地域から排除されることがあり，精神障害者にとっては厳しい環境でもある．

　一方，地方では人口が密集していないことと，地域のつながりによって支え合う温かさが残っているという意味で許容度が高い面もある．

7. 大都市と地方に共通する生活臨床アプローチ：人生と家族運営の行き詰まり解消支援

● 家族史療法

　筆者は，人生と家族運営の行き詰まり解消支援としての生活臨床を家族史療法（family history therapy）として外来診療で展開している．その要点は，① 長期で重度の精神病状態になる背景には，人生の目標が見つからなかったり，たとえ見つかったとしても目標達成が困難に直面していることがあるという仮説に立ち，② その背景を知るために，患者の生活史と数世代にわたる家族史を聴取し，③ その所見から，人生と家族運営の行き詰まりと精神障害の関連性を患者・家族・治療者で分析し，④ 患者・家族・治療者で，行き詰まり解消のための方策を検討し，⑤ それを実行に移すことによって患者の人生が甦ること（リカバリー）を目差す，ことである．筆者らは，この一連の経過を作戦会議と称している．

　この作戦会議では，患者の幻覚や妄想への対応や生活スキルの改善は主要な議題とはならない．また，家族内のコミュニケーション障害とコミュニケーションのスキル・トレーニング，問題解決技法も同様に主要な議題とはしない．したがって，作戦会議は，コミュニケーション障害を主要な関心事とする合同家族面接とは一線を画すものであ

る.

　家族史は，間延びしないように2, 3か月で，患者，両親，可能であれば祖父母から聴取し，作戦会議は，原則として，月に1回定例化し，1回1時間程度を当てる.

　詳しくは，筆者らの編著『生活臨床の基本』[1]を参照願いたい.

　通常の外来診療の合間にこのような時間を取ることは難しいので，その日の外来の最後の時間帯の4時頃に来院してもらっている.

　このような診療を心がけているので，大都市と地方での診断と治療の違いを感じたことはない.「それは群馬の田舎だから言えることだろう」と半ば揶揄されることがあったが.

● **症例紹介**

　最近の症例を紹介する. 40歳，女性，統合失調感情障害で，幻覚，離人体験などがあり，何回かの入院歴がある. 3年ほど看護師としての職歴はあるが，アルバイトを転々とする生活で，異性関係も乱れて，生活目標もなく，生活保護を受給する生活で，就労移行支援事業所に通っている. まさに，本人も認めているところであったが，人生が迷走状態にあるとみえた.

　生活史，家族史の聴取後の作戦会議から，人生が迷走状態にあること，患者が看護師として人生を切り開こうとした家族史的背景を考慮し，障害者雇用を目差す就労移行支援の枠ではなく，看護師の資格を生かす普通の就活に踏み出すことになった.

　リカバリー理念でいう専門的サービスの枠内ではない「病を超えた人生，'beyond illness'」[2]を求める支援のつもりである.

　情緒的離婚状態にあった両親が家族史的視点から現状の家族状態と患者の迷走状態の背景を一緒に見つけ出し，患者が人生のなかで甦る方法を考えるために同じテーブルに着くことができた. この経過そのものが，とりもなおさず，患者，そして家族へのレジリエンス支援となり，その結果として，両親の情緒的離婚状態も改善され，患者も両親・治療者の支援を受けながら就活にいそしみ，症状も安定してきた.

8. 今後の精神科外来医療の飛躍的な発展のために

　筆者は，1時間を超える生活臨床の治療を行うことには，医療経営上肩身の狭い思いをすることがある. しかし，それは5分間診療が基準となる現行の医療体制からもたらされる問題であり，その抜本的改革なしには質の高い医療は期待できない.

　入院医療中心から地域ケア中心の時代を本気で実現しようとするならば，外来医療も国際水準に恥じないものにしなければならない. 外来精神医療の未来像の一つとして，筆者は，重度で長期の難治例には，一人の医師が多職種のスタッフとともに1日10人程度の患者を診察することで十分経営が成り立つ体制を想定している.

　しかしながら，この未来像を，混合診療の名のもとに自由診療として実現することはあってはならない. 患者の支払い能力に医療の質をゆだねてしまうからである. また，時間を要する集中的な治療も短期的には高くついても，その後の再発予防，重症化を防

ぐことができるので,長期的には医療費削減にもつながる側面を見落としてはならない.

　筆者は,入院医療もそうであるが,外来精神医療を抜本的に改革する明快で説得力ある方策を提案できれば,財政難の時代にあっても,この分野に投資することへの国民の理解は得られるものと信じている.

文献

1) 伊勢田 堯, 小川一夫, 長谷川憲一（編著）. 生活臨床の基本. 日本評論社；2012.
2) Shepherd G, Boardman J, Burns M. Implementing Recovery：A Methodology for Organisational Change. Centre for Mental Health；2010.

コラム COLUMN

統合失調症の軽症化をめぐって

中根秀之
長崎大学大学院医歯薬学総合研究科医療科学専攻リハビリテーション科

1. はじめに

　最近の精神科臨床において，統合失調症が軽症化しているとの印象は，精神科臨床にかかわる専門職の比較的一致した見解ではないかと思われる．事実，統合失調症の診療においては「激しさ」は影を潜め，比較的「穏やかな」統合失調症患者が相対的に多いように感じられる．統合失調症の軽症化については，ここ最近のことではなく，すでに以前から多くの場面で指摘されている．しかし，統合失調症が軽症化しているかどうかについては，残念ながらエビデンスは確立していない．統合失調症の軽症化を論じるうえでは，① サブタイプの変化，② 精神医学的症状の非特異化，③ 臨床転帰の向上，④ 見かけの軽症化，について考える必要があるだろう．

2. サブタイプの変化

　統合失調症のサブタイプの割合については，すでに1960年代にArieti[1]によって，30年の経過のなかで緊張病型や典型的破瓜型の減少と妄想型の増加を指摘されていた．Hogartyら[2]も，アメリカにおける初回入院統合失調症において，1953年は38%を緊張病型が占めていたが，1960年には25%に有意に減少したとしている．またMorrisonら[3]も，Iowaでの入院の緊張病型統合失調症の割合が，1920〜44年の間は14.20%であったが，1945〜66年は8.45%に減少していることを報告している．1988年にHare[4]は，緊張病型や破瓜型が減少する一方，妄想型や分類不能型が増加していることを指摘した．

　以上の結果から，すでに統合失調症の病像は，1940年代頃から緊張病の激しい精神

中根秀之（なかね・ひでゆき） 　　　　　　　　　　　　　　　略歴

1963年長崎市生まれ．
1988年香川大学医学部卒．1995年九州大学大学院医学研究科博士課程修了．2005年より長崎大学医学部精神神経科准教授，2009年長崎大学大学院医歯薬学総合研究科保健学専攻作業療法学教授，2010年より現職の長崎大学大学院医歯薬学総合研究科医療科学専攻リハビリテーション科学講座精神障害リハビリテーション学分野教授に就任する．
共訳書として，『ICD-10 精神および行動の障害―DCR 研究用診断基準 新訂版』（医学書院，2008）がある．

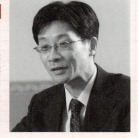

運動興奮は減少し，代わって妄想型や分類不能型が増えることによって軽症化していると感じられるかもしれない．

3. 精神医学的症状の非特異化

　Huber[5]は，1949〜54年のHeidelbergの精神科薬物療法以前の統合失調症症例と，1962〜64年のBonnの精神科薬物療法以後の統合失調症症例のSchneiderの1級症状の出現率を比較している．それによると，1級症状は，Heidelberg症例では72%であったのに対し，Bonn症例では42%と少なかった．さらに，Heidelbergの症例では統合失調症の感情表出や，思考の障害が著しく多かった．この結果から統合失調症の病像について，薬物療法の与えた影響は除外できないものの症状の非特異化は観察されている．加藤[6]も，統合失調症の感情病性要素の介在による軽症化を指摘していることから，統合失調症病像の変化に伴う軽症化という現象に含めることができるだろう．

　また，世界保健機関（World Health Organization：WHO）が中心となって行った重度精神障害の転帰決定因子に関するWHO共同研究（WHO Collaborative Study on the Determinants of Outcome of Severe Mental Disorder：DOSMeD）[7]における発症様式を比較してみると，途上国では，急性発症が最も多く51.8%，次いで潜伏性28.9%，亜急性19.3%であったが，先進国では潜伏性が51.9%，急性28.7%，亜急性19.4%であった．社会文化的背景による症状の違いを除外することはできないが，途上国から先進国への社会構造発展の可能性を仮定すると，潜伏性発症が多いことによる軽症事例として認識される可能性があるかもしれない．石丸[8]も，統合失調症の軽症化については，時代の変化に伴い統合失調症の病気に対する意味づけが変わったことをあげ，社会的要因に伴う軽症化を指摘している．

　以上のことから，統合失調症軽症化をめぐっては，社会的状況の変化に伴う非特異化，感情障害化，寡症状化などの何らかの症状の変化が起こっている可能性は否定できないだろう．DSM-5[9]において，Schneiderの1級症状の取り扱いが緩和されたことやサブタイプの削除は，統合失調症の症状変化の表れとも考えられる．

4. 臨床転帰の向上

　仮に軽症化しているとすれば，臨床転帰も向上している可能性がある．短期的あるいは中期的転帰については，Andreasenら[10]のSchizophrenia Remission Groupにより操作的な基準に基づいた寛解率に関する研究がなされた．先行研究の結果[11]からは，おおむね40〜90%の寛解率を示しており，軽症化しているようにもみえる．Robinsonらの報告[12]では，5年（臨界期）後の症状寛解は47.2%，社会的機能の未回復は74.5%としている一方で，2年以上の完全回復は13.7%とかなり厳しい割合となっている．長期転帰を指標としてみた場合も，社会適応良好では39〜40%であるが，臨床的に転帰良好とされるものの割合は20〜28%にすぎない．長崎における15年経過のDOSMeD研究[13]の結果からみても，症状持続型が36%であり，依然社会適応で

の困難さは存在する．長期転帰研究からみる社会適応状況や精神症状の改善率をみると，従来の「1/3 仮説」を覆すほどのエビデンスは得られておらず，大幅な改善は示されているとはいいがたい．

現在，薬物療法自体も，第一世代抗精神病薬から第二世代抗精神病薬へその主軸を移してきており，さらに多剤大量療法から単剤治療へと処方が変化してきている．これらがどのように影響しているのかはまだ明らかにはなっていない．しかし，初発エピソード精神病に対して，抗精神病薬は反応性も高く[14]，第二世代抗精神病薬の効果は，第一世代抗精神病薬のそれを上回るとする報告[15]もあることから，統合失調症の短期・中期的転帰である寛解に一定の改善を期待できるものの，回復あるいは長期転帰になると，改善率の向上はいまだ明らかではない．この問題を解決するには，同様の手法に加え，新たな生物学的手法も用いて長期転帰をより詳細に追跡調査することが必要であろう．

5．見かけの軽症化

Yamazawa ら[16]の報告では，1999～2001 年の間の大学病院および精神科病院における精神病未治療期間（DUP）は，中央値 5 月，平均 13.7 月であった．その後の水野らの「厚生労働科学研究 統合失調症の未治療期間とその予後に関する疫学的研究：平成 20 年度-22 年度総合研究報告書」では，2009 年の日本における宮城県，東京都，富山県，奈良県，高知県，長崎県の大学病院・関連施設における DUP の中央値は 2.7，平均は 17.4 月であった．このように精神障害に関する理解や知識の向上に伴って，最近では DUP が短縮され，以前よりも早期に精神科治療を開始できる下地ができつつある．このため，精神病症状の増悪の前に医療機関を受診するために，見かけ上軽症化しているようにみえることも考えられる（図 1）．

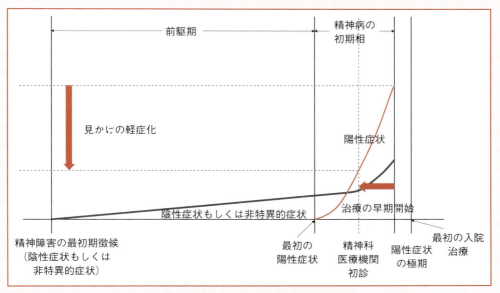

図 1　早期介入と見かけの軽症化

表 1 WHO/DOSMeD-Japan 採用症例の ICD-9 診断および ICD-10F 再診断分類

ICD-10F	ICD-9			
	295.1 破瓜型	295.3 妄想型	その他	合計（%）
F20.0 妄想型	14	18（58%）	1	33（30.8）
F20.1 破瓜型	15（28%）	0	1	16（15.0）
F20.3 鑑別不能型	9	4	3	16（15.0）
F23 急性一過性精神病性障害	7	6	7	20（18.7）
F25 統合失調感情障害	0	0	1	1（0.9）
その他	8	3	10	21（19.6）
合計	53	31	23	107（100）

　また精神医学においては，これまで診断基準や疾患の概念も変化してきている．前述した DOSMeD 研究[17]では，研究が開始された当時は ICD-9 を使用し，その後 1992 年には ICD-10 に変更された．それに従って対象症例を再分類すると，全症例 107 例のうち，ICD-9 で破瓜型とみなされた 53 例中 15 例（28%）だけが ICD-10F でも同じ亜型に分類されたのに対し，妄想型については ICD-9 で 31 例のうち 18 例（58%）が ICD-10F でも同じ診断であった（表 1）．同じ症例であっても，このように診断システムが変わることで診断される範囲も変わることになる．先行研究で扱われてきた精神分裂病と統合失調症はそのコンセプトが変わってきている現状を考えると，異なる範囲の臨床単位をみているのかもしれないという可能性も認識すべきであろう．

6. おわりに

　これまでみてきたように，社会構造や治療様式の変化に伴い，統合失調症の症状は変化してきているのは事実のようである．緊張病型の減少，非定型化，感情障害化，寡症状化などである．このため激しい統合失調症をみる機会は減り，軽症化している印象をもつのかもしれない．短期・中期的な転帰は改善している可能性は考えられるが，長期転帰はいまだ改善しているエビデンスには乏しいといわざるをえない．一方で，「治療抵抗性統合失調症」も忘れてはならない課題であり，日本における長期入院治療の 3〜20% を占めることが予想され，安易に軽症化したとはいえないだろう．軽症化という視点は，精神科医の期待を含んだものかもしれない．

　早期介入は，その後の経過から薬物療法のよりよい効果や，入院期間の短縮などから転帰の「軽症化」が期待され，患者・家族への恩恵は大きいとも考えられる．社会状況も大きく変化し，診断システムが改訂され，治療方法も発展している現在に改めて初発統合失調症を対象にさまざまな交絡因子を排除した長期にわたる追跡調査によって，「真の軽症化」のエビデンスを蓄積していくことが必要であると考える．

文献

1) Arieti S. Interpretation of Schizophrenia, 2nd edition. Basic Books：1974／殿村忠彦，笠原　嘉（監訳）．精神分裂病の解釈．みすず書房；1995．

2) Hogarty R, Gross M. Preadmission symptom difference between first-admitted schizophrenics in the predrug and postdrug era. Compr Psychiatry 1966；7：134-140.
3) Morrison JR. Changes in subtype diagnosis of schizophrenia：1920-1966. Am J Psychiatry 1974；131：674-677.
4) Hare E. Schizophrenia as a recent disease. Br J Psychiatry 1988；153：521-531.
5) Huber G. Symptomwandel der Psychosen und Pharmakopsychiatrie. In：Kranz H und Heinrich K（Hrsg）. Pharmakopsychiatrie und Psychopathologie. Thieme；1967. pp78-89.
6) 加藤　敏．分裂病の構造力動論―統合的治療にむけて．金剛出版；1999．
7) Hopper K, Harrison G, Janca A, et al. A Report from the WHO Collaborative Project, The International Study of Schizophrenia. Oxford University Press；2007. Recovery from schizophrenia：an international perspective.
8) 石丸昌彦．統合失調症小史．放送大学研究年報 2009；27：1-23．
9) Möller HJ, Bandelow B, Bauer M, et al. DSM-5 reviewed from different angles：goal attainment, rationality, use of evidence, consequences-part 2：bipolar disorders, schizophrenia spectrum disorders, anxiety disorders, obsessive-compulsive disorders, trauma-and stressor-related disorders, personality disorders, substance-related and addictive disorders, neurocognitive disorders. Eur Arch Psychiatry Clin Neurosci 2015；265：87-106.
10) Andreasen NC, Carpenter WT Jr, Kane JM, et al. Remission in schizophrenia：Proposed criteria and rationale for consensus. Am J Psychiatry 2005；162（3）：441-449.
11) 針間博彦, 五十嵐　雅, 岡崎祐士．統合失調症における remission の定義とその歴史的意義．Schizophrenia Frontier 2008；8（4）：34-39．
12) Robinson DG, Woerner MG, McMeniman M, et al. Symptomatic and functional recovery from a first episode of schizophrenia or schizoaffective disorder. Am J Psychiatry 2004；161（3）：473-479.
13) Kinoshita H, Nakane Y, Nakane H, et al. Nagasaki Schizophrenia Study：Influence of the duration of untreated psychosis on long-term outcome. Acta Med Nagasaki 2005；50：17-22.
14) Kahn RS, Fleischhacker WW, Boter H, et al；EUFEST study group. Effectiveness of antipsychotic drugs in first-episode schizophrenia and schizophreniform disorder：An open randomised clinical trial. Lancet 2008；371（9618）：1085-1097. doi：10. 1016/S0140-6736(08)60486-9.
15) Leucht S, Corves C, Arbter D, et al. Second-generation versus first-generation antipsychotic drugs for schizophrenia：A meta-analysis. Lancet 2009；373（9657）：31-41. doi：10. 1016/S0140-6736(08)61764-X. Epub 2008 Dec 6.
16) Yamazawa R, Mizuno M, Nemoto T, et al. Duration of untreated psychosis and pathways to psychiatric services in first-episode schizophrenia. Psychiatry Clin Neurosci 2004；58（1）：76-81.
17) Ichinose H, Nakane Y, Nakane H, et al. Nagasaki Schizophrenia Study：Relationship between ultralong-term outcome（after 28 years）and duration of untreated psychosis. Acta Medica Nagasakiensia 2010；54（3）：59-66.

八丈島の精神保健活動
──精神科医のいない島

村上文江
八丈島ロベの会

1. 伊豆七島最南端の島・八丈島

　八丈島は，緑深く水も豊富，冬は暖かく夏の夜は涼しい，別名・情け島または女護ヶ島ともいわれる，人も自然も優しい島です．人口は7,800人（うち精神保健福祉手帳の保有者は110人〈2016年〉）．島の広さは山の手線内側とほぼ同じ約69 km²のひょっこりひょうたん島です．

　私が精神障がいを抱える人と親しくかかわるようになったのは，東京都内より，田舎暮らしに憧れて子ども3人夫1人連れて移住してきた1995年のこと．
　移り住んだのは八丈島の最南端の末吉地区．小中学校合わせて生徒70人というのどかな過疎の地域です．丸メガネをかけ，いつも同じベージュのジャンバーにジーンズ，黒い長靴をはいたSさんは，この地区の名物おじさん．当時42歳でした．Sさんは気が向くと，67段の石段を下った谷あいにあるわが家に，「やまちゃーん（夫），ふみえさーん」と降りてくるのです．「オブラディ・オブラザ…世界は回る…」と口ずさみながら降りてくることもあります．「ジョン・レノンは自分なのだ」と言い張るSさんは，2本のモチの木に横木を渡して作った子どものブランコに乗って何やら楽しそう．時に，息もゼイゼイしながら大声で「大変だー．ここも危ないよー，逃げたほうがいいよー」と降りてくることもあります．秘密警察に襲われそうなのだそうです．コーヒーを淹れると，お砂糖をたっぷり入れておいしそうにごくごく呑みほし，子どもの世話に追われる夫婦の姿をみているうちに，または畑仕事に精出す様子をみているうちに，心は和ん

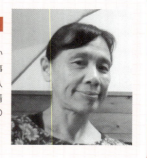

村上文江（むらかみ・ふみえ）　　　略歴

1958年東京都生まれ．精神保健福祉士．八丈島に移り住んだことから精神保健福祉シーンにかかわることになり23年．現在は，共同生活援助事業所，就労継続支援B型事業所，多機能型事業所（生活介護＋就労継続支援B型）計3つの精神障がい者福祉事業を運営するNPO法人 八丈島ロベの会で主に相談支援部門を担当するかたわら，東京都内で「相談室のはな」を主宰．精神科の病気や生活に関する相談とのびやかなこころとからだを育てる整体や呼吸法など養生法の提案・実践を行っている．

だかのようで，「また来るねー」と帰って行きます．そんなSさんは，頑固者のお父さんと二人暮らし．歩いて5分のところに，同じ統合失調症とのことで精神科にかかっている，几帳面でしっかり者の弟Mさんが住んでいて，お風呂は弟のところにもらいに行きます．Mさんは，Sさんの対応に困り果てると，わが家を訪ねて，愚痴をこぼしながら，うちの息子（当時2歳）と柔道ごっこで遊んでくれます．

1997年，Sさんのお父さんが急死．私はといえば，同年に開所したフェニックス（精神障がい者共同作業所）で週2回非常勤の職員として働き始めていました．通所していたMさんより，「兄の面倒はみれない．保健師さんには入院させたらどうかと言われた」と相談がありました．お父さんの突然の死に，戸惑いもあるのか言葉数も少ないSさん．わが家に遊びに来ても，下を向いて部屋を行ったり来たりしています．Mさんが「入院してもいずれは帰ってくる．それを考えたら夜も眠れなくなった」と，わが家を訪ねてきました．「わたしも手伝うからお父さんの四十九日が終わるまでは様子をみてみたらどうだろう」と話すと，「風呂に入れるのはいいけど食事の面倒は無理」というので，夕食はわが家で提供することを約束．Sさんのわが家通いが始まります．案の定，日に日にSさんは明るくなり，子どもがこぼしたごはん粒を踏みつけては，「この家は子どものしつけがなっていないよー」とお小言も言えるようになってきました．1か月ほどすると，さすがにわが家の空気に「Sさん疲れ」が漂うようになり，これは限界かなと，近隣のTさん宅にSOS．Tさん宅もわが家同様，Sさんの立ち寄り場所で，ご夫婦そろってSさんのよき理解者です．週3回わが家，週4回Tさん宅，と取り決めし，何とか四十九日を過ごし，Tさん宅が週4回の食事サービスから徐々に回数を減らす役を引き受けてくれ，無事に「元気で楽しい，時に困り者のSさん」への食事提供は終了したのでした．

2．その人がその人らしくのびのび生きることを応援する

フェニックス（精神障がい者共同作業所）で働き始めて4年ほどたったとき，島に精神科医がいなくても，病気の回復のために当事者や支援者ができることはないだろうかと考えるようになりました．「病気になったことをこれからの自分らしい人生を送るために生かす」手だてを模索する機会になればと，島外から講師を招いてワークショップや講演会を開催することにしました．

1999年，2001年と，鹿児島からお呼びした神田橋條治氏（伊敷病院副院長）には，おおいに影響を受けました．「気持ちがよいときは脳の調子がよい，気持ちがよくないときは脳の調子も悪い」「相性を大切にして，自分のなじみの世界をつくる」「自分の素質を生かす」「問題行動はその人なりの対処療法で，潜在的な能力の発露」…等々．「気持ちよい・相性・素質，を大切に」が支援方法だけでなく，私自身の生き方のキーワードにもなりました．

また，2000年にお呼びした八木剛平氏（大空クリニック代表）には，「精神科医がいない島だからできることがある」と，「インドネシア・バリ島でなぜ統合失調症の再

発率が低いのか」を語っていただきました．「共同体のなかにその人一人ひとりの役割を見出すことができるから，病気であろうとなかろうとその人をその人として受け入れる地域性がつくられる．ともに生きることができる環境は再発を防ぐ」と．その人ありきで作業が生まれる視点を常にもつようになりました．

3．八丈島精神保健シーンなう

精神科臨時診療は，現在月2回×2日診療，月2回×1日診療体制，医師は本土から派遣されます．入院は本土の病院になるので，家族の面会も少なくなり，長期化することも多くなります．そのため，NPO法人 八丈島ロベの会では，独自の相談支援部門を作り，入院中の面会や退院時の調整を行っています．

潔く清らか，誇り高き62歳の女性Aさんは，20代後半で統合失調症を発症したものの，その後も大手企業で働き，お金の運用も上手で貯金もたくさんありました．36歳のときに退職し結婚しますが，夫がわずか1年で病死．相次いで両親も亡くなったので，当時近隣に住んでいた兄夫婦の敷地にあるはなれに住むようになりました．

お金を必要としている人がいると見境なくお金をあげてしまい，家族が注意するとますますエスカレートし，さらに止めると暴力的になるというので，何度も入退院を繰り返してきました．入院の説得にかかると，だんまりをきめ，てこでも動かなくなるので，飛行機に乗ってもらうのもままならず，ヘリコプター搬送も何度か．入院しても，服薬拒否，無理強いすれば緘黙と拒食．ほとんどの場合，電気けいれん療法（ECT）を施行し，ぽわんとしてから最大限度量の向精神薬を処方し，脳も体も動きにくくなったところで退院になるのですが，そのチャンスを逃すと，また，声が聴こえ始め，同じことが起こります．2014年のK病院入院時にはそのコースをたどり，「月1回継続的にECT治療が必要」との診断になってしまいました．本人は「島に帰る．そして2度と入院はいや」と言います．周囲の人間がどうしたらよいのか考えあぐねている間にまた症状が再燃し，ECT施行．度重なるECTの副作用で，徐々に記憶が飛ぶようになり，自分がどこにいたのか，どのようにして生きてきたのか，特に現在に近い部分が思い出せなくなりました．

なんとか薬物でやれないものかと，日頃から頼りにしている鹿児島の神田橋條治先生にアドバイスを求めると，「聴こえる声の雰囲気を味わってごらん….バルプロ酸800 mg必要」とのこと．K病院で試していただくことになりましたが，血中濃度が高くなり，結局バルプロ酸＋炭酸リチウムを400 mgずつ処方していただきました．再燃する前にとにかく一度は退院をと，今度は環境を変えて，できたばかりのアパート形式のグループホームに引っ越してもらうことにしました．危険のない限り，本人の行動は止めない，その代わり本人が行きそうな場所に前もって事情を話しておき対応してもらう．そんな方針で支援を開始しました．新しい場所での新しい暮らしに，Aさんなりの方法で慣れてもらうしかありません．ご両親にしてあげねばならないことがたくさん

あるらしいAさんは，さっそく数字を書き連ねたメモ用紙をもってM銀行に通い始めました．「待合の椅子に座っているだけなら大丈夫ですよ」と，支店長からありがたい言葉をいただき，M銀行へ送るときには，グループホーム世話人が執事のごとく「お迎えの時間は何時にいたしましょうか」．「両親が警察に来ることになっているので，ここにいます」と言い張り，警察署のロビーのソファーで一晩泊まらせてもらったこともありました．

3か月ほどたつと，Aさんの和やかな表情が増えてきて，半年たつと（仲間と）ともにいる雰囲気が出てきました．そして1年たった今，Aさんのおかしな行動が不思議なくらいなくなりました．新しい記憶の連続した積み重ねが自分らしさの発現につながるのかな，と書きかけたものの，警察に泊まったことや銀行に通ったことははたして覚えているかしら．すべては，脳の波動も含めてAさんという生体の，自然治癒力の妙なのかもしれません．

八丈島ロベの会では，「フェニックス通信」を隔月刊で発行しています．紙面のほとんどはメンバーたちが奇想天外な発想で寄せるエッセイや漫画．おもしろいだけでなく，生の病気体験が語られるから精神科専門職の方々必見です．購読方法は，ホームページURL　http://www.geocities.jp/f_nasakejima/index.html（「八丈島フェニックス」で検索を！）でどうぞ．

B 統合失調症と診療所―診療所での統合失調症治療の実際

1 統合失調症の人と医療の最初の出会い

白潟光男
こおりやまほっとクリニック

1 統合失調症と医療との最初の出会いを大切にするために

統合失調症の軽症化が言われるようになってきたが，それでも幻覚や妄想などの症状を呈する人は周囲の人からみても精神疾患というイメージは強く，病院の受診が一般的でクリニックを訪れることはまれと考えてしまうかもしれない．しかしこの幻覚や妄想といった症状に偏っていると，統合失調症の見逃しにつながる危険性をはらんでいる．DSM-5 では Schneider の 1 級症状が統合失調症の診断基準から削除されるなどの新たな動きも出ているなか，筆者は症状以外の視点も大切にすることを常日頃から意識している．その視点も含めて診療の実際についてふれていくことにする．

2 初診時に何を行うのか

● 診察前に得られる情報を活用する

◆問診票の活用

当院では初診時に問診票を書いてもらうようにしていて，受付で「カルテを作るのに少し時間をいただくので，その間に可能なところだけでかまわないのでお書きください」とお願いして問診票（A4 用紙 1 枚）をお渡ししている．問診票の情報はとても重要で，診察時の話の流れがどの方向に進むかを考える大事な一歩になる．当院の問診票は選択肢から選んで丸をつけるものがほとんどだが，本人の一番話したいことについては記述ができるようにしてある．この記述欄の記載は特徴がはっきり出てい

白潟光男（しらがた・みつお） 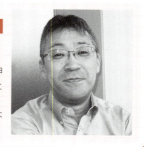 略歴

1965 年札幌市生まれ．
1994 年福島県立医科大学医学部卒，福島県立医科大学附属病院神経精神科，竹田綜合病院精神科，福島県立会津総合病院精神科，寿泉堂松南病院精神科等を経て，2006 年こおりやまほっとクリニックを開設し，院長兼医療法人稔聖会理事長．
共著として『夢をかなえる精神科リハビリテーション―当事者が教えてくれる「確かなこと」』（日本評論社，2010）がある．

て，枠をはみ出るくらいたくさん書く人と2語文程度あるいは何も書かないという人に大きく分かれる．また，書いている内容も一般社会で理解できるものか，理解に苦しむものかの差がはっきり出てくる．もちろんそのときの病状などによってすべてが一致するわけではないが，ドイツ精神医学でいうところの精神病圏か神経症圏かを推測することは可能だと考えている．

◆受付スタッフの視点

　この問診票は受付に出してもらうようにしているが，受付窓口の担当者には問診票を診察室に持ってくる前に受付時や待合室で見ていて気になったことを問診票の欄外に付け足してもらうようにしている．受付窓口の担当者は必ずしも医療の資格をもっていないが，日頃から院内研修に参加してもらうなど自分たちも治療を支える者という自覚をもつように研鑽してもらっている．そういうスタッフが医療者とはまた違った視点に気づくことも多く，自信をもって伝えてもらうというシステムを取っている．

◆対人距離の工夫

　このような情報をもとに診察室に呼び入れて診察を開始するのだが，そのときも椅子や机の配置に工夫をして情報を得るようにしている．このことは精神科医になって初めて赴任した病院でお世話になった科長から教わったのだが，「対人距離と診断」ということをベースにした工夫で，大事な情報の一つになっている．

◆経験に基づく感覚

　この段階で実際の診察は始まっていないのだが，おおまかに精神病圏として話を進めるか神経症圏とするかの目星はつけて診察をスタートさせることができるようになっていることが多い．ここまでの流れに沿って統合失調症について考えてみると，統合失調症の疑いが捨てきれない人の場合は他の疾患を疑おうとしてもどこかしっくりこないことが多いように感じる．以前はこのような経験に基づく感覚に偏ることは科学的ではないと思い，その後の診察中で客観的な指標となる神経心理学検査などを重視していたこともある．ところがそのことばかりに気を取られていると肝心な本人からの発信を見落とすことが増えたように思い，現在では経験や検査のどちらにも偏ることなく診ていくように努めている．

● 統合失調症を疑ったときの診察の実際

◆丁寧な生活歴の聴き取り

　診察前の情報から統合失調症以外の疾患を疑ったときにしっくりこないという感覚におそわれた場合は，診察時にしっくりこないと感じた理由が何であるのかを見つけることに力点をおくようにしている．これまでの経験から，その答えは本人が訴える精神あるいは身体の症状よりも，環境の変化や対人関係の悩みなど生活そのものにかかわることのなかに答えが隠されていることが多いように感じる．

　臺[1]は統合失調症の再発のしやすさを，疾患を経験したという生活史がその後の病状の再現を準備するようになったという意味で，「履歴現象」と呼んでいる．履歴現象は再発だけに限ったことではなく，その人の生活の揺らぎとしても認めることがで

きるだろう．それだけに統合失調症が疑われる人であれば，このような履歴があるのではと考えてできるだけ丁寧に生活歴を聴くようにしている．実際，統合失調症として治療を行うことになった当事者を振り返ってみると，その人の主訴が幻聴や被害妄想であったとしても，その誘因が生活上の変化に起因していることがほとんどである．

◆生活の困りごとや生きずらさの改善

　診察時に生活歴を引き出すための会話が成り立てば，たとえ精神症状が強くても入院治療ではなくクリニックでの通院治療も可能であり，治療自体も継続されるように思う．それを精神症状に焦点をあてて診療を進めてしまうと，精神症状が疾患から起きてくるという知識も経験もない本人と治療契約を結ぶという目標は，かなり高いハードルを設定したことになるだろう．特に幻覚や妄想といった精神症状は本人が確信しているものだけに，それが病気によるものと伝えてみても納得されることはほとんどないように思う．それなので症状そのものに焦点をあてず，どのような生活の困りごとがあるのか，どのような生きづらさを感じているのかといった実生活に密着した悩みや気になることに対して協力を申し出たほうが協働関係を作るのは容易だと考えている．しかしながら，このような診療は経営面などから時間の制約を伴う病院ではなかなか難しいように思う．実際，筆者も病院勤務をしていたときに，「先生はどうしてお金にならない仕事ばかりするのですか」と事務長からお叱りを受けたことがある．そう言われてしまうと症状論に特化して薬物治療を進めることが最善策という話になってしまう．その違和感にどうしても馴染めず病院勤務を辞めクリニックを始めたので，協働体制を築くための時間は惜しみたくないというのが今の思いである．それなので，精神症状も含めて本人の訴えに耳を傾けながら，本人が求める生活面の改善が何であるのかを注意深く聞いていくことを重視した診察を行うようにしている．

● 統合失調症として治療をしていくときの注意点

◆本人を中心とした継続できる協働体制

　本人との話のなかである程度，履歴現象がみえてきて，生活のどこに的をしぼって改善していくかが共有されれば，改善のための方法論は選択肢をあげて選んでもらうという流れでよいと思っている．当たり前のことなのだが，薬物療法を選ぶ人もいれば心理・社会的療法を選ぶ人もいるわけで，本人がどちらを選ぶにしても継続した治療が必要な疾患ではあるので，「本人を中心とした継続できる協働体制」をいかに作っていくか，そのことに焦点をあててサポートしていくことが医療者側の役割だろう．この一連の流れで診察した一例を次にあげてみる．

　40歳代の女性で当院を受診するまでまったく精神科を受診したことがない人だった．受診については本人の希望ではなく家族の勧めであったが，自ら幻聴，被害妄想を訴え，その症状については現実のものという確信をもっていた．その一方でなぜこのような声が聞こえたり，見張られていたりするのか，そのこと自体は不思議に思うと話していた．同伴した家族が「最近，母親を亡くし，そのショックでおかしくなっ

た」と話すと，本人はそれ以前から症状があったが母親以外にはそのことを話したことはなかったと告白した．それが母親の死をきっかけに症状が強くなり，押さえきれなくなったと話し出し家族を驚かせていた．しかも母親も同じような症状があったという話が本人の口から出てきたため，より家族を驚かせていた．

　この人は家業の手伝いをして生活していたため，家族以外の人とかかわることがあまりなかった．若い頃から幻聴などの症状に気づいてはいたが，信頼できる母親との会話のなかで自分なりにコントロールできていたと推測された．また家族以外の人とかかわる機会があると症状が強くなることも気づいていて人を避けるようにしていたが，どうしても誰かと会わなければならないときは，自分の症状に気づかれないように良い人を演じていたということだった．そういった場面では症状が強くなりコントロールできなくなる不安を感じていたようで，これを履歴現象と考えてもよいと思われた．今回，本人にとって最大の防御機構であった母親という存在を亡くしたことでコントロールがつかなくなり，症状が周囲の人にも知られるレベルにまで悪化したため受診につながったという流れであったのだろう．

　診察では確信のある精神症状に真っ向から向き合っても話は進まないと考えたが，なぜ症状が強くなったのかを本人が不思議に思っていたので，母親の死によって脳機能のバランスが悪くなったことが考えられると説明してみた．その会話をきっかけに，それまで行っていた家業の効率が落ちていることも引き出すことができたので，そこに焦点をあてた改善策をいくつか提案してみたところ，本人が薬物の使用を選択し，初診時から薬物療法を開始することになった．

　その後，薬物療法によって仕事の効率が戻ってきたことを実感して服薬は自ら継続してくれた．ただ，この間，精神症状がなくなることはなく，そこについては心理教育の導入を促したところ，同意され参加されるようになった．その後から症状に対する訴えは格段に減っている．

　このように症状を治療目標の第一とせず，今までこなしていた仕事の効率が落ちてしまったことを治療目標にしたことで，本人が医療者を協働者として認めてくれて治療が継続されたのだと考えている．

3 統合失調症をどのように診ていくか

診療の流れ

　クリニックで統合失調症をどのように診ていくか，その流れを以下にまとめてみる．
① 診察に臨むにあたって，Schneiderの1級症状にこだわるのではなく，本人の訴えが社会一般的に考えて理解できるものなのかを大事にする．特に生活面の変化や悩みという視点は共感できるかどうかを考える良い指標になる．また客観的な情報を得るために診療以外のいろいろな方法を用意しておくことも大切である．

② 診察場面で統合失調症を疑ったときには，履歴現象に注目してみる．履歴現象を引き出すためには生活歴を丁寧に聴くようにする．特に本人の悩みなどを聴くことで本人との距離を縮め，協働関係が作りやすくなることは忘れないようにする．
③ 治療方法については選択肢をあげ，本人の選択した方法の効果を高めるためには家族も含めた協働体制を構築するようにする．このとき，治療は継続しなければならないということを常に念頭においておくことが大切である．治療を継続するためにはその中心に本人がいることが大前提である．

● 本人の生活をよりよくするために

クリニックで統合失調症をどのように診ていくか，精神科医にとって今後も大きな命題であることは間違いないだろう．そのなかで筆者が最も大切にしているのは，統合失調症という疾患の特徴として，「生活上の学習が生かされる脳の能力をもっている」ということである．当院では心理・社会的療法の一つとして一般社会での適応を高めるためのリハビリテーションを行っている．その経験から統合失調症と考えられる人と他の疾患と考えられる人の差として，こだわりの変化があげられる．統合失調症と考えられる人はトレーニングによって一般社会の学習が進むと思考の幅を広げることが他の疾患よりも容易であると思われる．統合失調症の発症前の生活状態はおおむね水準が高く，いろいろな経験をしている人が多い．その経験は発症後であっても学習と結びついて新たな考えに置き換わっていくのではないかと考える．それだけに本人を中心にした協働体制を作ることができれば，社会適応を高めることはそれほど難しくないように感じている．ただし，履歴現象については簡単に変化するものではないので，そのことは常に注意しておく必要があることは忘れてはならない点である．

このように，統合失調症という疾患の特徴を「生活上の学習が生かされる脳の能力をもっている」と考えるのは，精神疾患＝障害者と考えている人には見えてこない考え方であろう．筆者も病院で症状論を主体に薬物療法だけを行っていたときには見ることができなかったように思う．それがクリニックを始め，リハビリテーションを主体とした心理・社会的療法を積極的に行ってみると，学習が進み生活が大きく変化していった当事者を目の当たりにするようになり，彼らを障害者としてではなく生活者として見る視点が養われたのだと考えている．こういった視点は教科書レベルで学べるものではないので，今後，若い医療者に当事者の変化を目の当たりにできる場を増やしてあげたいと願っていて，その良いケースが統合失調症ではないかと考えている．彼らと医療の最初の出会いが，その後の本人の生活をよいものにしていくと信じ，今何ができるのか，自問自答を繰り返していこうと考えている．

文献

1) 臺　弘. 分裂病の治療覚書. 創造出版；1991. pp4-7.

B 統合失調症と診療所―診療所での統合失調症治療の実際

2 急性期および寛解期前期の治療

江畑敬介
元江畑クリニック

1 統合失調症の病勢と経過

中井[1]は，急性期エピソードから回復する過程を臨界期から寛解期前期へ，さらに寛解期後期へと移行すると述べている．以下には，それぞれの時期の症状の特徴を略述する（図1）．

● 前駆期

前駆期には，不眠，不安，過敏，焦燥感，疲労感，食欲不振，集中困難など不安症状とともに自律神経症状や注意力の障害が起こる．思考も狭まり，円滑さがみられなくなる．気分にも変化が起こり，憂うつ感，無関心，希望の喪失などが起こり，閉じこもり，身の回りが不潔になってくる．対人関係にも変化が起こり，不信感，劣等感がつのったり，逆に，高揚感が強くなり，濫費したり，服装が派手になることもある．

この時期に早期介入できるならば，統合失調症のその後の経過が良好である．つまり早期発見と早期治療は，身体疾患の場合にいわれているように精神疾患の場合にも重要である．この時期の危機介入としては，薬物療法のみならず，ストレス・マネジメント，さらには家族調整および職場や学校などとの環境調整が重要である．

● 急性期

急性期には，自我障害が起こり，自分が誰であるかわからなくなったり，させられ体験が現れることがある．思考障害も起こり，思路弛緩，支離滅裂になることもある．

江畑敬介（えばた・けいすけ） 略歴

1940年富山県生まれ．
1965年金沢大学医学部卒．富山県立中央病院，アメリカ精神医学会臨床研修医修了，東京都立精神医学総合研究所，東京都立松沢病院，東京都立中部総合精神保健福祉センターを経て，2001〜15年江畑クリニック院長．
主な著訳書に，『わが魂にあうまで』（クリフォード・W・ビーアズ著．星和書店，1980），『救急精神医療』（共著．医学書院，1988），『分裂病の病院リハビリテーション』（共編著．医学書院，1995），『外来精神医療，いま何が求められているのか』（星和書店，2015）などがある．

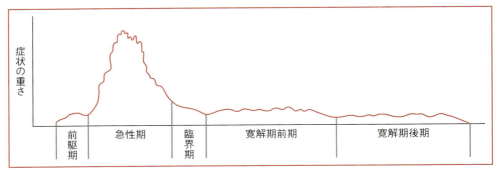

図1 統合失調症の病勢と経過

幻聴や幻視などの幻覚が現れることも多い．また被害妄想や関係妄想などが特に多くみられる．この時期には，精神運動興奮もしばしば伴い，家庭での介護が困難となり，社会的な問題を起こすことがしばしばある．

臨界期

臨界期は，統合失調症になっていた生体ホメオスターシスから正常な生体ホメオスターシスへと移行する時期である．この時期には，下痢と便秘の交代，めまい，原因不明の発熱，腹痛などの自律神経発作様症状がみられる．てんかん様発作が起こったり，一過性の脳波異常が現れることもある．虫垂炎，火傷，外傷などの身体疾患が好発する時期でもある．また，薬物の副作用が一過性に増強することがある．

寛解期前期

寛解期前期は，患者本人は「繭に包まれた」ように感じる時期である．それまでの焦燥感がとれて，余裕の自覚が出てくる．一方，疲弊感・消耗感や注意集中困難が強くなる．睡眠-覚醒リズムが回復せず日中も寝ている．言葉は少なくなる．

この時期のリハビリテーションとしては，睡眠-覚醒リズムを少しずつ回復させるように働きかけることが必要である．疲れやすい時期なので，活動的なリハビリテーションは避け，自己表現によって人格の再統合を図るために絵画療法や音楽療法などは適切である．

寛解期後期

寛解期後期には，「繭に包まれた感じ」は消失し，睡眠-覚醒リズムが回復し，季節感も回復する．余裕の自覚がさらに深まり，会話も戻ってくる．

この時期からは，積極的なリハビリテーションが必要である．この時期に積極的なリハビリテーションを行わないと，慢性化し荒廃状態に近づく恐れがある．まず睡眠-覚醒リズムを規則正しく保ち，日常生活の乱れを回復させて，身の回りのことを自分で行えるように指導し訓練する．さらに社会生活の訓練の一つとして，デイケアや共同作業所などの日中の活動の場を確保する．

2 急性期および寛解期前期の治療の一般原則

　治療経過は，①安静休養期→②危機介入期→③リハビリテーション導入期，の3期に分けることができる．

安静休養期

　この時期は上記の疾病経過の急性期に相当する．その経過は十分な薬物療法が行われるならば一般に1～4週間程度である．

◆**薬物療法**

　この時期の薬物療法は，病勢に押し返されないように急速鎮静を行うことが必要である．決して孫子の兵法で戒められている兵力の逐次投入のようなゆっくりした増量を行ってはならない．それはいたずらに急性期を遷延させるだけである．

◆**精神療法**

　精神療法的には価値判断的になることなく，かつ批判的になることなく接し，ひたすら安静と休養を指示する．この期に十分な睡眠と身体的休養をとり，精神的安静を得させることができるならば，その後の回復過程は順調であることが多い．

◆**家族調整**

　また，この時期には家族への支持療法と疾病教育が重要である．家族は受診までに患者との葛藤に傷ついており，また患者の精神的混乱をどう理解してよいかわからず困惑したり，拒絶的になったりしていることが少なくない．このような家族に対して，彼らの感情を十分に受容しそれに支持を与えることが必要である．この家族調整によって，家族は患者を拒否することなく，その治療に協力していく余裕が生まれる．

　この時期は臨界期現象の出現によって終わる．

危機介入期

　この時期は上記の寛解期前期である．その経過は多様であり，数週間で終わることもあれば数か月に及ぶこともある．

◆**薬物療法**

　薬物療法としては，安静休養期に用いられた薬物量を少しずつ漸減し維持量にして次のリハビリテーション導入期に備える．

◆**精神療法**

　精神療法上の注意としては，患者の感情葛藤領域と考えられる点にふれる必要があるときは，治療関係が成立してから徐々に行う．患者の防衛機制を弱めると思われる介入をしないことが必要であり，患者の無意識を露出したり解釈することは禁忌である．

・**妄想患者への対応**

　妄想患者に対しては，十分関心を示しつつ中立的な態度で耳を傾け，さらに中井[2]

が指摘するように妄想患者の心の平和の希求を聞く側が認識していることを表現することが望まれる．それは，たとえば「いろいろと困っていることや問題があるのはわかりますが，自然に解決していく問題もたくさんあると思います．それを待ってはどうでしょうか．ほとぼりをさます時間があってもよいのではないでしょうか．それでも解決しない問題が残ったら一緒に相談しましょう」と語ることによっても表現できるように思われる．

- 病識の出現

また，統合失調症をもつ患者にとって病識が出現するときが大きな心理的危機であり（土居[3]），自殺の危険をはらむのもこの時期である．そのときに十分な受容と支持が必要である．そのように病識の出現した患者に対しては，危機介入的精神療法と支持的精神療法を行って，次のリハビリテーション導入期へとつなぐ．危機介入的精神療法とは，患者にとって意識されている事象のなかで，発病ないし再発に至った危機の発生過程，それに対して患者がとった対応機制とその問題点，より適切であったと思われる対応機制について，あくまでもロゴスのレベルで患者とともに探索し検討する．危機に関して患者にとって意識されている事象のみを危機介入的精神療法の対象領域とする．意識化されているレベルは患者によって異なるから，危機介入的精神療法の対象となる主題も患者によってさまざまに異なる．危機をもたらした主題が対人関係の問題から服薬しなかったことまで多様である．

- 病名告知

さらに，この時期には患者本人に対する疾病教育が大切であり，患者が希望を失わないように自らの病に取り組むように動機づけていかなければならない．それは事務的な告知や説明とはまったく異なり，それ自身が精神療法である．患者の不安感や絶望感を十分に受容しながら行われなければならない．病名告知の実際については，筆者は次のように考えている．

急性精神病状態と寛解期前期には，統合失調症という病名を告知しても理解が困難であるのみならず，心理的危機を招来ないし助長する恐れが大きいので避けるべきであると考える．Fadenら[4]は，インフォームド・コンセントの除外例として，医師が患者に重要な情報を開示することによって有害な結果をもたらすと考える場合には情報開示をさし控えてもよいとしている．この考え方に従えば，この時期における統合失調症の病名告知を回避してもよいのではないかと考える．しかし治療関係の樹立の努力が必要であり，そのためには患者にとって理解しやすく受け入れやすく，かつ心理的危機を招来しにくい病気の説明でよいのではないかと考える．この時期には，たとえば，「神経が過敏になっている」「神経のバランスを崩している」「神経が混乱している」などが平易で受け入れやすい言葉ではないかと思われる．しばしば使われている「神経衰弱」は，平易な言葉というより専門語で患者を煙に巻く印象がある．

また急性精神病状態が消褪し寛解期前期になると，時には自分の病名を尋ねてくる患者がいる．しかし寛解期前期では，疾病認識は乏しく，病名を受け入れるだけの心理状態にあるとはいえず，また治療関係も十分に成熟していないので，統合失調症の

病名告知はまだ回避したほうがよいと考える.

　次の寛解期後期に至り,治療関係も安定し,病名告知による心理的危機が少ないと判断されるときには,統合失調症の病名告知をするべきであると考える.その場合も,患者の心理的危機をできるだけ回避するために,次のことが留意されなければならない.① 統合失調症は世間で一般に言われているように不治の病ではなく,治療の発達によって多くの人が回復するようになったことなど,統合失調症にまつわる誤解と偏見をできるだけ除去するようにすること,② 治療を続けるならば,多くの人が社会生活を営めるようになるだけではなく,結婚して家庭生活を営むこともできること,③ しかし再発の恐れがある病なので,服薬を続けて,体や心の不調を感じたときには,早めに主治医に相談すること,などを説明することが必要である.

● リハビリテーション導入期

　これは寛解期前期の晩期である.この時期には,患者の疲弊感,消耗感が減弱し,睡眠-覚醒リズムも回復してくる.この期になると治療の焦点は疾病ではなく,疾病によってもたらされた生活障害である.それはすなわちリハビリテーションである.Anthony Wによれば,治療の焦点は個体の症状や疾病を軽減させることであるのに対し,リハビリテーションの焦点は個体の強さや資質を増進させることである.大きな病の後,身体的には消耗し生活リズムも乱れがちになっている.それに対して,まず生活リズムを回復することがリハビリテーションの第一歩である.心理的には希望を失い将来を悲観しがちになっている.それに対して,患者とともにリハビリテーションの短期目標,中期目標,長期目標を立てることが求められる.希望と目標はリハビリテーションを進めるうえで最も大きな動因である.それとともに,家庭や社会との関係の修復を進め,家庭や社会のなかに居場所,すなわち生態学的にいえばニッチェを確保できるように支援する.それによって患者は,Sullivan[5]のいう安全保障感(security)を得ることができ,再発の防止につながるであろう.そのために,家族調整を進めるとともに,復学や復職あるいは就労可能であればそれを進める必要がある.生活障害がより重篤な場合には,訪問看護,デイケア,就労支援施設などの地域資源との密接な連携が必要である.

3 入院治療が必要と判断される場合

　精神科外来において統合失調症の治療をする場合,常に外来治療できる限度をわきまえておかなければならない.急性期における入院の判断では,患者側の要因だけではなく,患者を取り巻く家庭環境ないし社会環境など患者以外の要因を常に考慮に入れておかなければならない.患者側の要因としては,症状の重篤性,自傷他害をはじめとした制御困難な行動,生命の危険の恐れのある身体的問題などである.患者以外の要因としては,単独で通院することが不可能な場合には家族の協力が必要であるが,それが家族にはできない場合,あるいは近隣とのトラブルが激しくて,それを放

置すれば患者の社会生活に支障をきたす場合，また通院のための交通機関を確保できない場合などがある．その他に，治療上の必要性から入院が必要と判断される場合もある．たとえば，外来治療では十分な効果が得られず，入院治療による集中的な治療とリハビリテーションが効果をもたらすと考えられる場合である．入院治療のほうが治療の選択肢は大きく，副作用の観察も行いやすい．

文献

1) 中井久夫．精神分裂病状態からの寛解過程．宮本忠雄（編）．分裂病の精神病理2．東京大学出版会；1974. pp157-217.
2) 中井久夫．妄想患者とのつき合いと折り合い―してはいけないだろうこととゆるされるだろうこと．中井久夫著作集2巻　精神医学の経験　治療．岩崎学術出版社；1985. pp46-56.
3) 土居健郎．分裂病と秘密．分裂病の精神病理1．東京大学出版会；1972. pp1-18.
4) Faden RR, Beaychamp TL. A History and Theory of Informed Consent. Oxford University Press；1986／酒井忠昭，秦　洋一（訳）．インフォームド・コンセント．みすず書房；1994.
5) Sullivan HS. Schizophrenia as a Human Process. W.W. Norton & Company；1974.

B 統合失調症と診療所—診療所での統合失調症治療の実際

3 寛解期後期および慢性期の治療

江畑敬介
元江畑クリニック

1 はじめに

　かつて統合失調症は，その経過の途中で一時的に寛解することがあっても，究極的には脳内に起こる病的変化によって人格のまとまりが失われるとされてきた．そして，統合失調症を患う者は，脳内の病的変化に対してなす術もない非力な犠牲者であり，自ら闘病し自己回復力を発展させることはないとみなされてきた．しかし近年，統合失調症の長期経過は，その疾病概念が打ち立てられた100余年前のように悲観的なものではないことが明らかになってきた．また一方では，近年に至り統合失調症の症状が軽症化してきたことが数多く報告されている．

　このように統合失調症の長期経過が比較的良好であることと統合失調症が軽症化してきたことを背景として，統合失調症の成因論に進歩がみられるようになった．その一つとして，Ciompi[1]はシステム論的統合失調症生成論を提唱した．それによれば，急性精神病エピソードを発病した後に，その患者がどのような疾病経過をたどるか，すなわち寛解に至るのかそれとも人格荒廃に至るのかは，単に脳内の病的変化のみによって決まるのではなく，心理的要因，家族的要因，社会的要因が相互に作用し合うことによってもたらされる．心理的要因が疾病経過に影響するとすれば，統合失調症に罹患している患者は，単に脳内の病的変化による非力な犠牲者ではなく，彼らがその疾病にどのように対処していくかが重要である．そのことは，高血圧症の患者や糖尿病の患者がその疾病にどのように対処していくかによって，その疾病経過が影響を受けることと同じである．現に多くの統合失調症の患者もその症状や障害に対処しようとしているようにみえる．このように自己対処をしている患者は，従来の伝統的な治療関係のなかで考えられてきたように，治療の単なる受身な受領者ではない．彼らは，医師や家族と連携しながら，ともにその疾病と闘う存在である．

2 疾病に対する態度は予後に影響するか

　Soskisら[2]およびMcGlashanら[3]によれば，疾病と将来に対して否定的でない患者ほど，その予後は良好であった．さらに八木ら[4]は，薬物療法における自己回復試行についての調査を行い，次のように結論している．すなわち，精神疾患の回復の中

核をなすものは，生物学的修復過程（いわゆる自然治癒力）と認知・行動的水準における自己回復試行との相互作用の結果であり，向精神薬を含めてあらゆる治療はこの自律的な修復過程に介入することによって，回復を促進（ないし阻害）しつつ，患者の薬物（治療）体験を修飾するものであるとしている．この考えによれば，薬物療法は疾病過程へ直接に影響するのではなく，自然治癒力と自己回復試行を補強するものなのである．

以上述べたように，疾病に対しても将来に対しても悲観的にならずに肯定的に対応することが，疾病経過に良好な結果をもたらすと考えられる．発病して以来深くて長い絶望を体験した患者にとって将来への希望を見出すことは難しい．しかしリハビリテーションにとって，患者に何らかの希望の花を咲かせ，それに向かってともに進むことができるならばその成果は大きいであろう．

3 治療からリハビリテーションへ

この時期の取り組みの焦点は疾病ではなくそれによってもたらされた生活障害である．すなわち治療よりもリハビリテーションが重点となる．それは，統合失調症の荒廃過程を防ぐために必要であるばかりではなく，患者の生活の立て直しおよび人生の目標設定への支援においても必要である．

精神障害者のリハビリテーションの領域は，大きく3つに分けられる．医学的リハビリテーションと社会的リハビリテーションと職業リハビリテーションの3つである．医学的リハビリテーションは，精神疾患により障害を受けた精神機能を訓練によってその機能の向上を図るか，もしくはさらなる機能低下を防止することである．あるいは残遺した精神機能の活性化を図ることである．それには，作業療法，レクリエーション療法，芸術療法，音楽療法，SST（social skills training）などの認知行動療法などがある．社会的リハビリテーションは，精神障害者が社会のなかで受け入れられて生活していけるように家族や社会に働きかけることである．その2つのリハビリテーションの上に職業リハビリテーションがある．この3つのリハビリテーションが相互に補完しながら，精神障害者を回復の道へとたどらせることができると考えられている．

4 慢性精神障害者の地域生活の支援に必要なサービス

慢性精神障害者の地域生活とリカバリー（甦生）への道を支援していくためには重層的で多様な支援が必要である．それを図式化すると図1のようになる．

慢性精神障害者が地域で生活していくためのニーズは多様である．それらのニーズをその必要度から階層的に分類すると図1に示すように7層になる．権利擁護，福祉，保健，精神医療，リハビリテーション，生活の質，リカバリー（甦生）の7層である．まず第一に，一人の市民として受け入れられなければならない．そのためには，彼ら

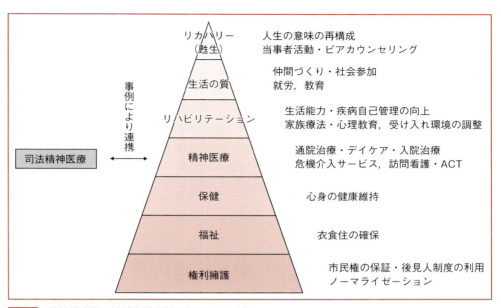

図1 精神障害者の地域生活支援に必要なサービス

の市民権を保証し，ノーマライゼーションを進めなければならない．第二および第三として，衣食住の保障（福祉）と心身の健康維持（保健）という社会生活の基本的ニーズが保障されなければならない．第四として，彼らのもっている精神疾患の治療が確保されなければならない．その病状は変化するので，その変化に応じた治療が確保されなければならない．そのためには，通院治療と入院治療が確保されるのみならず，危機介入チームを派遣できることが必要である．また，昼間病院としてのデイケアも不可欠である．病状が不安定なまま地域生活をしている人には訪問看護が必要である．さらに，医療を含む包括的な地域出向サービスを行うACT（assertive community treatment）も有効である．第五として，精神疾患によりもたらされた障害に対してリハビリテーションが確保されなければならない．それには，生活能力を向上させる訓練，疾病の自己管理の技法を向上する訓練，家族が疾病対応の仕方を向上させることによって再発を最小化させる訓練，患者を受け入れる地域の環境調整などが必要である．第六として，精神科病院の片隅で生きてきたのと同じような生活ではなく，その生活の質を向上させるための機会が与えられなければならない．そのために，仲間づくり，就労，教育などの機会が与えられなければならない．第七として，リカバリー（甦生）を目指す機会が与えられなければならない．この場合のリカバリー（甦生）とは，Williams[5]の提唱するように，精神障害からの破局的な影響を乗り越えて，人生の新しい意味と目的を発展させることである．そのために，当事者活動などを促進することが必要である．

この図1をみると，わが国の精神科病院は，慢性精神障害者に対して，第二層の福祉から，第三層の保健，第四層の精神医療，第五層のリハビリテーションまでのすべてを単独で実施していることになる．脱施設化とは，それら重層的なニーズを担って

いる精神科病院が第四層の精神医療へ特化することを求めることであるといえよう．しかし，脱施設化されて地域で生活する重症慢性精神障害者は，このような多様なニーズを自ら調達し達成していくことが困難である．それらのニーズを調達するためには，地域のなかのいろいろな援助機関との関係を作り出さなければならない．重症慢性精神障害者が自らそれらのことを行うことはきわめて困難である．そのために，個々の重症慢性精神障害者の地域生活に責任をもって，包括的かつ統合的にニーズを調整し調達する体制が必要となる．それがケア・マネジメントである．

精神科診療所は，これら多様な機関ないし職種の人々と密接な連携をとりながら，精神障害者の地域生活を支え，かつ彼らのリカバリー（甦生）を支援していかなければならない．

5 精神障害者にとって働くことの意義

ここで精神障害者にとって働くことの意義を改めて強調しておきたい．それは歴史的には古くより認識されてきた．フランス革命の最中に精神病者を鎖から解放したことで知られているフランスの精神科医Pinel[6]は，回復期においては作業療法によって患者を忙しくすることが大切であると述べている．また，19世紀末に統合失調症の疾病概念を提起したKraepelin[7]は，慢性期の統合失調症患者にとって必要なことは，仕事をすることであって，これのみがまだ患者に残っている能力をトレーニングによって保たせ，すっかり鈍感に陥ってしまうのを防ぐことができると述べている．また20世紀初頭，わが国の精神医学の基盤を築いた呉 秀三[8]は，「精神的作業は諸種疾病の原由となるのみにあらず，また，これらによりて疾病を治癒に向かわしむることあるは，吾人の古来経験することなり」と述べている．このように精神障害者の作業療法は長い間にわたり入院患者の院内作業として行われてきた．

1950年代後半に薬物療法が導入され精神疾患が軽快する患者が多くなると，病院の外の篤志の農家や町工場へ院外作業に出る人が多くなった．1960年代後半には軽快して退院し通院治療によって地域生活ができる患者が多くなり，それらの人たちの一部は職親の下で働くようになった．職親制度は，1982年に通院患者リハビリテーション事業として厚生省の最初の職業リハビリテーション施策となった．その後，労働省から精神障害者の職業リハビリテーション施策が提出されるようになったが，当初は精神医療の側からみると誠に使い勝手の悪いものであった．それらは，精神障害者の障害が十分に理解されていないことによるものではないかと思われた．

しかし近年，精神障害者に対する職業リハビリテーション施策は目を見張るばかりに向上している．その理由の一つは，援助つき雇用にみられるような職業リハビリテーションの技術的進歩であろう．訓練してから就労の過程をとるよりも就労してから訓練の過程をとるほうが習得したことを般化することに障害のある精神障害者には適切である．第二の理由としては，働くことを重視する障害者自立支援法の成立と障害者雇用促進法の改正である．障害者雇用率に精神障害者が含まれるようになったこと

の意義は大きい.

　就労することは，精神障害者のみならず誰にとっても，自尊感情を高め，それぞれの人に生き甲斐を与える．しかし一方では，就労することはストレス要因となることもあり，就労後も慎重な支援が求められる．また就労が絶対視されることは危険である．精神障害者のなかには，その重度の障害のために就労が望み得ない人もみられる．重度の精神障害者に就労を強いるかのごとき働きかけがなされるときには，精神病の再発もしくは自殺という悲惨な結果を招く恐れもある．

6 いかにリハビリテーションの見通しを伝えるか

　リハビリテーションの見通しは常に不確実性を含んでいる．疾病経過は前記Ciompi[1]のシステム論的統合失調症生成論にあるように，生物学的要因，心理的要因，家族的要因および社会的要因の相互作用によってもたらされる．家族的要因および社会的要因には，偶発的出来事なども含まれるので，リハビリテーションの見通しには偶然性も内包されてくる．しかし，見通しが不確実性を含むからといって，それを伝える際に患者や家族に不安を与えてはならない．前述したように，疾病と将来に対する悲観的態度や絶望感はリハビリテーションの結果によい影響をもたらさない．また前述したように，疾病と将来に対する肯定的態度は，リハビリテーションの結果によい影響をもたらすので，患者が希望を失わないようにリハビリテーションに取り組むように見通しを伝えなければならない．私たちは見通しの単なる預言者ではない．私たちは，よりよい見通しに向かって患者とともに歩む協力者でなければならない．すなわち，その治療環境を築く一環として見通しが伝えられなければならない．

文献

1) Ciompi L. The dynamics of complex biological-psychosocialsystems. Four fundamental psycho-biological mediators in the long-term evolution of schizophrenia. Br J Psychiatry 1989；155 (Supple 5)：15-21.
2) Soskis D, Bower M. The schizophrenic experience：A follow-up study of attitude and posthospital adjustment. J Nerv Ment Dis 1969；149：443-449.
3) McGlashan T, Carpente W. Does attitude toward psychosis relate to outcome? Am J Psychiatry 1988；138：797-801.
4) 八木剛平，木下文彦，菊池　厚ほか．精神疾患の回復過程における自己回復試行（coping）と薬物療法—分裂病とうつ病に関する予備的研究．精神科治療学　1990；5：417-420.
5) Williams A. Recovery from mental illness：The guiding version of the mental health system in the 1990's. In：IAPSRS (ed)．Introdunction to Psychiatric Rehabilitation. IAPSRS；1994.
6) Pinel P.／影山任佐（訳）．精神病に関する医学＝哲学論．中央洋書出版；1990.
7) Kraepelin E.／西丸四方，西丸甫夫（訳）．精神分裂病．みすず書房；1986.
8) 呉　秀三，樫田五郎．精神病者私宅監置ノ實況及ビ其統計的観察（復刻版）．創造印刷；1973.

B 統合失調症と診療所―診療所での統合失調症治療の実際

4 リハビリテーションと精神科地域医療

窪田 彰
錦糸町クボタクリニック

1 はじめに

　統合失調症のリハビリテーションは，生活の場において人に馴染み・街に馴染むことであると筆者は考えてきた．当事者を含む環境のすべてがリハビリテーションの契機といえる．そのような地域での安定した生活を支援するために，精神科診療所が外来診療にとどまらずに精神科デイケア（以下，デイケアとする）やアウトリーチ活動からグループホームや就労支援などの支援体制を一つのチームで包括的に行えるようにして，質の高い精神科地域ケアを生み出そうとしてきた．1988年に診療報酬上で，診療所でもデイケアが実施可能になった．この後，コミュニティケアを志す精神科診療所はデイケアの実践で看護師および精神保健福祉士や作業療法士などを雇用し，徐々に多職種のチームに発展し，アウトリーチ活動も実施しやすくなった．筆者は，外来診療にとどまらずさまざまな機能を併設し，包括的精神科地域ケアを実施する診療所を，多機能型精神科診療所と呼ぶ概念を提唱してきた．なかでもデイケアは，回復期に対するリハビリテーションへの導入の場として重要な役割をもっている．街の中にある，生活の場に近い，医療に近い，障害福祉サービスに近いのがデイケアである．このデイケア体験を生かして街に生活の場を確立し，障害福祉サービスとも連携し，再発再入院をせずに地域で暮らせる生活を維持することが，第1の課題である．本項では，統合失調症のリハビリテーションとしての，包括的支援の役割を検討したい．

窪田　彰（くぼた・あきら） 　略歴

1974年金沢大学医学部卒．同年東京医科歯科大学精神神経科研修医．1975年社会福祉法人海上寮療養所勤務．1979年東京都立墨東病院精神科救急病棟勤務．1986年クボタクリニック開業．1990年デイケア併設のクリニックへ新築移転．1997年錦糸町クボタクリニック開設．

著書として，『精神科デイケアの始め方・進め方』（金剛出版，2004），『これからの退院支援・地域移行』（共著．医学書院，2012），『多機能型精神科診療所による地域づくり』（編著．金剛出版，2016）などがある．

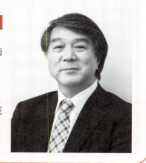

2 デイケアの診療報酬上の2016年改定

　厚生労働省は2016年4月の診療報酬改定で，デイケアに3年間以上通所している者の週4回以上の通所に対して，制限をかける改定を行った．この改定は，経済的にはダメージに少なかったが，デイケアを実施している医療機関にとっては，デイケアをもう止めろということなのかと思わせた衝撃的な改定であった．精神科病院からの地域移行が求められる現状において，地域医療チームの支援機能をより強化する必要があるときに，デイケアに冷水をかけてどうするのかと思った．精神科診療所の外来とデイケアの場こそが，地域で暮らす統合失調症の患者たちの交差点であり，リハビリテーションへの導入の絶好の場である．今後の包括的精神科地域ケアを発展させるためには，デイケアを実施する医療機関を増やし多機能型精神科診療所を形成して，重い課題をもった患者を地域で支援可能にする必要があると考えていた．今回の報酬改定を肯定的にみれば，厚生労働省としてはデイケアに通うばかりではなく，デイケアに3年以上通所したら，週のうちの数日は障害福祉サービスなどの別の場にも通うようにと，地域に活動が広がるケアプランを推奨していると受け取ることもできる．

　実際のデイケアでも，地域によっては障害福祉サービスなどの複数の場にも，当事者が利用を広げている実態がある．たとえば，家にひきこもった状態から長い努力の結果ようやく外来へ通院を始める患者も多い．被害妄想がある程度軽減して他者とも過ごせるようになった段階で，デイケアへの参加を勧められることになる．患者は集団の場への参加に抵抗を示すこともあるが，それでも何とかデイケアに通っているうちに徐々に仲間が増える体験をし，仲間ができることで自身の病気を受け入れられ成長する者が多い．この段階になれば，徐々に週2日程度は福祉的就労としての就労継続支援B型事業所を，並行利用することが可能になってくるのである．

　しかし，デイケアの利用者はさまざまな病状の者に層別化される．なかには，数年にわたりひきこもりの生活を送ってきて，デイケアに参加できても就労するには困難な課題をもった患者も多い．内職などの福祉的就労すらも無理があって，デイケアに通所することでようやく街で暮らせている者もおり，再発再入院せずに地域で暮らせることを重視している．一方で，ある程度の期間のデイケア通所の後に，就労意欲が高まり就労移行支援事業所に通所して，スムースに障害者就労ができる通所者も近年は急速に増えている．このように，病態は個々にさまざまであり，画一的な処遇には無理がある．制度は多様な患者に対して，柔軟な対応が可能な枠組みにしてほしいものである．

　統合失調症は，慢性疾患としての糖尿病や高血圧と同様の，長期の治療と再発予防とリハビリテーションが必要な慢性疾患である．治療的関わりを3年実施したらすぐに回復して，次のステップに進めるとは限らない．ようやくつながった治療関係が，途切れるようなことがあっては意味がない．地域での信頼関係を継続することが重要である．

3 リハビリテーションの目標

　地域で暮らす統合失調症の患者のリハビリテーションは，何が目標になるのであろうか．

　第1には，再発再入院予防である．再入院せずに，街で暮らし続けられることが基本である．時々は病院に休養入院しながらでも地域に暮らし続ける者もいるが，それでもよい．

　第2には，それを支えるものとして，街に仲間を作ることである．困ったときに相談できる者がいるのがよい．時々は仲間で野球などを見に出かけるなど，一緒に楽しめる仲間がよい．仲間同士で，鍋パーティを開く者もいる．仲間がいることで，互いに支えられるのである．

　第3には，自分の病気を理解して，病状に応じた対処ができるようになるのも目標の一つである．悪化の兆しがあったときは，自分から医療機関に相談をして，一時的に薬を増やして早く寝るようにするなどの，セルフコントロールが可能になることが重要である．

　第4には，日常生活の自立度の獲得である．自身の身の回りのことが，どの程度自身でできているのか．自身でできないことは，訪問看護やホームヘルプを受けることも，地域で暮らすための日常生活能力である．

　第5には，経済的な自立である．長期の治療歴がある者には，障害年金を受給している者が多いが，これだけでは経済的自立は困難である．その不足分を生活保護で補って暮らしている者と，障害者就労で月に十数万円を得て，合わせて18〜20万円の収入を得て自立した生活を送っている当事者が増えてきている．また親の残した財産を成年後見人に管理してもらって，デイケアや障害福祉サービスを活用しながら，地域での生活を維持している当事者もいる．どのような形であれ，経済的な安定が得られるような環境調整が大切である．

　第6には，リハビリテーションにおいて重要な目標は，自身の生活の質を高めることである．自尊心が保たれていること，生活が楽しめていること，生きてよかったという感覚がもてていること，などが生活の質として評価されるのではないだろうか．

4 多機能型精神科地域ケアで包括的であること

　リハビリテーションを論じるときには，個別の支援活動を個々に評価することは，難しい場合がある．その地域総体としての包括的支援機能というものがあるように思える．たとえば，錦糸町の街にはいくつものタイプのデイケアの場があり，また障害福祉サービス事業所もいくつもある．さらに，訪問看護ステーションが訪問看護を実施している．外来診療でも，メディカルスタッフが担当者となって個別相談に応じている．これらの構造は，重層的なネットワークとなって支援の構造を形成しているのである．一つの枠の関係が壊れても，他の場面からの支援が提供されるように，破綻

を防ぐ重層的・包括的構造になっている．

　このような，重層的で包括的な支援構造があってこそ，当事者は安心して自分の生き方や，リハビリテーションの組み方を選べると考えている．一つのデイケア活動での出会いや，治療効果が際立つ場合もあるが，それでも大きな枠としての錦糸町モデルの包括的支援機能に支えられていることを意識せざるをえない．個々の活動の治療効果では測りきれない，安心を支える場の力は，関わる人々の信頼感が背景にあるのではないだろうか．

　包括的精神科地域ケアを論ずると「抱え込み」と批判されることがしばしばあるが，それは閉鎖的な関係に陥り，外の世界とつながっていない場合にいわれるのではないだろうか．それぞれが複数の場に関わり，外に関係を広げる努力が「抱え込み」でない開かれた場を保証すると考えている．

　同様に多機能型精神科診療所については，外来診療に加えて，デイケア・ナイトケア，アウトリーチ活動ばかりではなく障害福祉サービス事業も，同一法人で実施することを進めている．同一チームのなかで職員ミーティングが定期的に開かれることにより，情報共有や方針の検討がスムースとなり，重い課題をもった患者への支援がしやすくなると考えている．実際には，地域にはその医療法人ばかりではなく，福祉法人・NPO法人・株式会社などによるさまざまな支援活動がある．そのような日本の現状では，当然に地域での横並びの関係として，水平連携が必要になってくる．この場合は，垂直統合型で実践をしているチームは，職員に精神保健福祉士等もいて，水平連携の関係が取りやすいといえる．外来診療しかしていない精神科診療所にとっては，近隣の障害福祉サービスとの関係は，患者を紹介するしか役割はなく，ともに関わるチームにはなりにくいものである．医療チームとして垂直統合型ができていてこそ，近隣の福祉施設と水平連携がしやすくなるのである．

5　薬物療法・早期支援などによる治療の発展

　近年の，薬物療法などにおける発展は，目覚しいものがある．筆者は2015年11月に，入院に頼らない地域医療を実践している北イタリアの地域精神保健活動を見学したが，その地域精神保健センターを中心にした地域ケアチームの活躍の背後には，クロザピンの活用と新規抗精神病薬のデポ剤の活用が，その機能を支えていることを教えられた．数年前に来日した元トリエステの地域精神保健センター所長のペペ・デラクワ先生に，日本はデポ剤の使用が少なすぎると主張していた．確かに，日本でもこれらの薬物療法が効果的に利用されていれば，認知機能障害が少なくて済んだろうと思われる患者は多い．

　また，近年叫ばれている早期支援も重要な概念であり，発病の3年以内に有効な治療がなされていれば，予後が良好であるとの知見は重要である．病初期の外来治療体制を，今よりももっと緻密に組み立てていく必要があるといえる．そのためには，クリニカルパスを精神科外来においても活用し，初期治療において自己の疾病の理解な

どに対する心理教育等による，セルフコントロール能力を高める必要があると考えている．

このように，現代の精神医学で得られた知見を総動員して，統合失調症の治療に努力する必要がある．それらが，包括的な治療環境を支えていくのではないだろうか．

6 おわりに

今日，主要先進国 G7 のなかで，人口 10 万人に対する「地域精神保健センター」をもっていないのは，日本だけである．日本は精神科地域医療においても，主要先進国の仲間入りを果たすべきときに来ているのではないだろうか．

筆者は，統合失調症の患者にとって，回復期の当初は，街に馴染む，人に馴染むことが大切と思ってきた．症状があっても街で暮らせるためには，安心できる街が必要と思う．そして，自分がこの街の人間として街に溶け込むためには，ここが自分の街だという感覚が大切である．暮らす場は与えられた場ではなく，自分が選んだ自身の納得のいく場であることが望ましい．できれば，街に小さな拠点がいくつもあり，そこで自分に合ったライフスタイルを選ぶことがよいと考えている．そのような構造を目指しているうちに，支援の必要性から多様な機能が生まれ，それを多機能型精神科診療所や多機能型精神科地域ケアと呼んできた．

この発展から，自身では選ぶこともできない環境にある，重い課題をもった者への支援が必要と気づいた．地域移行支援事業を実施したときに，長期入院したままの者は自分から生活を選びに来ることもできない当事者であった．彼らにも生活の送り方を選べる支援が届く構造が必要だと気づいたのである．そのためには，日本にも地域に帰って来れる，頼れる医療チームが地域に必要と思うようになった．欧米の人口 10 万人ごとの「地域精神保健センター」のように，キャッチメントエリアをもち，担当地域全体に責任をもって関われる拠点が，日本にも必要であると考えたのである．精神科医療は公的サービスである欧米とは違い，日本ではすでにある民間の多機能型精神科診療所こそが，その役割に適任だと気づいた．さらに，これが地域ケアに責任性をもって支援する構造をもつためには，区市町村からの委託事業の形にするのがよいと考えたのである．日本における地域精神保健センターは，委託の形こそが地域の責任と役割を引き受けることができて，日本の精神科地域ケア・リハビリテーションを根本から変革する力になるものと思っている．

参考文献

- 窪田　彰（編著）．多機能型精神科診療所による地域づくり．金剛出版；2016．

B 統合失調症と診療所—診療所での統合失調症治療の実際

5 診療所からのアウトリーチ活動
——往診，ACT も含めて

藤田大輔
大和診療所

1 はじめに

　わが国の精神保健福祉医療も，さまざまな形態ではあるが病院から地域と進んできてはいる．精神科病院の地域での取り組み，そして地域——とりわけ生活の場での取り組みなど，運営主体，意識，具体的支援内容など良くも悪くもさまざまな形態が存在する．

　筆者は，精神科病院での，急性期病棟における治療，また慢性期病棟における治療・療養の経験ののち，精神保健福祉センターでの行政機関として精神保健福祉医療施策への関わり，および県の事業として重度精神障害者に向けての生活の場における，多職種アウトリーチチームによる支援プログラムである Assertive Community Treatment（ACT）を実践してきた．同センター退職後は，在宅療養支援診療所を立ち上げ，理念を共有する訪問看護ステーションとチームを構成し，民間医療機関での ACT（ACT-Zero 岡山）を実践している．

　筆者に与えられたテーマである，診療所での統合失調症治療を，特に生活の場へのアウトリーチ活動に焦点をあてて述べることとする．

2 ACT とは

　ACT とは，1960 年代後半アメリカのウィスコンシン州マディソン市メンドータ州立病院研究病棟の閉鎖と同時に，再教育を受けた病棟スタッフが地域において重度精神障害者への地域支援を実施することにより始まった．このシステムの特徴としては，
・多職種スタッフによるチームアプローチ
・スタッフ 1 人が受けもつケース数が 10 人を超えない
・生活の場で直接サービスを提供する
・1 日 24 時間・週 7 日体制
・ケースマネジメントの手法を活用する
などがあげられる．

3 ACT-Zero 岡山

　筆者は前職である岡山県精神保健福祉センターを退職し，2009年4月1日より岡山市内において往診・訪問を中心に，通常の外来機能の低い在宅療養支援診療所を開設した．また，それと同時に ACT という理念を共有した訪問看護ステーションと ACT-Zero 岡山（以下，ACT-Z）事業体を形成した．これら2機関は別組織ではあるが，ACT事業に関しては緊密な連携をとれる体制を組んでいる．ACT-Z スタッフ構成については表1に示す．また，概略について以下に記す．

理念

- 病気からの回復だけでなく，利用者や家族が自分らしい人生を生きられるようリカバリー（回復）を支援する．
- 地域のなかで，利用者や家族のニーズを大切にケアマネジメントを実践する．
- 地域や医療から孤立している重度の精神障害者が，人や医療と緩やかに出会えるよう，新しい視点・発想・関わりで ACT を実践する．

エントリー基準

◆ ACT 対象者

以下の3つの条件をすべて満たす．

① 重症の精神障害がある
- 主診断が統合失調症圏の障害，双極性（感情）障害，心因反応，重症うつ病などの精神疾患（知的障害，発達障害，薬物依存，パーソナリティ障害が主診断の場合は除く）
- 介入時の機能の全体的評価尺度（Global Assessment of Functioning：GAF）が50以下

② 地域定着に支障となる問題（行動）がある
- ひきこもり状態，暴力行為，自殺・自傷行為，近隣への迷惑行為，ホームレス，触法行為，水中毒，拒薬，行方不明・徘徊，金銭管理，住居，栄養などの問題のいずれかに該当

③ 精神科医療の利用に問題がある
- 1年以上の長期入院，頻回な入退院（年に2回以上），受診が不安定（医療中断中，医療中断が想定される，精神科救急の頻回利用），未受診・未治療，家族のみが受診

表1　ACT-Zero 岡山スタッフ構成（人）

大和診療所		訪問看護ステーション宙(そら)	
作業療法士	1	保健師	1
精神保健福祉士	4	看護師	3
臨床心理士	1	作業療法士	2
事務	1		
精神科医	1		

◆**居住地**

オフィスから車で片道 30 分圏内．

◆**年齢**

18 歳以上 65 歳未満．

ただし，上記の 3 要件をすべて満たさないケースでも，地域の事情（行政機関からの依頼，他機関の支援の限界，サービスの選択肢がないなど）によって ACT の支援を行うことが適当と判断される場合は，ACT ケースとしてエントリーすることができる．

支援内容

自宅などから自ら外に出ることが困難な重度精神障害者に対し，適切な医療評価のもと以下のような支援を提供している．イメージしやすいよう，具体的な支援内容を記す．

- 部屋の片づけ
- 料理
- 一緒に外食
- 海へ釣りに行く
- 野菜を植える
- 家探し
- 子どもの世話
- ホッとできる場所へドライブ
- ジムでダイエット
- 無言の利用者とババ抜き
- そばに寄り添い一緒に過ごす
- ホームレスの炊き出しボランティア
- 家族との橋渡し
- 他科受診援助
- 仕事探し
- ホステル見学
- 注射，点滴
- 散歩

4 外来，病棟の場と生活の場の違い

この違いを実践を通して認識することは，アウトリーチ活動に大切なだけでなく，外来診察の場面，病棟診察の場面においても大切な要素となるものと思われる．以下に，その違いを記す．

環境の違い

通常の外来，病棟での場は，医療従事者にとっては"ホーム"であり，当事者にとっては"アウェイ"である．それに対して，自宅への訪問は，当事者にとっては基本的にいつも生活していて安心できる場（ホーム）であり，医療従事者にとっては，「おじゃまします…」と言って入る場（アウェイ）である．この根本的な違いは，お互いの関係性をより自然に近いものにする点において大きな意味がある．

評価の違い

　生活面，精神症状面などの評価が考えられるが，上述した安心できる"ホーム"であるため，"アウェイ"での評価より症状は不安，緊張などが明らかに軽い．そして，次に述べる関わりの意識も，投薬などの治療導入を優先せず，症状面の把握より生活面でのしづらさ（障害）を優先するため，当事者との話においても違和感なく行うことができる．また，必要であれば翌日でも改めて訪問できるという意識は，緩やかな介入が可能となる．

関わりの違い

　統合失調症で訪問が必要となる状況では，何らかの理由で本人が精神科的治療導入を希望しないことが多い．そのため，良好な関係性構築を優先した介入としては，上述した精神症状評価より生活のしづらさを意識した評価が優先され，それに基づいた関わりも，その生活のしづらさへの関わりが優先される．

　もちろん，上記内容は"このようにせねばならない"ではなく，筆者が精神科病院の病棟，外来診察，そして現在の生活の場へのアウトリーチ活動を経験したうえでの失敗，挫折から得られた大切な要素である．

5　ACT が提供する「生活の場での精神科医療」

　精神科病棟，外来などを経験してきた筆者が，ACT の実践を通して感じることは，ACT が提供する医療は，明らかに内容，提供されるタイミング，意識などは上述したように従来の病棟，外来の場面での医療とは異なるものと思われる．それについて，「生活の場での精神科医療」と定義した．以下にその説明を記す（図1）．

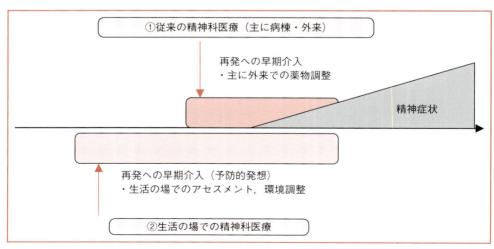

図1　生活の場の精神科医療

外来診察の場面をイメージした状況を「① 従来の精神科医療」とする．ここでは，通常診察は1回/2〜4週間であるため，本人（患者）の再発・再燃の前駆症状（精神症状出現前）にタイムリーに介入できる可能性は低く，また仮に前駆症状時に外来診察できたとしても，外来の場面でもあるため，薬物調整以外に具体的介入（環境調整など）が困難であることもしばしばである．

　次に筆者が臨床を実践している状況を「② 生活の場での精神科医療」とする．その実践では，医者以外のメディカルスタッフも含め日々訪問しているため，再発・再燃のかなり前の段階で気づくか，本人または家族からの情報として知りうる．その段階での介入は，生活の場でもあり，薬物調整などが必要となる前でもあるため，本人のニーズを尊重した緩やかな介入（環境調整，リハビリテーション）が可能となる．

　ここで，その介入は生活支援を中心とした一見福祉的介入（レクリエーションなど）とも理解されるが，ACTにおいては対象者が重度精神障害者の危機的状況に対しては，明らかに適切な医療評価が生活の場においても必要となり，その医療評価のもとで，本人のニーズに沿った緩やかな関わりを医療的意識の強いリハビリテーションとして提供しているのである．日々訪問しているため，危機的状況での早期介入が可能となり，介入時期も早期であるため本人のニーズに沿った内容——たとえば，「海を見に行く，散歩に行く，一緒に調理し食べる…」などの緩やかな関わりでさらなる症状化へのステップアップを回避できるのである．同じ「海を見に行く，散歩に行く，一緒に調理し食べる…」であっても，対象者が重度でないならば，福祉的なレクリエーションとなるが，ACTの対象者のように重度であるならば，レクリエーションではなく精神科医療としてのリハビリテーションとなるのである．

　このような発想が，生活の場の精神科医療（リハビリテーション）であり，通常の外来，病棟における精神科医療（従来の精神科医療）と異なるものと思われる．

6　アウトリーチ活動の経験のもとで統合失調症の治療を考える

　筆者は，精神科医として精神科病院での入院診療，外来診療を経験し，その後生活の場での診療，関わりを実践している．現在，ACTとして生活の場での関わりを実践するかたわら，非常勤として精神科病院での外来診療，入院診療を改めて経験している．そこで，約十数年前精神科病院での診療をしていた自分との興味深い違いに気づいたのである．それは，診療に入る前にカルテの内容を見たり，スタッフから簡単に状況を聞くからかもしれないが，こちらから精神症状について聞くことがほとんどないのである．もちろん，本人からその話題を話される場合は別なのだが，幻聴，妄想に焦点をあてるより，「ホッとする時間は？」「リラックスする時間は？」「楽しい時間は？」「幼い頃，若い頃懐かしく思う時間は？」などと聞くことが多い．つまり，生活の場での関わりの実践を続けるなかで，最も優先されるのはその人との良好な関係性構築であり，そのためには精神症状に焦点をあて，その症状を軽減させる治療を優先するよりも，本人の健康な要素，時間に焦点をあて，その時間をいかに日々の生

活のなかに増やすかである．それら，健康的な時間，要素が本人のなかで増えるならば，相対的に病気（精神症状）の部分は小さくなるのである．さて，この健康的な要素を増やす取り組みに薬物は優先的に必要であろうか？　筆者のなかでは，優先順位は年々低くなっていっているように思われる．逆に，どのような状況においても，働きたいという健康的な要素に，タイムリーに応えられる労働の場を処方（提供）できるか，そして，その日労働した仮に数百円を労働終了後に提供できるかがどのような抗精神病薬にも増して効果があるように思われる．忘れてはならないのが，関わり，治療，ホッとする時間，労働などすべては，本人のニーズ，希望が中心にあるということである．

　統合失調症の治療において，生活の場を知り，生活の場での実践を通して，精神症状としてとらえる割合は明らかに少なくなった．しかし，精神症状として評価しないならば，こちらにとって了解可能な，日常生活上の出来事，不安などの把握が必要となり，症状として評価する以上のスキルを必要とされるように思われる．何らかの精神症状としてとらえることが少なくなると，薬物への依存も減り本来あるべき精神科治療，リハビリテーションの実践が可能となるのではなかろうか？　ここで，筆者が述べてきた薬物によらない治療とは，従来の薬物による治療導入以前に，するべきことがあるのではないかということである．

B 統合失調症と診療所—診療所での統合失調症治療の実際

6 統合失調症と院外薬局
——連携の実際

成井　繁
アイ調剤薬局

1 アイ調剤薬局の紹介

　アイ調剤薬局は，横浜市の南部，京浜急行本線 金沢文庫駅より，徒歩5分のテナントつきマンションの1階にあります．月間処方箋受付数は約1,200で，そのうち85％は，同じビルの2階にある精神科・心療内科クリニックの，金沢文庫エールクリニック（院長：藤原修一郎先生）の処方箋を応需しています．その他，月間平均約50医療機関からの処方箋を応需しています．

　当薬局のコンセプトは，患者さんに寄り添い，患者さんが納得して薬物療法に参加していただくことであり，良質なコミュニケーションを重視した服薬指導を実施しています．薬剤師が毎回変わると，患者さんの心が開かないと考え，患者担当薬剤師制を行っており，「かかりつけ薬剤師」方式を実施しています．

　薬局の構造において，プライバシーを配慮し，パーティションで区切ったスペースを設置しています．薬剤師から一方向的に服薬指導するだけでなく，患者さんが納得して薬物療法に参加できるように，質疑応答や，訴えを傾聴するように心がけています．

成井　繁（なるい・しげる）　　　　　　　　　　略歴

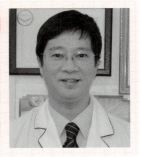

1966年福岡県生まれ，神奈川県育ち．
1989年明治薬科大学薬学部衛生薬学科卒．同年第一製薬株式会社（現 第一三共），1998年平安堂薬局（横浜市），2002年クインタイルズ・トランスナショナル・ジャパン株式会社，2007年株式会社スリーアイ アイ調剤薬局薬局長，2015年4月より株式会社スリーアイ執行役員兼任，現在に至る．
日本病院薬剤師会認定，精神科薬物療法認定薬剤師（薬局薬剤師として第一号），認定実務実習指導薬剤師，日本アンチドーピング機構公認 スポーツファーマシスト．

2 統合失調症患者さんの服薬指導の方法

臨床症状の取き取り

　保険薬局の場合，患者さんの情報は，処方箋の記載事項しかありません．診断名や臨床症状の情報はない状態で，調剤，鑑査，服薬指導を行います．一般診療科の場合，処方箋に記載された処方薬が診断名と一致することがほとんどですが，精神科処方箋は，処方薬と診断名が一致しないことが多く，適応外処方も多くみられます．そのため，処方箋を持参した患者さんには，丁寧に受診理由を聞き取ります．また，処方内容から，推定される臨床症状を投げかける質問をして，患者さんが困っている症状を把握します．

　たとえば，「オランザピン5mg 1T/1×就寝前」の場合，「ここ最近眠れないのでしょうか」「気持ちが高ぶっていますか」「イライラした気分が強いですか」という方法で，患者さんが「はい，そうです」「夜中に目覚めて嫌なことを思い出してしまう」など，回答を引き出すことによって，患者さんの臨床症状を把握します．

　「リスペリドン1mg 1T/1×夕食後」の場合は，「人の声が聞こえるなど物音が気になりますか」「周りの目が気になりますか」「何か言われているような気分になりますか」というように，具体的な訴えを聞き取るようにしています．

副作用の説明

　服薬指導において，副作用は説明しなければなりません．オランザピンやクエチアピンの単剤低用量の場合は，錐体外路症状の発現の確率は低い傾向のため，1回目の場合，錐体外路症状の副作用は説明しないことが多いです[1]．空腹感や過食傾向，血糖上昇の副作用は，肥満などの外見から危険性がある場合を除き，1回目の服薬指導で伝えることはなるべく控え，2回目以降の来局のときに，「間食が増えませんでしたか」「おなかがすくことがありましたか」と，確認するようにしています．

　リスペリドンなどのセロトニン・ドパミン遮断薬（serotonin-dopamin antagonist：SDA），ブロナンセリン，アリピプラゾールは，錐体外路症状を起こす確率は，多元受容体作用抗精神病薬（multi-acting receptor targeted antipsychotics：MARTA）に比較してやや高めですので，具体的な症状を説明します[2]．たとえば，振戦やアカシジアの場合，「手の震えの症状や，足がムズムズして落ちつかずじっとしているのが難しく感じられるかもしれません」という表現や，女性の場合，高プロラクチン血症を考慮し，「胸が張る症状が出るかもしれません」という方法で，専門用語は使わず，わかりやすい具体的な症状を伝えます．その症状が発現した場合でも，次回受診まで服薬は続けて，医師に伝えるように説明します．そして，「医師からは，その症状があっても服薬を続けるように説明があるかもしれないし，その症状を止める薬を追加することもあるので，薬は飲み続けて医師に判断を聞いてください」と，服薬の継続を促しています[3]．

患者さんには、「医師が薬の調節をするので、自分の判断で中断しないように」と、必ず伝えるようにしています。

残薬の確認，副作用の確認，怠薬・拒薬の確認により，処方医師へフィードバック─医師との連携

残薬の確認

症状が安定すると、患者さんは薬を止めたいと思い始めるようになります。症状の安定がみられた頃に、残薬の確認を行います。定期薬に残薬があれば、服薬を忘れたのか、意図的に服薬しなかったのかを確認します。定期薬については、「薬の力で落ち着いているので、必ず服薬は継続するように」と指導し、服薬の重要性を説明します。それでも残薬が多く確認された場合は「服薬を忘れたことには、どんな事情がありますか」「どのようなことで、服薬を調節したのですか」「服薬を中断した理由を教えていただけますか」などと、ソフトに理由を聞くようにしています。

医師との連携

副作用の把握について、患者さん自身が気づかないことや、医師に訴えていないこともあり、医師に伝えて処方の検討を依頼することもあります。可能な限り、残薬の確認、副作用の確認、怠薬・拒薬の確認を定期的に行い、重要な情報は、医師へ早期にフィードバックします。患者さんが薬物療法に積極的に参加できるように、処方医師と情報の交換を行い、連携を行うようにしています。

事例の紹介

29歳、男性。統合失調症・妄想型。幻聴を訴えることが時々ありました。7日処方で毎週月曜日に受診していましたが、予定日に受診来局せず、8日遅れて受診来局しました。「いつも月曜日に来ますが何かアクシデントでもおきましたか」と質問したところ、患者さんは、「もう薬はいいかと思って止めていた」という話でした。中断したときの症状を聞いてみると、「幻聴がひどくて眠れなかった」と訴えがありました。「夜が眠れるように処方が変更になっているので幻聴などの気になる症状は減ると思われます。必ず服薬して次回状態を教えてください」と伝えました。服薬は改善され、幻聴などは改善しました。

しばらくして、服薬確認したところ、「夕食後服用すると眠くなってしまうから、もういいやと思って飲まなかった」「朝が起きられないと困る」と、拒薬の傾向が再び判明しました。医師に、「服薬継続できるようにするにはどのように指導すればよいでしょうか」と相談しました。医師から「引き続き、服薬の重要性を訴えてください。処方も検討してみます」と回答がありました。鎮静作用のある薬剤は段階的に減

量し，引き続き，服薬意義の説明と調節しないように指導を繰り返しました．服薬コンプライアンスは改善され，「幻聴はなくなり夜は眠れるようになってきたし朝も起きられるようになった」と，効果の実感と服薬の重要性を理解できるようになりました．クロルプロマジン（CP）換算で最大 1,200 mg でしたが，600 mg に減量ができ単剤化することができました．

4 薬局薬剤師が精神科医師に望むこと

 薬局薬剤師と定期的に研修会を開いてください

　薬局薬剤師が抱く精神科領域処方箋とは，服薬指導が難しく大変な領域という声が多く聞こえます．横浜市薬剤師会の協力のもと，精神科領域処方箋の応需経験，困惑した経験，処方医師や患者さんとトラブルした経験など，会員薬局薬剤師にアンケート調査を行いました．精神科領域処方箋の応需経験は 95.7％ありました．精神科領域処方箋で「困った」という経験は 91.0％あり，実際に精神科医や患者さんとの間でトラブルが生じた経験は 29.9％でありました．

　精神科医とのトラブルとしては，次のような具体例があがっていました．

・頓服の指示内容がはっきりしなかったため問い合わせたところ，「勝手にしてくれ」と言われて電話を切られた．
・精神科医から「あまりクスリの説明をするな」という指示を受けた．
・ジェネリックへの変更などの疑義照会に対して，「そのような質問は困る」という返事が返ってきた．
・投与制限のある向精神薬の倍量処方がみられ，疑義照会しても変わらなかった．後日，その患者が過量服薬をしてしまった．

　このような薬局薬剤師が困惑した回答が，数多く寄せられました．
精神科領域処方箋を今後応需したいかどうかの質問に対して，「持ち込まれたら応需する」が 75.2％に対し，「積極的に応需したい」は 13.5％程度でした．薬局薬剤師は精神科領域処方箋に対して，苦手意識が強く感じられる結果でした（論文投稿準備中）．

　こうした実態の背景には，① 患者情報が処方箋に記載された処方薬しかないため，服薬指導や患者さんとの接し方に難渋している，② 薬局薬剤師と精神科医の間に，時として前述のようなトラブルが発生してしまう，ことがあると思われます．精神科領域の特殊性について，大学教育での取り扱いがほとんどなく，卒後教育，地域研修会においても，あまり取り上げられていないと思われます．

　院外処方箋を発行している精神科医の先生方には，地域の薬剤師を集めて，精神科薬物療法の研修会を定期的に開催して，薬局薬剤師の疑問や困ったことについて検討～討論する機会を作っていただきますことをお願いいたします．

● リカバリーを視野に入れた薬物療法へ

　一昔前と比較して，統合失調症患者さんは，長く病院に入院している時代から，退院して社会に復帰する取り組みが行われています．入院させて鎮静中心の薬物療法から，投与剤数を減らして適正化し，退院を促し，デイケアやリワークなどを活用する治療〜リハビリテーションが主流になることによって，より多くの患者さんが就学，就労できるようになってきています．第二世代抗精神病薬の進歩によって，統合失調症患者さんのQOLの改善，リカバリーに向けたモチベーションの向上に寄与していると思われます[4]．

　その一方で，旧態依然とした鎮静中心の多剤大量併用療法が，依然として多いとも聞かれます．患者さんにとって，服薬が苦痛にならないように，適正化された薬物治療が継続となれば，服薬意識の向上につながると思います．持効性注射剤が増えてきましたので，患者さんにとって選択肢が広がっています[5]．

　リカバリーする統合失調症患者さんが増えていくことで，リカバリーという治療目標の設定ができ，治療への参加意識が向上し，拒薬や怠薬の減少という期待ができます．

　私たち薬剤師も，患者さんが生き生きと地域社会で活躍する姿を見ると嬉しく感じます．リカバリーによって，地域社会で活躍する統合失調症患者さんを多く生み出せるように，薬物療法の適正化をお願いいたしたいと思います．

文献

1) 権　淳嗣，佐藤創一郎．抗精神病薬による錐体外路症状．Mebio 2015；32（10）：42-49．
2) 三宅誕実，荻野　信，宮本聖也．第2世代抗精神病薬の副作用最小化をめざすストラテジー．臨床精神薬理 2011；11：1759-1767．
3) 吉尾　隆．精神疾患における薬物療法の基本，1 統合失調症．野田幸裕，吉尾　隆（編）．臨床精神薬学．南山堂；2013．pp66-103．
4) 岸本泰士郎．統合失調症のリカバリー達成に向けて薬物療法にできること．臨床精神薬理 2016；19：259-265．
5) 渡邉博幸．統合失調症薬物療法の適正化はどのように行うのか？　臨床精神薬理 2015；18：1389-1397．

心に残る症例

統合失調症の認知行動療法
──概要と記憶に残る症例

原田誠一
原田メンタルクリニック・東京認知行動療法研究所

1. 統合失調症の認知行動療法の概要

　1990年代から，イギリスを中心にして統合失調症の認知行動療法（cognitive behavioral therapy：CBT）に関する臨床研究が進み，CBTが一定の治療効果を示すエビデンスが蓄積されてきた．そして今日では，イギリス国立医療技術評価機構 NICE やアメリカ精神医学会のガイドラインでCBTの実施が推奨されるに至っている．さらに近年は，「統合失調症のCBT」と類似した内容が当事者研究からも発表され[1]，CBTが当事者の自助活動に寄与できるのみならず，当事者の創意工夫からCBTが学ぶことができる事実が改めて明らかになった．このように統合失調症のCBTが国の内外で公認され，徐々に普及しさまざまな影響を及ぼし始めている趨勢と申し上げてよいだろう．

　統合失調症のCBTに期待される内容としては，次の事項が代表的である[2]．
① 患者の病識を育成するのに寄与して，治療導入の一助とする．
② 薬物療法抵抗性の陽性・陰性症状，併存症（例：気分/不安障害）にアプローチする方法論の一つ．
③「再発準備性の低下」「再発後の早期回復への寄与」などを通して，再発のテーマに精神療法の立場から貢献する．
④ 病相期の記憶が残って生活しづらさなどにつながっている場合，そのポイントに対して精神療法的接近を行う．

原田誠一（はらだ・せいいち） 　略歴

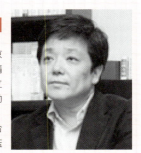

1957年東京都生まれ．1983年東京大学医学部卒．東京大学医学部附属病院精神神経科，東京都立中部総合精神保健センター，東京都立墨東病院内科・救命救急センター，神経研究所附属晴和病院，東京逓信病院精神科医長，三重大学医学部精神科神経科講師を経て，2002年より国立精神・神経センター武蔵病院外来部長．2006年7月より原田メンタルクリニック・東京認知行動療法研究所を開設．現在，原田メンタルクリニック院長．
主な著書として，『正体不明の声──対処するための10のエッセンス』（アルタ出版，2002），『統合失調症の治療──理解・援助・予防の新たな視点』(2006)，『精神療法の工夫と楽しみ』(2008)，監修として，『強迫性障害治療ハンドブック』(2006)〈以上，金剛出版〉，『強迫性障害のすべてがわかる本』（講談社，2008）など多数．

2. 統合失調症のCBTの進め方

統合失調症の症例でCBTを行う際には，他の精神障害の場合と同じ手順をとるのが基本となる[2]．初めに病歴〜現症〜本人のニーズに関する情報を聴取して，「CBTの適応と施行方法」を検討〜評価する（アセスメント）．次に，CBTの目標〜実施方法についての情報を患者・家族に提供する（心理教育）．合意が得られたならばCBTを試行して，その副作用（たとえば，賦活再燃現象：新海[3]）をチェックしつつ，「対処の支援，強化」「信念の修正」「焦点化と再帰属」「精神病体験のノーマライジング」への寄与を目指す（CBTの実施）．

患者がCBTに興味を示さない場合には，治療者は強引で頑なな姿勢をとらず，一旦引き下がるのが定石である．患者に柔軟な認知行動パターンの利を説くCBTの治療者が，「ことCBTに関しては"CBT絶対善玉論"的な頑なで高圧的な認知行動パターンをとる」としたら，言行不一致の愚を犯すことになってしまい，治療者としての資質〜姿勢への疑念を抱かれることにつながりかねないだろう．

3. 筆者の頭に浮かぶ4症例

本項では，「統合失調症でCBTを行った症例」という内容を考えるなかで，頭に浮かんだ4症例の経過を供覧させていただく．なお各症例の記載にあたっては，プライバシー保護のため事実の一部に修正を加えていることをお断りする．

●症例1：家族との継続的な関わりを通して受診に至ったケース[4]

40歳代，女性．

現病歴 X年（20歳代半ば）に統合失調症を発症して，入退院を繰り返してきた．X＋18年に再発して幻覚妄想状態となり，4回目の入院治療をA病院で受けた．約半年の入院で寛解状態に入って退院したが，その後A病院への通院・服薬を拒否．再度幻覚妄想状態に陥り，対応に困った家族がX＋19年に筆者の外来を受診した．

家族相談の経過 家族の話では「本人の病識不足」ももちろんあるが，抗精神病薬の副作用（眠気・だるさ，食欲亢進・体重増加）を嫌がり受診・服薬を拒否している様子がうかがわれた．またA病院の主治医が，「患者さん本人に来てもらわないと，手が打てない」という対応をしていたこともあり，家族が度々通院・服薬の話を持ち出して本人との衝突が起きている状況のように見受けられた．一方，幻覚妄想体験がみられるものの，家族が来院した際には大きな逸脱行動はみられなかった．

そこで，現状では家族が徒にあせる必要はないし，あせるとかえって事態の悪化を招く危険性が高いことを説明した．そして性急で強引な受診・服薬要求を控えて，「急がば回れ」「押してだめなら引いてみる」方針のもと，まずは患者と家族の関係改善を目標に置くことにした．一方，幻覚妄想体験に関するパンフレット（「正体不明の声ハンドブック―治療のための10のエッセンス」[5]，「日本版バーチャルハルシネーションに

ついて」[6]）を用いて家族に心理教育を行い，本人の気が向いた際にパンフレットを見せる作戦を考えた（図1，2）．

2週間に一度家族が来院して経過を追ったところ，徐々に患者と家族の衝突が減り本人が興奮状態に陥る機会が少なくなっていった．3か月目に患者が不眠と頭痛をこぼす機会があり，家族が2種類のパンフレットを出して見せた．すると患者は興味を示して一読し，筆者の外来を受診することに同意した．

家族同伴で受診した患者に対して，改めて幻覚妄想症状に関する心理教育を行ってみた．加えて，患者が服薬を拒否する一因となっていた「眠気・だるさ，食欲亢進・体重増加」などの副作用が出にくいクスリを，一緒に探す用意がある旨を伝えた．

以降現在までの5年間，家族同伴で受診を続け安定した状態を保っている．薬物療法に関しては，従来用いられていたオランザピン，リスペリドンをやめてアリピプラゾール単剤にしており，今のところ服薬コンプライアンスは良好である．

● コメント

再発した統合失調症患者が通院・服薬を拒否した際に，家族相談にのった経験を供覧した．この症例では，① 再発した患者が通院・服薬を拒否していたが，当面は家族が焦る必要はなく，患者～家族関係の改善に努めるのが得策という方針を出し（アセスメント），② 患者～家族関係が落ち着いてから，本人が不眠と頭痛を訴えた際にパンフレットを用いて話し合いを行い（家族による心理教育の試み，受診の説得），③ 受診した

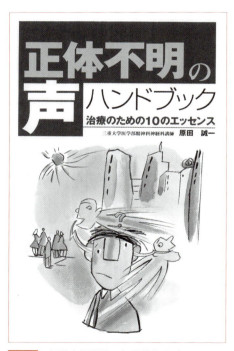

図1　幻覚妄想体験の心理教育用パンフレット

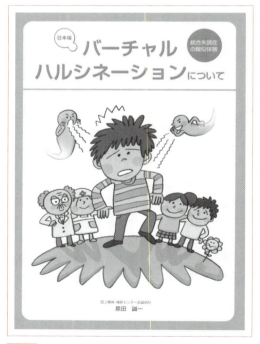

図2　VHの解説パンフレット

うえで改めて筆者が心理教育〜CBTの導入を行い，加えて本人が拒薬する一因となっていた副作用が出ることの少ない処方の提案を行った（治療者による心理教育〜CBT，副作用の少ない処方案の提示）．その結果，今日に至るまで安定した経過をたどっている．

この症例の経過にはさまざまな因子が関与しているが，筆者の印象では心理教育〜CBTが直接示した効果もさることながら，パンフレットを用いた介入を通して「① 筆者〜家族→② 患者〜家族→③ 患者・家族〜筆者」の関係が少しずつ育成〜改善していったことが，大きく寄与したと感じている．ここで示されているように，CBTがその効果を十全に示しうるためには，当事者〜家族と治療者の好ましい関係作りが後押しとなる．

● 症例2：薬物療法抵抗性の症状で困っていたケース①[7]

40歳代，男性．

現病歴 X年（10歳代後半），幻覚妄想状態となり発症．B精神科病院を受診して，薬物療法が始められた．以降，計5か所の医療機関で治療を受け，10回の入院治療を経験した．しかし幻覚妄想症状が顕著にみられ，生活に多大な支障をきたす状態が続いた．そのためX＋22年にCBTを希望して，筆者の外来を紹介受診した．

初診時の対応 初診時に「困っていて，相談したいこと」を聞いたところ，次の内容が語られた．

「幻聴がひどい．家でも外でも，しょっちゅう声が聞こえてくる．悪口や暴力的な命令が多い．声のDVという感じ．声で『死ね』と言われたら，本当に死んでしまうような気がする．声に怯えてクスリをまとめ飲みして，入院したこともある．自分が知らないことも言ってくるので，超常現象かテレパシーと思っている．」

次にCBTで扱いたい内容を尋ねたところ，次のような返答であった．

「困っていることはいろいろあるが，一番治したいのは食事に関する事柄．声で『食べ物に毒が入っているぞ』などと脅してくるので，とても怖いしすごく神経を使っている．玄関の鍵を閉めてチェーンをかけても，家に人が入ってきて毒を盛られる気がする．自分なりに対策を講じているが，怖くて不自由だしお金もかかって困っている．たとえば，『前日からある食材や調味料はすべて捨てて，新しい品を毎日買っている』『家族が触った食材や調味料を口にできない．毒が入っているのでは，と疑ってしまう』『食事の前に，食器を念入りに洗ってからでないと食べられない』『食材を買うのは，スーパーが開店した直後でないとだめ．店が開いてしばらくたつと，毒を盛られる危険があるから』『怖いので，家の水道水もなるべく飲まないようにしている』．ひどく不便だし，食費だけで月に10万円以上かかってしまう．何とかしたいと思っているが，どうにも変えられない．これを治したい．」

初回面接では，筆者が作成したパンフレット「正体不明の声ハンドブック」[5]，「日本版バーチャルハルシネーションについて」[6]を用いて，幻覚妄想体験に関する心理教育を行った．そしてCBTの概要を説明して，調理・食事に関する試行錯誤を行いながら（行

動実験），問題の軽減を目指すことにした．

その後の経過 2回目の面接で，初めに病状の悪化がみられていないことを確認した．次に，調理・食事の行動実験をどのように始めるかについて話し合い，「食事の前の食器洗いをしないで，食べてみる」課題から試すことにした．この内容を宿題にしたところ，3回目の面接で意外に簡単に実現でき，毒による悪影響（例：嘔気，腹痛，下痢）もなかったとの報告がなされた．

以降，本人と話し合いながら下記の課題を設定して，順次こなしていった．
・水道水を使って炊事をして食べる．
・家族の調味料を使ってみる（→塩から始めて，胡椒・醤油・ソース・味噌と広げていった）．
・自宅の食材を使って調理して食べる（→人参から始めて，玉ねぎ・ピーマン・卵・肉・魚と増やした）．
・開店後しばらくしてから，スーパーに行って買い物をする（開店後15分→30分→1時間と，少しずつ長くしていった）．
・家族が作った料理を食べる．

こうした取り組みが奏功して，現在（X+27年）は次のような状態になっている．
・食事前の食器洗いは省けることが多く，包丁やまな板などの調理器具を洗う回数～時間も減った．
・自宅の水道水・食材・調味料を使って炊事ができる．家族のために料理を作って家族に食べてもらうことが，本人〜家族双方にとっての楽しみになった．
・午後〜夕刻でも，スーパーで買い物ができるようになった．
・家族が作った料理も，平気で食べるようになった．

こうして「CBTで扱いたいテーマ＝食事」に関しては，重大な支障はみられなくなった．なお幻聴は依然としてみられ，大きな変化は生じていない．

● コメント

薬物療法抵抗性の幻覚妄想症状があり，さまざまな支障をきたしていた症例である．本人のニーズに従い，調理・食事に焦点を当ててCBTを進めていった．① 食事前の食器洗いを省く，② 水道水を使って調理する，③ 家族と同じ調味料を使う，④ 自宅の食材を使って調理する，⑤ 開店後しばらくしてから，スーパーで買い物をする，⑥ 家族が作った料理を食べる，という手順で行動実験を進めた．一連の経験を通して本人の認知が変わり（例：自宅の食材・調味料には毒が入っているかもしれず危険→使っても大丈夫そう），調理や食事の行動パターンに変化が生じた．現在も幻覚妄想体験は残存しているが，調理・食事に関する問題は大幅に減っている．

● **症例3：薬物療法抵抗性の症状で困っていたケース②**[8]
30歳代，男性．

現病歴 10歳代後半（X年），幻覚妄想状態となり発症．ある総合病院精神科で2

回の入院を含めた治療を受けたが，陽性症状は消褪しなかった．「幻覚妄想体験が残り衒奇的な行動があるが，デイケアなどのリハビリには消極的」（＝紹介状の記載）とのことで，X+14年に筆者の外来を紹介受診した．

治療経過 初診時に「今，一番困っていて相談したいこと」を聞くと，本人は「家の中で長時間走らざるをえないこと．1日に3回，全部で1時間半くらい家の中で走っている」と述べた．その内実を問うと，「家の中を走れ」「小走りに，つま先立ちで走ってくれ」「走ると他の患者の病気がよくなる．人助けだと思って走れ」などと声が聞こえてくるので，抵抗できず走らざるをえない，とのこと．30分くらい走ると「止まっていい」と聞こえ，やっと終わりにできる．これを1日3回，毎日やっている．本人は，催眠術の一種と思っているという．

そこで本人，家族の長年にわたる多大な苦労・負担を労ったうえで，どのようなアプローチならば，そう無理なく試してみることができそうかを話し合った．そしてとりあえず，次のような対応から始めてみることにした．

　① 走るのに気が向かないとき→「今日は気が乗らないので，3分くらいのランニングにさせてくれませんか」と丁寧にお願いしてみる．
　② 体調が悪いとき→「体調がすぐれないので，『イメージの中で1分走る』『つま先立ちでなく普通に走る』ので勘弁してくれませんか」と聞く．
　③ 天気がいいとき→「天気がいいので，外でのジョギングにしてもいいでしょうか」と伝えてみる．

再診時に，「声に丁寧にお願いしてみたら，一部わかってくれた．交渉できるようになった」「平均で，1回10分くらいですむようになった」との報告があった．

すると家族から，「部屋の扉の開け閉めを何回もしており，ドアの蝶番を何回も壊してきた．これも何とかならないでしょうか」という話が出た．本人の話を聞くと，「空気の流れをよくするために，開け閉めしてほしい」と聞こえるので，通るたびに毎回10回くらい開閉している，とのことであった．そこでこの「部屋の扉の開閉」についても，声の主と相談・交渉してみることにした．その結果，10回の再診までに「家の中で走るのは1日トータルで10分くらい」「扉の開閉は2回で済ませられる」ようになった．

次に家族から出たのは，「長年にわたって，家族旅行ができていない」という問題であった．そのことについて本人は，「自分も旅行は好きだが，（幻聴が）『危ないから，遠くには行くな』と言うので…」と述べた．この件も少しずつアプローチする方針で合意が得られ，次のように行動範囲が広がっていった．

　① 筆者のクリニックを受診した帰りに，そのとき行きたいところに立ち寄る（例：花見，公園，アンテナショップ）．
　② 父親の誕生日に動物園に行く．
　③ 家族揃って，横浜の中華街に会食に行く．
　④ お弁当を持って，鎌倉に行く．

⑤伊豆の旅館で1泊してくる.

こうして旅行ができるようになり,現在(X+17年)までに東北〜北陸〜関西旅行を行うに至っている.

●コメント

　薬物療法抵抗性の幻覚妄想体験があり,「毎日,家の中を1時間半走らざるをえない」「通るたびに扉を10回くらい開閉する」という「衒奇的行動」が続いていた症例である.前記のような簡単な介入によって,長年続いており本人・家族が困っていた症状が軽減した.加えて「長年にわたって,家族旅行ができていない」問題も,徐々に変化していった.

● 症例4：寛解状態に入ったが,「おかしなことを口走ってしまう」症状が残っていたケース

30歳代,女性.

現病歴　20歳代に発症.薬物療法で陽性症状は消褪したが,「おかしなことを口走ってしまう」という訴えが続いた.そのためCBTを希望して,初発10年目に紹介受診した.

対応と経過　主訴の内実を聞くと,「思ってもいない悪口が頭に浮かんで,つい口にしてしまう.たとえば,『バカ』『ブス』の類」とのことであった.「悪口」は幻聴〜思考化声〜思考吹入ではなく,自分の考えと体験されており聴覚化していなかった.また「口走る」様子を実演してもらったところ,わずかに口唇を動かして聞き取れない小声で語った.

そこで初診時に,次のCBT的介入を行った.

① 「思ってもいない悪口」は,誰もが体験する正常な経験(侵入思考)と説明した.そして強迫性障害(OCD)の心理教育で用いる「侵入思考の表」[9]を示して,そのなかに「悪口」が含まれていることを確認した.
② 患者の「口走る」行動はサブボーカル・スピーチと呼ばれ,現状の形では他人に聞こえないと説明.「試しに自宅でやってみて,聞こえるかどうか家族に尋ねてみる」ことを宿題にした.

2回目の面接で「家族は"聞こえない"と答えた」「すごく楽になった」との報告があり,その後の経過も順調である.

●コメント

　寛解状態に入った後で,「おかしなことを口走ってしまう」体験が続いて紹介受診したケースである.患者に対して「OCD〜侵入思考」に基づく病態理解〜精神療法的接近を行うことで,主訴となっていた問題が消褪した.筆者の経験では,統合失調症の患者の治療を行うなかで,本ケースのように「併発した不安症状へのアプローチ」を行う必要があり,そうした介入の際にCBTが一定の有効性を示しうる場合がまれではない.

4. おわりに

　本項では統合失調症のCBTの概要と，記憶に残る4症例の概要を供覧させていただいた．読者諸賢が統合失調症の診療を工夫する際に，拙論のなかにご参考になる点があれば幸いである．

　症例1の記載のなかで記したように，筆者は統合失調症のCBTを行う際には「治療関係の育成」が必要条件と考えている．これは統合失調症に限らない当然至極の内容であるが，臨床の場でCBT的な関わりを行っていると，こうした背景条件の有無が決定的な意味をもっている事実に改めて気づかされることがある．一例をあげてみよう．

　最近ある統合失調症患者が，面接の場で"これから予定している，妄想体験に基づく行動化の心積もり"を語った．それを聞いた筆者は，行動化が呼び起こすであろう不利な推移を予測して，CBT的なアプローチを行ってみた．しかるに患者は納得したようには見えないため，筆者も深追いはしないで「次回の面接で，結果を教えてほしい」とだけ伝えた．とりあえず成り行きに任せて，そのうえで最善と思われる介入を試みようと肚をくくったわけである．

　しかるに2週間後に現れた患者は，予想に反して筆者の発言をふまえて状況を静観し，そこから好ましいフィードバックを受けて洞察的な内容を口にした．

　望外の経緯に喜びながらも，「あれだけ勢い込んでいたのに，よくまあ行動化にブレーキをかけられたものだ」と不思議に感じて患者に聞いてみた．その際，患者が口にしたのが，「ほかならぬ先生の言うことだから，もしかするとそうなのかもしれない，と思って行動を控えた」という内容であった．改めて，「関係性あっての精神療法的アプローチなのだなあ」と実感した次第である．

文献

1) 伊藤絵美，向谷地生良．認知行動療法，べてる式．医学書院；2007．
2) 原田誠一．統合失調症の治療―理解・援助・予防の新たな視点．金剛出版；2006．
3) 新海安彦．分裂症の精神療法としての「賦活再燃正気づけ療法」―回顧と現況．精神科治療学 1986；1：595-604．
4) 原田誠一．受診を拒否する患者の家族相談をどうすすめるか．精神科 2010；16：550-554．
5) 原田誠一．正体不明の声―対処するための10のエッセンス．アルタ出版；2002．
6) 原田誠一．日本版バーチャルハルシネーションについて―統合失調症の疑似体験．キタメディア；2004．
7) 原田誠一，勝倉りえこ．薬物療法抵抗性の幻覚妄想症状を伴う統合失調症の認知行動療法．Schizophrenia Frontier 2011；1：256-259．
8) 原田誠一．精神療法．日本統合失調症学会（監）．統合失調症．医学書院；2013．pp530-539．
9) 原田誠一（編）．強迫性障害治療ハンドブック．金剛出版；2006．

I. 統合失調症／B. 統合失調症と診療所—診療所での統合失調症治療の実際

心に残る症例

思い出深い往診

和迩秀浩
わに診療所

　往診は，かかわった人の人生と歴史と，それにいくばくかかかわった私の思い出が重なる．どの，往診も思い出深い．最近は，40年ほど前に1回だけ往診した人が障害年金の初診日が必要となり，本人や他の医療機関から問い合わせがあった．電子カルテにして半年になるが，以前の診療録は全部保存しているのでケースワーカーがすぐに探してくれる．2号用紙2枚ぐらいのみの診療録を見て時々思い出せない人がいるのに気がつく．

　医師にとって，今ならと思うことはあるが，そのときはそう判断したので後悔はしないことにしている．何より患者にとって過去は返らないからだ．

　往診も一つの精神医療と細々と始めた診療所開設5年後の夜8時前に50歳くらいの女性が来所．当時受付の看護師は6時に帰っていたので私が電話，受付，診療，会計と一人でしていた．女性は少しやせ，ここに来てよかったのか，それとも人が一人もいない診療所を不気味に感じたのかおずおずとしている．私の「どうぞ！」と言う声が響く．

　女性は意を決したように椅子に座る．私が名刺を出して，医師であることを告げると「息子（K）のことですが，東京の大学に進学しましたが，2年生のときに急に大学を辞めると言って帰ってきて，もう8年になります．もともと，口数の少ない子でしたが，帰ってからは一言も話さないし，食事も一緒にしない．食事は作っておくと私が寝てから食べています．風呂は，週1回夜中に入っています．この7年1歩も外に出ていません．最初は東京という土地や大学で何かあったのではと思い何も聞かないようにして

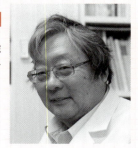

和迩秀浩（わに・ひでひろ）　略歴

1944年滋賀県生まれ．1969年京都大学医学部卒．京都大学医学部精神科神経科，高梁病院（現・こころの医療たいようの丘ホスピタル）などを経て，1974年わに診療所を倉敷市に開業．外来と往診による地域精神医療を実践している．

主な受賞歴
- 2005年　岡山県井笠保健所感謝状表彰
- 2007年　倉敷市保健福祉功労賞受賞
- 2008年　日本病院・地域精神医学会浜田賞受賞
- 2011年　岡山県精神保健事業功労者県知事賞受賞

きました．でも，もう8年になります．主人は息子が中学2年生のときに病気で他界しました．頼る親戚もいません．母一人子一人なのです」と話し涙があふれ出す．ハンカチで拭こうともしない．「保健所に相談に行ったら，ここの先生なら往診してくれるだろうと紹介してもらいました．今日は残業で疲れていましたがやっと来ました」．私は黙って頷く．

　いつものように「お前に黙って行ったのは悪かったが，どうしても心配なので病院に行った．そしたら，そこの先生が心配なのはお母さんより，本人のほうがもっと心配になっていますよ…」と言おうとして，口ごもる．K君は母親と顔を合わせることもなかったからだ．

　母親はこちらの意図を察したように「普段，どうしても用事があるときは冷蔵庫にメモを貼っています．本人からのメモはないです」．プレッシャーになってはいけないので，往診の日を2週間後の夜9時と決める．10日後母親から電話．力ない声で「冷蔵庫に貼ったのですが，やっぱり何も書いていません」．「わかりました．予定の日の時間に行きます」．母親「急な往診で大丈夫でしょうか？」．その日の夕診を午後8時半に終わり車を走らせる．

　母親が出迎え「お茶でもどうぞ」と言うのを遮り「K君は？」．「2階です．そこの階段を上がって右側の部屋です」．階段を上がると2階はクローゼットの部屋と2部屋ある．部屋は大きい板の引き戸になっている．かすかに隙間から光が漏れる．ドアをノックする．コトッとも音がしないので何回かノックするも声も音もしない．ドアの引き手をそっと引くと，ドアが開く．私は慌てた．すっかり，鍵かつっかい棒をしていると思っていたからもう一度そっと閉め直し，大きい声でK君を呼び大きくノックする．返事はないが戸を開ける．ドアの前には，天井まで届きそうな大きい本箱がある．右に進むと窓を向いた後ろ姿のK君が机に座っている．部屋は少し暗いが机の上には電灯がついていて，K君の手元を照らしている．窓には濃い紺色のカーテン．机の横にはベッドがある．布団がきちんとそろえてある．後ろから自己紹介をして「お母さんから聞いたのだが，ずっと家にいるとか？　買い物とか本屋とか旅行にでも行けるといいね！好きなものを食べに行くのも！」．後ろ姿のK君は微動だにもしない．何か本を読んでいるのか，トランジスタラジオが小さい音で音楽を流している．K君の後ろ姿に緊張感が漂っているのが長年の経験で伝わってくる．20分が限度だ．「また来ます．2週間後に」．部屋を出るときにもう一度本箱を見る．カント，デカルト，ヘーゲルなどの哲学書と近代日本文学大全集がずらりとある．そういえばK君は文学部だった．レコードもたくさんある．ピンクフロイドやローリングストーンやMJQなど私も好きなのがいっぱいある．次は音楽か本の話をしようと1階に降りると母親が「話さなかったでしょう！」．私は頷き，次の往診の日を告げて帰る．下からK君の部屋を見上げるとカーテン越しに光がかすかに漏れている．

　2週間後夜9時に往診，すぐに2階に上がる．ドアはやはり開いている．もう一度本箱を見る．フロイド，ビンスワンガーなどの精神医学の本も多い．先日と同じように

K君は机に座り後ろ姿で本を読んでいる．小さい音でラジオが鳴っている．ベッドの布団の位置が変わっている．ベッドで寝ているのだ．今日は本やレコードの話をしようと後ろから，私も読んだり聞いたりした本や音楽のことを話す．もちろんK君の反応はない．自分が大事にしてきたものは，そう簡単に人には語らないものだ．K君は，つらい過去の思い出としてあるのかもしれない．

月1回の往診を続ける．あるとき，K君はベッドで寝ている．頭まで布団をかぶっているので，表情は見えない．母親は恐縮したように「足を運んでいただくのはありがたいのですが，先生には申し訳ないです」．

往診1年6か月後，私「国民年金はかけていますか？ 病気の状態は回復することはありますが，今は障害年金の受給を考えましょう」．母親は「障害ですか？」．「障害は法律用語です．K君には就労困難者への国民年金の前払いと説明しましょう」．「小遣いは東京から帰ってきた頃に食卓にいくらか置いておきましたが，何回か使ったようですが，ここ7年は食卓のお金は手をつけていません」．

障害年金申請．病名は当時の『精神分裂病』で生活能力は『介助があってもできない』の診断書を母親は見て，黙って頷く．K君には就労困難者の年金前払いと説明．3か月後，母親から電話があって「障害基礎年金1級の決定通知がきました．冷蔵庫に貼りました」．その後，半年に1回の往診．本を読んでいる後ろ姿は変わらない．食事も母親の寝ている間に摂り，顔を合わせることはない．入浴は週1回．次第に私の足も遠のいた．1年後母親から電話「今日起きたら，2万円置いておいたお金の1万円札がなく，2350円のお釣りと思うのがあって，自転車の位置が明らかに変わっていました．運動靴も靴箱にしまっていますが，位置が違っていました」と声が少し弾んでいる．「年金を使えるようにキャッシュカードを作っておいたのを使っているようです」．半年に1回の往診．K君，相変わらず後ろ姿で机に座っている．こちらからの語りかけには無言，母親とも顔を合わさずに会話がないのが続く．

5年後の障害年金の更新時，母親が診断書を受け取りにくる．「私も定年を迎えました．主人の他界のときの生命保険で家のローンもありません．いくらかの定期預金もあるのでKも，経済的には年金があれば何とかやれると思います．ただ，相談できる人がいません．私に，もしものことがあったときはよろしくお願いします」．往診，次回の年金更新日をK君にメモをして手続きの仕方を冷蔵庫に貼る．「最近は夜中にコンビニへ行っている．パンやジュースの空き缶があり本も買っているようです」．

3回目の更新，母親はすっかり白髪になって来院「主人はT県出身でお墓もそこにあります．Kが東京から帰ってから，1回もお墓参りに行けていません．会社勤めのときも職員旅行はいつも断っていました．Kを一人にするのも不安だし私だけ楽しんでよいのかという思いでした．県外なので，1泊になりますが？」．私「大丈夫です．温泉にでも泊まってきなさい」．そう，念願叶えた後には何かある．それから2年たったときの夕診も終わる頃に母親から電話「今病院からです．膵臓癌と言われました．余命，3か月と言われています」．私は返す言葉がない．「Kに負担になってはいけないので病気

のことは伝えましたが，献体にすることにしました」．半年後，母親他界．

　K君の誕生日と年金更新日の1か月前には手紙を書き続ける．2年後のその日の診察が終わる10分前に，受付が，「Kという人が相談があると来られています」．後2人なので待ってもらうように言う．受付がK君を呼ぶ．50歳半ばか，白髪が少し見える．表情は硬くはないが，少し緊張してやや暗い感じだ．カルテができてくる．私はまだわかっていない．茶色の封筒を出し「これを書いてください」．名前と住所を見て「K君！！」．後の言葉が出ないが振り絞るように「生活困っていない？　一人で大変だろう！！　そうお母さん亡くなったのだったね！！」．言葉が完全にしどろもどろで，支離滅裂の私．K君頷く．「生活は特に〜〜，母が全部引き落としにしてくれ，日々のものを買えばよいので特にはないです」．「2週間後に書いておくので，来れますか？」．「はい」．

　約束した日に来所．私はどうしても聞きたくて「何回か晩に行ったよね．あのとき黙っていたのに何か事情があったのか？」．K君下を向いて，「僕は人と雑談ができないのです．雑談ができないので人に会うのが苦痛で，人にも悪いと思ってきました．今日どう言おうかとも考えてきたけど．済みません，失礼しました，よろしく，わからないのです」．

　私「わかった」．当時「自閉症」という概念はあった．病院でも「知的障害」の概念の範疇に入れない10代の人が大人と同じ病棟にいた．閉鎖病棟で「自閉症とか若年性分裂病」と診断されていた．40年前，私の不勉強だが，「広汎性発達障害」の診断をつけることはなかった．

　今から思えば，まず，K君の部屋の鍵が開いていたこと，明らかな拒絶ではないこと，母親にずっと無言を通し続けられたこと，K君の部屋が高校生の受験勉強時代で止まっていたことなど，当時私は「統合失調症」の人ばかり往診していたので，見る視点を少し変えるべきだった．

　障害年金は2級になった．K君「僕は2級だと思います」．私が当時「広汎性発達障害」のことを知っていればもう少し違うかかわりができたのではないかと思う．でも，「発達障害」のことを知らなかったのでK君を守れたのかもしれないと思う．「就労支援」という規範にK君を巻き込まなくてよかったのかもしれない．ふと，今日も30cmにはなるカルテを見ながら思う．

コラム COLUMN

デイケアスタッフからみた統合失調症

浜中利保
三家クリニック

1. デイケアと統合失調症

　統合失調症の方々は，どうしてもその病気や症状のしんどさから，こもりがちな生活に陥ってしまいがちです．もともと発症のきっかけが，家庭生活・学校生活・社会生活などにおける対人関係のストレスであることが多いため，病気そのもののしんどさに加え，人のなかに入っていくことへの自信のなさや不安感もあり，ますますこもりがちになっています．

　そういったような，こもりがちな生活や寝込んでばかりの生活を送っている統合失調症のご家族から，患者さんに対する不安と焦り，時にはいら立ちのご相談を受けることがよくあります．もちろん，患者さんご本人からも，病気のしんどさや先行きの不安，家族も含めた社会生活における人間関係についての悩み，人のいる場所に出かけることへの自信のなさ，時には前向きになれない絶望感など，切実なつらい思いをお聞きします．

　当診療所では，医療福祉相談室の精神保健福祉士（PSW）とデイケアの多職種のスタッフが，主治医からのオーダーにより患者さんやご家族の話に耳を傾けて，これからどのようなリハビリテーションを進めていくか，一緒に手探りをしています．病気になったことで失われた健康的な生活を新たに見出していくために，ご本人に合った回復への道のりに寄り添っていきます．まず家から1歩踏み出して新たな体験を積み重ね，回復していくための治療の場としての「デイケア」が，とても有用で大切な医療制度です．

浜中利保（はまなか・りほ） 略歴

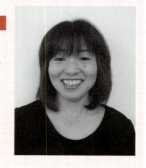

1963年大阪府生まれ．
1986年武庫川女子大学文学部教育学科卒．同年三家クリニック精神科ソーシャルワーカーとして入職．1999年精神保健福祉士取得．
現在，医療福祉相談室に所属し相談支援業務を主としながらも，デイケアプログラムの運営の一部も担っている．
共著書として『街角のセーフティネット～精神障害者の生活支援と精神科クリニック』（批評社，2009）がある．

ここでちょっと「デイケア」についてですが，一口に「デイケア」といっても，病院のデイケアなのか診療所のデイケアなのか，そして同じ診療所であってもデイケアの規模・利用者の人数や層・プログラム内容や運営のあり方・スタッフの職種・かかわり方・工夫のあり方など，実に医療機関によってさまざまです．精神保健の関係者が「デイケア」と聞いてイメージするものは，その人が見たり聞いたりしたことのあるデイケアであって，それはそれぞれに異なっており，「デイケア」という言葉がもつイメージや内容は決して共通ではないというのが現状です．ここでは，当診療所がデイケアを開始してちょうど丸25年，試行錯誤しながら行ってきたデイケアでの取り組みの経験から，統合失調症の方のリハビリテーションについてご報告させていただきます．

2. 事例紹介

　まずは，デイケア利用者のケースを2例紹介します．

●事例1：デイケア通所1年半経過の20歳代，女性

　デイケアに来るまでは，幻聴がひどく何もする気にならず，一日中寝ていることが多い生活でした．担当のPSW，デイケアスタッフの訪問が始まり，デイケアへの参加を勧めました．スタッフと少しずつ外出の練習をするうちに外出することへの恐怖心が薄らぎ，デイケアに行ってみようと思うようになりました．初めは人と交流することに緊張もありましたが，徐々に慣れてきて，今では友人もたくさんでき，デイケアに参加することが楽しみになっています．今後は仕事に就きたい，資格を取りたい，などの希望も語られるようになっています．

●事例2：当診療所に来るまでに入院歴が3回ある30歳代，男性

　当診療所に来たときは20歳代で，人とまったく交流がなく，家に一日中ひきこもり，昼夜逆転の生活を送っていました．当初は主治医や担当PSWやデイケアスタッフに勧められてもなかなかデイケアに通所できませんでしたが，根気よくかかわって本人の思いに寄り添っているうちに，「再発予防プログラム」や「就労準備ミーティング」など小グループの固定メンバーによる学習系プログラムなら興味をもって参加できるようになりました．

　それらのプログラムが6か月で終了した後，ご本人が次に参加したいと思える既存のプログラムがなかったため，ご本人が興味をもって参加できそうな，同じ課題をもつ同年代の仲間が集まるプログラムを新たに立ち上げました．最初はうまくコミュニケーションがとれませんでしたが，徐々にいろいろな人とかかわっていくうち，「僕一人ではない」と思えるようになり，友達ができて心に余裕が生まれ，自信がついてきて，「働きたい，働く訓練をしたい」と思うようになりました．

　デイケアを卒業し，就労移行事業所へ通所，そこから障害者枠で一般企業へ初めての就職ができました．1年間働いた後にその会社は辞めましたが，その経験が自信となり，今はもっと自分に合った仕事について自立した生活を送りたいという希望をもち，プライベートで仲間との交流を続けながら就活中です．

デイケアを卒業後の現在までの間に，環境の変化や対人関係などのストレス状況から再発の前触れの注意サインが何度か現れましたが，デイケアでの病気についての学習，スタッフとの信頼関係，関係機関との連携などのおかげで SOS がタイムリーに出せるようになっており，早期対応で大事には至らず軽快しています．

3. デイケアの活動

　病気になってひきこもりがちな生活に陥っている患者さんは，生活の幅が狭く，しんどい症状やマイナス思考にばかりとらわれて，不健康の悪循環に陥っています．その悪循環から脱出することが回復への道なので，そういった患者さんに積極的にかかわりをもち始めます．外来通院はしているけれども，家と診療所以外にはどこにもつながりのない希望を失っている患者さん（外来ニートさん）に，面接相談をしていきます．外来さえなかなかしんどくて出て来られない場合には，訪問によるかかわりから行います．来所面接や訪問面接において，病状や今の生活の状況，これまでの生活歴や家族背景，興味をもっていることや得意なこと，ご本人の思いなど，何回かお会いして聞かせていただくなかでお互いに知り合い，信頼関係を築き，そのなかでどんな風にリハビリテーションを進めていくか，タイミングやデイケアプログラムのあれこれを模索します．

　デイケアへの導入期は，患者さんの不安が高いため，病状への配慮をしながら本人に寄り添った手厚いかかわりが必要です．まずは顔見知りのスタッフがいることが安心につながるので，事例のように面接や訪問にも相談室の PSW だけでなくデイケアスタッフもかかわるようにしています．そして導入期のプログラムは，小グループで対人緊張をできるだけ小さくするプログラム，好きなことや馴染みのあることを行える趣味的なプログラムなどで，手厚くフォローしています．

　回復期では，いろんな体験を積むこと，対人交流の練習をすること，各種の心理教育で自分の病状や障害とうまく付き合い安定していけること，などのためのプログラムを行っています．被害的であったり自己評価が低かったりする認知のあり方も，仲間やスタッフとの関係のなかで修正していくことができます．人の輪のなかで少しずつ自己肯定感を回復し，コミュニケーションの能力が高められます．また，参加することそのものが生活のリズム作りや体力作りにつながっています．楽しい時間を過ごすことそのものも，回復への大切なポイントです．

　卒業期には，対人交流も体力作りも活発に行うスポーツプログラム，就労に向けての準備性を高め将来像のイメージをつかむための学習プログラム，仲間と一緒に企画・運営する取り組みを通して社会性を経験するプログラム，診療所内外で役に立つ経験を積み重ねるプログラムなど，次のステージへのステップに向けてのプログラムをいろいろと行っています．

4. デイケアの役割

　同じ統合失調症といえども一人一人の個性は違うため，その人に合った興味・関心の

あるプログラムを必要に応じて創設することが大切だと思います．遊び系や学び系，経験の幅を広げる取り組み系など，多様なほど，健康的な生活への道しるべになっているように思います．病気をしたために「孤立」してしまった生活に陥っていたところから，仲間と出会えることで回復していけるのだと思います．

　そして，ちょっと先を行く仲間の存在を知り，その姿や経験談を，見たり聞いたり読んだりすることで，あきらめていた社会参加に対してチャレンジしてみようという気持ちが沸くものであり，そういう機会を作ることはリハビリテーションにはとても有効な方法だとも気づきました．それはまた，語る側にとっても，自分の歩みを振り返り，これまで取り組んできたことの自己評価につながり，これからのさらなるチャレンジへの励みにもなることも教わりました．

　どの時期の患者さんに対しても，その人がもっている強み（ストレングス）を見出し，眠っている強みを引き出すかかわりによって，より元気に回復していくことを応援しています．スタッフの方が回復をあきらめてしまっては，何も始まりません．夢や希望を失ってしまっている患者さんやご家族に対し，もう一度，その人らしい新たな生き方を模索していくことに寄り添い，夢や希望をはぐくむかかわりをし続けることが大切なのでしょう．

　統合失調症の治療は，「精神療法」「薬物療法」「生活療法」の三本柱が大切であるといわれています．デイケアはその「生活療法」の部分を担っています．この三本柱のバランスがうまくいってこそ，効果的な治療が望まれるのだと思います．

　また，統合失調症は「孤立の病気」ともいわれています．病気になったことで，ご本人もご家族も社会から孤立した生活に陥りやすく，ますます不健康な悪循環に陥ってしまうため，われわれスタッフは早期発見・早期介入・早期治療を心がけ，孤立させないかかわりを意識していくことが求められています．デイケアの入り口（導入）をより丁寧にかかわることでデイケアにつながりにくい方もつながることができ，そして，デイケアの出口（卒業）の部分もより手厚くタイムリーにご本人の思いや希望を大切にしながら次の支援機関へつないでいくこと，そしてさらには，デイケアを卒業した後も，次の支援機関との連携を続け，何かあれば早期対応をすることで重症化を防ぎ，その人らしい人生を歩んでいくことに寄り添い，応援し続けていくことは医療機関として必要な役割です．そうすることが，病気とうまく付き合いながら地域生活を営み，病気の重症化を防ぎ，自分らしい人生を歩んでいけるのだと思います．

　そして，そうした統合失調症の方たちの支援を通して，われわれスタッフもあれこれと工夫し，患者さんたちが変わっていく姿を目の当たりにして学び，元気と勇気をもらい，ともに成長していくことができることを実感しています．

コラム
COLUMN

訪問看護ステーションからみた統合失調症

稲岡 勲
訪問看護ステーションゆっくり

1. はじめに

　私は地方にある精神科病院に初めて就職した後，東京都内の精神科病院で数年間勤務し，その後，都内の精神科クリニックで約10年間勤務した．地域の仕事が面白くなってきた私は，病院やクリニックから独立した形の精神科に特化した訪問看護ステーションを都内に立ち上げた．精神科病院やデイケアでの経験がある看護師や保健師，精神保健福祉士，作業療法士などの仲間とともに慌ただしく毎日の業務を行い，時には壁にぶつかり頭を抱えて悩み，スタッフみんなで話し合って考え，思いを共有しながら歩んでいる．きっと，このような状況は今後も変わることなく進んでいくように感じているが，試行錯誤しながら努力していくことこそ私たちにとって一番大切なことのように思っている．

　この度，表題のテーマでコラムを書かせていただくことになった．私は病院勤務時代には経験しなかったことや，気づけなかったことを地域に出てから多く感じさせられた．逆に，病院勤務時代においては，「こんな仕事をしてきました」と胸を張って語れることが少ない．今になって振り返ると，自分でも目や耳を塞ぎたくなるようなことが多かったように思う．これはいくら後悔してもし足りないのだが，反省のないところには進歩もないと考え，私自身が精神科病院で働いていた時代の失敗や後悔を，その当時の出来事や背景もあげながら自戒を込めて述べ，現在，訪問看護ステーションで働くようになって統合失調症という病気を私がどのようにとらえているかを，精神科病院で働いていた時代の私と比べながら，書かせていただきたいと思う．

2. 精神科病棟時代の私

　私は2か所の精神科病院に勤務したことがあるが，それはどちらも男子閉鎖病棟だった．知識も経験も自信もない私は，初めて対峙する精神科の患者さんを勝手に異質なものとして感じ，腫れ物に触るようにしてかかわっていたように思う．この頃の私の仕事の大半は，その日一日の患者さんと自分の日課を無難に終えることだった．毎日決まっている患者さんの日課，曜日で決まっている入浴や作業療法，同伴外出などの日課を滞りなく行うこと，そのようなことが自分の仕事だと思って行っていた．

　スキを見て閉鎖病棟から逃げ出そうと試みている患者さんに対し，圧力をかけるようにしてドアの前に立っていたり，それでも離院してしまった患者さんに対しては追いか

けて捕まえることもあった．そういうときは抵抗する患者さんを力ずくで引き戻した．病棟内で患者さん同士が殴り合いのケンカをすれば，こちらも力ずくで仲裁した．かたくなに拒薬して譲らない患者さんに対しては男性看護師が数人で取り囲み，その圧力をもって患者さんの意志を挫き従わせることもあった．大きな声を出して怒鳴ったこともあった．

こうしたことの積み重ねで，患者さんから私がどのように見えていたかは想像に難くない．しかし，私自身は精神科病院に勤務している時代はなぜか疑うこともなくそのようなことを業務と考えて行っていた．

3．なぜそのようなことが起きたのか

まず初めに，私が働いていた十数年前の精神科病院は患者さんよりも圧倒的に力が強かったように感じる．現在も変わらないと思うが，精神科病院そのものがもつ力が確実に存在した．患者さんは個人である前に集団のなかの1人という対象であって，まずは集団のルールとして病棟のルールを守ってもらうことが第一だった．ルールを守ってもらえない患者さんは，症状以前にそのことがまず第一の問題として取り上げられた．「…してください！」「ちゃんとやってください！」「病棟のルールを守ってください！」「薬はしっかり飲んでください！」と，かかわり方は患者さんに対してルールにのっとって押しつけがましく何かをさせようとする働きかけや，管理的なものになっていった．夜遅くまで起きて病棟内を歩いている患者さんはもちろんのこと，みんなが寝静まった時間帯にしかやっていないラジオだけを楽しみにして小さな音量で聞いていた患者さんにさえも，病棟のルールを強いて追加眠剤を服用してもらった．朝にいつまでも起きて来ない患者さんは何度も起こし，最後には布団をはいでプログラムに参加してもらった．患者さんが自分を守るために職員にへりくだった口調で話してきたりするようなことも多く，そうした諸々の積み重ねが「管理する側，される側」という異質な関係にどんどん拍車をかけていっていたように思える．

次に，私は当時患者さんに寄り添うのではなく，その当時はしっかり管理できること，時間をかけずに物事を終わらせることこそが仕事ができる職員だと勘違いしていた．患者さんではなく，私自身が困らないようにするために仕事に取り組んでいたのだろうということ，スマートに仕事を行おうとする姿勢が事態をさらに悪化させ，患者さんにとっては起こらなくてもいいはずの問題が起こった．今でこそ，患者さんのとる行動や症状にはニーズがあるということを認識することができるようになってきたが，当時の私はそういった考えに遠く及ばなかった．自信がないという自覚こそが恐れとなり，その恐れが出会う患者さんたちを自分のなかで勝手に異質なものと仕立てあげた．結果として患者さんと関係を育むことができず，患者さんは管理する対象となった．病棟では毎日毎日，何か月も何年も同じ患者さんと顔を合わせており，そしてこのようなことが日常で起きているのだから，このおかしな関係について少なくとも私はまったく気づくことができなかった．患者さんの多くは人には簡単に話せないような悩みや想い，怒りや

失望を抱え，自分の意思や希望と関係なく入院させられていた．そんな患者さんたちが心に抱えている問題や症状以外のことを問題として取り上げてかかわっていたのだから，そもそも完全に間違っていた．先達は，回復を阻害する因子を減らすことの重要性を述べられているが，患者さんたちを管理する対象としてかかわっていた当時の私は「回復を阻害する因子」そのものとして存在していたのだろう．

4. 現在，訪問看護ステーションで働いて感じていること

現在，診療報酬の改定や制度の変化によって，長期入院していた患者さんたちが精神科病院から地域へ戻ってくることが多くなった．私は毎日患者さんの自宅を訪問しているが，天涯孤独な方，高齢の親の看病をしている方，子どもがいる方，花を大事に育てている方，ネコを飼っている方など患者さんの生活の場は実にさまざまだ．

それぞれみんな違うということ自体が本来当然のことなのだが，病棟の閉鎖された空間のなかだけで患者さんにかかわり，ルールや管理するということにとらわれていた私はこうした基本的なことにすら思いをめぐらすことができていなかった．現在の私の仕事は，まず自分の足で患者さんの自宅に赴き，ノックをし，患者さんに自宅のドアを開けてもらうことから始まる．この「ドアを開けてもらう」ということは言葉にすると簡単なことのように聞こえてしまうかもしれないが，実はとても難しく，そしてとても重要なことだと思っている．私たちが患者さんに受け入れてもらう作業を真剣に取り組んでいかなければ，訪問しても当然ドアを開けてもらうことはできない．もしも，こちらの不誠実を患者さんが感じてしまうことがあると，たちまちドアは開かなくなり会ってもらうことさえできなくなってしまうだろう．統合失調症の患者さんはそういったことに非常に敏感だ．

患者さんに会うということだけ取り上げても，病棟で必然的に顔を合わせていたときと比べて私自身の気持ちの向け方はまったく異なっており，今の私は門戸を叩く立場が患者さんではなく私たち自身であることを，とても気に入り誇りに思っている．

また，精神科病院から退院し地域で生活されている患者さんのほぼ100％は抗精神病薬が処方されている．しかし，実際は服薬していない方や自分で減薬している方は少なくない．このことは，治療関係が良好に育まれていないことを示唆していると思う．私は，薬が必要かどうかは別として統合失調症の患者さんに一番大切なものは安心感だと思う．そして，安心感は薬だけでは生み出せないだろうとも思う．小さな子どもが親を通して安心感を育んでいくのと同じように，人は人によって安心感を育んでいくものだろう．統合失調症の患者さんの多くは，残念ながら誤解されやすく疎外されやすいような面をもっている印象がある．過敏で繊細な彼らの多くは誰にも相談できずに切迫した事態に陥りやすい．そのようななかで私たちは彼らとの間でコツコツゆっくりと関係を育んでいけるような努力をしていくことが一番重要だと思っている．時間をかけてそこをしっかりと育んでいくことができたならば，彼らは大きく崩れてしまうようなことは少ないように感じている．

コラム COLUMN

クロザピンと診療所

松本喜代隆
さんクリニック

1. はじめに

　当院は，2013年11月からCPMS（クロザピン患者モニタリングサービス）登録通院医療機関（精神科診療所）として，クロザピン処方の認可を受けている．当初，（有床）医療機関のみが認可の対象であったが，現在では，後述するような問題意識のもと，通院医療機関でも一定の基準を満たせば，クロザピン処方が可能となっている．

2. 診療所におけるクロザピン処方認可の背景

　2009年7月からの日本でのクロザピン導入後，精神症状が改善し，20年30年ぶりに，誰もが予期していなかった長期入院の患者さんの退院が，在宅支援込みで可能になるケースが出てきたが，在宅生活への移行に際しての課題も浮上した．

　すなわち，当初のCPMS登録基準が，大学病院や総合病院，大～中規模精神科病院を念頭においていたために，各都道府県における，クロザピン処方可能医療機関の偏在や，数自体の少なさの問題があり，また，これらの病院が，都道府県によっては，市街地から離れて立地しているため，多くは病院周辺地域の高齢過疎化が進み退院先住居の確保が困難である一方，市街地に住居を確保すると通院の利便性が悪くなり，経済的にも心理的にも通院のハードルが高くなってしまう問題が生じた．大学病院はその役割上，担当医の異動が多くなりやすく，このことにも通院継続のハードルを高めるリスクが潜在していた．

　この現状のままでは，クロザピンを服用して症状が改善したにもかかわらず，事実上入院継続しか選択肢がないという問題が生じ，クロザピンを使用しているために，その

松本喜代隆（まつもと・きよたか） 略歴

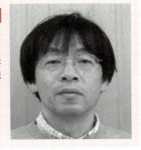

1956年長崎県生まれ．
1985年長崎大学医学部卒．精神科医として長崎大学付属病院，国立療養所天竜病院，五島中央病院，国立長崎中央病院，医療法人清潮会・三和中央病院などを経て，2013年5月より医療法人清潮会・さんクリニック院長．

病院から離れられないという，いわばクロザピン中心の人生，クロザピンに縛られた人生になりかねないことが危惧された．このことは，患者さん本人の利益のためにクロザピンを使用し始めたという目的に矛盾しており，クロザピンを服用している患者さんの在宅での生活を考えた受け皿を整備すべきだという問題意識が共有されたのである．

　クロザピン最大の問題は，副作用である無顆粒球症の早期発見・対応であろう．2012年3月に当院の母体である三和中央病院においてクロザピンを導入するまでは，漠然と無菌室がない施設では無理だろうという先入観があったが，本気で導入を検討するなかで，必ずしもその施設だけで完結する必要はなく，血液内科医との連携のもと，必要時の（転院を含めた）対応がCPMS基準に沿って担保されていればクリアできることがわかった．その後，上記の背景があり，通院医療機関（もちろん，診療所に常勤の血液内科専門医や糖尿病専門医がいるわけがない）においても，本気ならクリア可能な基準が整備されたのである．

3. クロザピンの効果とACT的在宅支援

●在宅支援までの道のり

　三和中央病院ではもともと，クロザピン導入検討以前から，数十年に及ぶ長期入院中で精神症状，生活障害が重い統合失調症の患者さんの，退院して町で暮らしたいという切望をどうすれば実現できるだろうかと模索をしていたという背景がある．病棟職員で夜間緊急時のローテーションを組み，家族に「24時間365日対応」を提案して自宅への退院を試みた例もある．この患者さんは結果的に約10日で自ら再入院した．

　包括的地域生活支援（assertive community treatment：ACT）が紹介されたときには，これぞ長期入院中の統合失調症の患者さんの退院を可能にする方法論だと期待し，その現実的な運用を試行錯誤したりもした．しかし，民間病院の枠組みでは何より，診療報酬上の手当てがなくほぼ採算が合わないという第一の問題があった．また，365日24時間，期間無期限という取り組みへの温度差や心身の消耗への尻込みもあったと思う．しかし，より大きな要因は，この15〜20年の精神科医療の潮流の変化であろう．精神科医療の関心は，もっぱら認知症，うつ病，発達障害に向かい，それ以前の主役であった統合失調症，ことに高齢化しつつある長期入院中の慢性統合失調症は，ACTのような手間ひまのかかる積極的で集中的な支援などせずとも，早晩，病院で亡くなっていく存在として，急速に忘れ去られていっているかのようなムードに覆われ始めたからである．

　そういうなかで，三和中央病院において，2012年4月から漸次8人の長期入院中の治療抵抗性統合失調症の患者さんに，クロザピン投与を開始した．投与数日でさまざまな変化がみられ，可愛らしくなった，喫煙室の灰皿を洗っていた，自宅に電話した（母親いわく「この子（40歳）が家に電話してきたことは初めてです」），回診時に部屋のカーテンを開けていたなど，病棟はハラハラドキドキ，わくわくの毎日であった．単独外出さえ長年不可能だった人，毎日市中の銀行に3億円引き出しに通っていた人が，

私たちの期待と予想を超えて著効,改善したのである.やがて具体的な退院の話が進み,居住地から通院しやすい場所に訪問看護機能をもったサテライトクリニックを開設するという流れは,時間はかかったものの,いわば必然であった.特に,クロザピンの特性上,単身生活の患者さんへの毎日の服薬確認は避けて通れない関門だったが,訪問看護と,診療報酬外の診療所持ち出しの時間外勤務を組むことでスタートしたのである.

● 症例にみる在宅支援の意義

20歳代の終わりにクロザピンを開始した青年は,退院後,家庭での生活の質が家族もろとも大きく改善した.「ただいま」と帰ってくると,青年が「おかえり」と言う,そんなありふれた日常が,以前では考えられない幸せですと母親がしみじみと語った.

58歳で退院したAさんは,60歳になって間もなく自ら救急車を呼んで再入院した.自らもう一度(あれほど拒否していた)入院を選んだAさんは,入院させられ,監禁されているとすべてを恨みながらの入院生活ではない,自分の入院生活を手にすることができた.

長期入院している患者さんたちを退院後地域で支えることの意義は,自分の主体的な人生を少しでも取り戻すお手伝いということになるのだろうか.私たちは,60歳を過ぎて一人で地域で生活することで得られる幸せと,入院によって得られる幸せ(安心感,ひとりぼっちでない等々)について,すなわち年齢に応じたテーマがあるということ,叶えたかったがこれまで叶わなかったテーマの決着・解決の必要性があるということなどを改めて考えさせられた.

4. 慢性統合失調症への関心と対人環境の連続性を守ること

クロザピンによって,それまで重症と評価されてきた患者さんの退院,在宅生活が,重装備のACTではなく,軽装備ACTとでもいうべき何とか手の届く枠組みで支援できたという実感とともに,クロザピンもまた他の抗精神病薬同様,その効果は,症状や生活障害の軽重以上に,治療関係(対人を含む環境がどう経験されてきたか)に左右されるという実感がある.

その人の過去のあり方や環境と無関係に,病気の部分だけ薬で治すことが他科の最大公約数的な治療モデルであろうが,精神科においては,さまざまなレベルでの関係性抜きに治療は進まない.当たり前のことをあえてここで書くのは,関係性の連続をできるだけ守るという精神科医療における基本的なことがらさえ,さまざまな理由で反古にされてしまう現実が多いからである.経済性,治療効率?に左右されて,治療関係や数少ない対人関係を守り,維持するという最も大切なことを諦めたり,後回しにするのであれば,精神科医療において本当に大切なものなど何もないではないか,と言うのは言いすぎであろうか.もちろん,変わることの救いもあるのだが.

長期入院中の治療抵抗性統合失調症の患者さんたちは,全国的に高齢化してきている.一部の患者さんにとっては,クロザピン使用で病状が改善したとしても,在宅生活をするチャンスは年齢的にも多くは残されていない.まだ間に合う.もう間に合わない.そ

れぞれの患者さんによって違いはあるが，やはり残された時間は少ないのだと思う．

　過去20年間で，精神科診療所の数は激増した．患者さんからみれば，通院の利便性は格段に改善されている．この現実をふまえ，通院治療へ移行した患者さんを受け入れる体制を整えたクロザピン処方可能な診療所（つまり，その人の居住地に近いところ，アウトリーチの手が届くところ）が増えることが患者さんの利益になると考えられる．しかし，それ以上に優先されるべきは，対人環境の連続性を守ることだという認識であろう．病院から診療所への転院に際して丁寧な配慮が望まれる．

5. おわりに

　診療所とクロザピンというテーマは，病診連携や，高齢化していく統合失調症の長期入院患者さんの支援を考えることにつながっている．あるいは，幸せについて考えることでもある．もとより正解などないのであるが，「よい関心をもたれることがその人の自尊心の基礎だ」という児童精神医療の言葉が道しるべの細い糸であろうか．

参考：CPMS登録通院医療機関については下記URLを参照ください．
http://www.clozaril-tekisei.jp/

C 抗精神病薬の副作用

1 アカシジア，遅発性アカシジア

高木俊介
たかぎクリニック

1 第二世代抗精神病薬の普及とアカシジアへの注目

　最初の第二世代抗精神病薬（second-generation antipsychotic：SGA），リスペリドンが発売になってすでに20年がたち，臨床現場ではほとんどの医師がまずはSGAを第一選択として使うようになっている．第一世代抗精神病薬（first-generation antipsychotic：FGA）からSGAへの変化は，何よりもリスペリドン発売当時，抗精神病薬の大量多剤併用使用が蔓延し，遅発性ジスキネジアをはじめとする重篤な錐体外路系副作用が問題になっているなか，錐体外路系副作用が少ないとされるSGAが安全面で優れるものであったということがある．だが，それ以上に，熱狂的ともいえるSGAへの礼賛があったのは，それがより統合失調症の症状を改善するものであり，陰性症状である認知機能に対しても改善作用があるとされていたためであった．

　しかし，このような熱狂は次第に醒めていった．いくつかの大規模な比較試験が行われた結果，FGAとSGAの両者の間には，当初いわれていたような差異はないことが明らかになってきたのである．2011年に"British Journal of Psychiatry（BJP）"は抗精神病薬が登場して半世紀の歴史を記念した特集を組み，そこで改めてSGAの一方的な優越性が否定され，それぞれの薬の個別の特性と患者の個別性に応じて使い分けることの必要性が議論された．これに先立つ2008年には，WPA（世界精神医学会）がすでに両者の効能に差はみられないこと，副作用にはそれぞれのプロフィールがあり，錐体外路症状の出やすさと内分泌代謝系への副作用には優劣がつけがたいことをアナウンスしていた．さらに注目すべきことは，この頃から遅発性ジスキネジアや悪性症候群についても，従来いわれてきたような差異がないという報告がみられるようになってきたことである．

　わが国では，日本精神神経薬理学会による「統合失調症薬物治療ガイドラインVer. 7.1（2015）」で，初発精神病状態における第一選択，維持療法における第一選択として常にSGAがあげられているが，その論拠となるWPAやBJPの議論以降の新たな論文はわずかであり，何らかの「認知のゆがみ」が学界にあるのではないかと疑わざるをえない．また，BJPの議論を受けて翌年Peluto Mは，FGAとSGAの間に錐体外路症状発現について差異がないことを見出し，新世代の精神科医が錐体外路症状を診断する能力を失っているのではないかと指摘している．

このような議論を俯瞰して筆者が思い出すのは，リスペリドン発売当時に「めざめ現象」として一時盛んに議論された，リスペリドンへの切り替え後に起こる不安，抑うつ，そして自殺企図のことである．これは，最初はリスペリドンの効果によって現実に直面させられることの結果ではないかといわれていたが，その後そのような効果は証明されず，「めざめ現象」という言葉も死語となった．Mattes JA は，この現象は前薬の急激なウォッシング・アウトによる過覚醒と離脱症状としてのアカシジアではなかったかという（以上の詳細については文献 1) を参照のこと）．

こうして，SGA の登場により克服されたと思われていた錐体外路系副作用が再び注目されてきたのである．ことに，錐体外路系副作用がほとんどないと思われていたオランザピンやアリピプラゾールにおいて，そのアカシジアの多さが注目されるようになった．アカシジアによる患者の苦痛は，本人たちからの訴えを聞いても，そして自ら抗精神病薬を服用してみた精神科医の経験[2]からしても，おそらく最低最悪の体験なのである．

2 アカシジアについて

● アカシジア

アカシジア（a ＝否定の接頭語，kahtis ＝着座）は，本人にとっては非常に苦痛なものであるにもかかわらず，その症状の愁訴性と多彩さのために見逃されやすい，頻度の高い抗精神病薬の副作用である．歴史的には，特徴的な落ち着きのなさとして古くからその存在に気づかれていたが，前世紀初頭になって特発性パーキンソン病や脳炎後パーキンソン症候群に伴うことから，錐体外路症状の一型であるとされるようになった．しかし，神経学的所見に乏しいことが多く，患者の主観的訴えを手がかりとして診断せざるをえないために，症候学的位置づけや病態生理的解明はいまだに不十分である．近年，脳内の線条体におけるアセチルコリン系の優位と側坐核へ投射するノルアドレナリン系の活動性亢進の両者が関与して，他覚的な運動症状と自覚的な精神症状が現れるという仮説が提唱されている[3]．

精神科領域では，抗精神病薬の導入直後から「逆説興奮」「パラドックス反応」などの精神運動性不穏が知られていたが，次第にアカシジアとして認識されるようになった．客観症状としては，特に下肢に関して落ち着きのない運動がみられる．これらは，始終手や足を組み直す，貧乏ゆすり，膝を閉じたり開いたりする，足踏みを続けるなどがある．重度になると，一刻もじっとしていられず，苦痛に表情をゆがめながら歩き回ることもある．このとき患者に尋ねると，動かずにはいられない衝動を述べたり，歩いていると苦痛が和らぐという患者が多い．

主観症状としては，不快感，落ち着かなさなどの愁訴，しばしば下肢に限局した異常感覚（蟻走感）を訴える．そのために入眠困難や不眠として訴えられることも多いので注意が必要である．また注意すべきこととして，内的不穏や衝動性が自殺企図に

結びつくことがある．Healy は抗精神病薬の導入後，副作用による抑うつとアカシジアのために自殺が以前の 20 倍に増えたとすらいう[4]．また，アカシジアが大量飲酒の引き金になっていることもある（私見では水中毒の引き金にもなっているのではないかと思う）．

遅発性アカシジア

　上記の抗精神病薬服用後まもなく生じるアカシジアに加えて，遅発性アカシジアの存在が知られており，抗精神病薬を長期に服用している慢性統合失調症患者に生じるためにより病像が複雑で診断が困難である．しかし，その頻度は高く，長期入院患者の 40％にみられたという報告もある．アカシジアの特徴に加えて，① 抗精神病薬長期投与後に生じ，② 時に抗精神病薬の減量や中断時に出現し（withdrawal akathisia），③ 抗コリン薬に反応せず長期に持続する．

　また，足踏み運動などの客観症状だけが存在して，内的焦燥感を欠くために，自覚的に訴えられないことの多い偽アカシジア（pseudoakathisia）という亜型もある．陰性症状の強い慢性統合失調症患者によくみられる．主観症状を欠くといっても，本人が言語化できないだけであって，本人の病状と思われていた我慢のなさや性急さがアカシジアのためである可能性がある．

　遅発性アカシジアによる精神症状が慢性統合失調症患者に生じた場合，多弁多動，思考の弛緩や支離滅裂，奇妙な異常体感，幻覚妄想の増悪など統合失調症の症状とほぼ同じ形式で現れることがある．あるいはその場合，アカシジアのストレスによって精神症状が増悪しているとも考えられる．しかし，これらの場合，患者の本来の精神症状との異同を注意深く観察することで鑑別できることも多い．

　筆者は以前，これらの遅発性アカシジアによる精神症状について，患者の訴え方，患者にとっての体験のされ方について違いがあり鑑別診断に資することができることを報告した．つまり，① 苦痛を訴えて自ら積極的に治療を求める，② 自我異質的（ego alien）なものとして体験されている，③ それらの体験には直接的，無媒介的に侵襲してくる他者性が欠如している，という指標を取り出した[5]．

　たとえば，普段はほとんど会話もなく自らの病的世界に没頭している患者は，あるときから下肢のムズムズ感とともに，「痒さが飛んでくる．天然痘に罹っている，なぐったろうかな，ケンカ売ろうかなと思う」と支離滅裂ながら体感異常や攻撃的衝動性の高まりを訴えて，さかんに湿布を要求して下肢に貼るようになった．同時に不眠もひどくなっていたが，プロプラノロールの服用により消失した．

　また，入院中のある初老期の女性患者は，夜になると男性の病室に忍び込んだり，男性看護者に抱きついてきて，注意すると激しく怒り抵抗するため性的な逸脱行動を繰り返す問題患者として扱われていた．あるとき，その行動を非難せず，気楽に性的な猥談を楽しむように話し合ってみると案に反して真面目になり，夜になると性器のあたりがムズムズしてとめられなくなると訴えた．そのために遅発性アカシジアを疑って，やはりプロプラノロールを服用すると以後性的問題行動はピタリと治まった．

これらは幸いにもプロプラノロールが著効した例であるが，そのような対処がなされる前に，遅発性アカシジアとして鑑別されず愁訴の多い問題患者とされていたり，夜間の不眠や一日中徘徊を余儀なくされているなど，アカシジアと関連して起こる問題が放置されていることは多いと思われる．

3 アカシジア，遅発性アカシジアの治療

　頻度が高く，苦痛の多い副作用であるが，治療については困難が多く，また一致した見解がないのが現状である．急性アカシジアの場合は，抗コリン薬，抗不安薬，βブロッカーが有効であることが多い．アメリカではβブロッカーが第一選択とされることが多いが，わが国では抗コリン薬が普通に使われるようである．抗不安薬のなかでは，クロナゼパムが最も有効性が高い．

　遅発性アカシジアでは，抗コリン薬はほぼ無効である．βブロッカーが時に著効するが，有効性が明らかでないことも多い．

　最終的には，抗精神病薬の減量が最も確実な対処法であろうが，それが困難であることが多く，精神症状の悪化との鑑別をしっかりと行い，患者と粘り強く話し合いながら対処法を試みていくことが大切であろう．

文献

1) 高木俊介. 抗精神病薬の神話. 統合失調症のひろば 2013；No 1：87-93.
2) 熊木徹夫. 精神科のくすりを語ろう　その2. 日本評論社；2015.
3) 多田幸司. 副作用の評価―副作用を薬物の神経伝達物質に及ぼす影響から理解する. 石井一平(編). メンタルクリニックでの薬物療法・身体療法の進め方. 中山書店；2015. pp36-47.
4) Healy D. Psychiatric Drugs Explained. Elsevier；2009 ／田島　治ほか(訳). 精神科治療薬ガイド. みすず書房；2009.
5) 高木俊介. 遅発性アカシジアによる精神症状. 精神科治療学 1990；5 (2)：213-219.

(煩雑を避けるため，詳細な個々の文献で1)，4)に含まれるものは省略した)

C 抗精神病薬の副作用

2 眼瞼けいれん

若倉雅登
井上眼科病院

1 はじめに

　眼瞼けいれんは，局所ジストニアの一つである．以前は，開瞼動作時に失行が生じ，眼周囲筋に不随意運動がみられるものや，さらに頬，口周囲，咽頭，喉頭，舌などの筋の異常運動を伴うような重症例しか認識されておらず，比較的まれな疾患と思われていた．たとえばアメリカの1995年までの地域住民調査研究では，10万人の人口に対しわずか1.2人の有病率とされていた．

　最近では，眼科でドライアイと間違うような軽症例の理解も進み，むしろよくある異常である．当院でも年々症例は増加し，これまでに1万例近くが蓄積されている．しかし軽症例は診察室で不随意運動が確認しにくいことから，正しく診断されていない例がなお非常に多いと考えられる．

　一方，薬物性局所ジストニアは薬物性の遅発性ジスキネジア，遅発性ジストニアと同一スペクトラムにあるもので，ほとんどあらゆる抗精神病薬が，その原因となりうる．ところで，この抗精神病薬には，マイナートランキライザー，睡眠導入薬として，日本では特に多用されているベンゾジアゼピン系，チエノジアゼピン系薬物は，含まれていない．それゆえ，こうした薬物と眼瞼けいれんの関連は，認識されていなかった．

　筆者は2004年，ベンゾジアゼピン系，チエノジアゼピン系薬物による眼瞼けいれんの存在を報告した[1]．それ以後，特に眼瞼けいれんとこの両者の薬物の関連は非常

若倉雅登（わかくら・まさと） 略歴

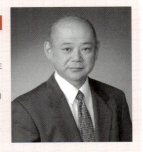

1949年東京都生まれ．
北里大学大学院博士課程修了．グラスゴー大学シニア研究員，北里大学助教授を経て，2002年井上眼科病院院長，2012年同名誉院長．
神経眼科，心療眼科を専門としつつ，ボランティア活動（NPO法人目と心の健康相談室副理事長）や著作にも取り組む．
著書に『健康は"眼"にきけ』（2011），『絶望からはじまる患者力』（2013），『医者で苦労する人，しない人』（2015）〈以上，春秋社〉，小説『高津川』（2012），『茅花流しの診療所』（2016）〈以上，青志社〉など多数．

に強固であることが少しずつ理解が進み，研究対象になった[2-5]．

にもかかわらず，いまだに薬物性眼瞼けいれんは増え続けており，筆者の外来の数千例以上にのぼる眼瞼けいれん患者のうち，薬物性は30％以上となっている．しかし，処方している医師は，気づいていない場合が圧倒的である．その理由は，診察室で顕著な不随意運動がみられるとは限らず，このため本症の軽症，中等症を見逃していることと，ベンゾジアゼピン系薬物などGABA$_A$受容体に親和性を有する薬物が，この局所ジストニアの原因となりうることが，十分認識されていないためであると考えられる．

そこで，本項では軽症，中等症を含めた眼瞼けいれんの診断法を解説し，そのうえで，薬物性眼瞼けいれんの病態，対処法について述べる．

2 眼瞼けいれんの成り立ち

眼瞼けいれんは，基底核，視床を含む神経回路の誤作動で生じるもので，眼球や眼瞼そのものには，自覚症状を十分説明できる異常が見い出せないのが原則である[6]．

臨床的にみると，開瞼困難，瞬目過多，瞬目制御異常，開瞼失行，閉瞼固守などで代表される運動系異常，羞明，眼痛，眼乾燥感，異物感などの眼部不快感といった感覚系異常（感覚過敏）が併存する疾患である．さらには，抑うつ，不安，焦燥感，不眠など精神心理症状も加わり，運動，感覚，精神という神経系3要素のいずれにもかかわる難治な神経疾患である（図1）．この3要素がそれぞれ占める割合は，標準的には図1に示すイメージであるが，実際は症例によって大きく異なる．眼瞼の運動系異常があまり目立たず，感覚系異常が強い例や，精神症状が強い例では，医師の念頭にこの疾患がない限り，正確な診断に至りにくい．

来院理由となる愁訴としては，「眩しくて目が開けられない」など，眼部の感覚系

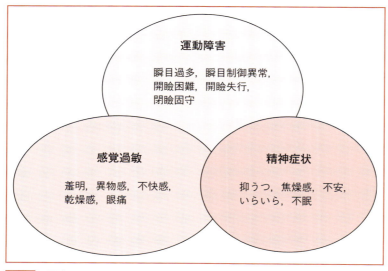

図1 眼瞼けいれん症状の成り立ち（3要素の混在）

表 1 眼瞼けいれんの主たる愁訴（*n*=76）

● 眩しい	95%
● 目を開いていられない，目をつぶっていたほうが楽	92%
● 目が乾く	51%
● 外を歩くと閉瞼してしまう	49%
● 目がうっとうしい，ゴロゴロする	41%
● 下を向いていたい	34%
● 眼瞼が垂れる（目が細い）	29%
● まばたきが多い	26%
● 手指を使わないと開瞼できない	16%
● 片目をつぶる	16%
● 目の周りがぴくぴくする	8%
● 額や眉間に皺がよる	8%

異常と運動系異常が混在する愁訴が多い．筆者らの施設で調べた自覚愁訴を表1に列挙する[7]．

神経学的には局所ジストニアに属するが，運動系の異常が常時出現している重症例を除くと，ジストニア，すなわち不随意運動は常時出現しているのではなく，条件によって出没する．それゆえ，以下の瞬目負荷試験は，補助的診断手段として有効である．

3 瞬目負荷試験

● 検査方法

瞬目負荷試験（以下，瞬目試験）は，視診である．軽瞬，速瞬，強瞬に分けて表2のように点数化する．3種の随意瞬目の検査は順不同で構わないが，軽瞬，速瞬，強瞬の順で行うのが患者に理解されやすいようである．

健常者はいずれも円滑にできるはずである．音の出るストップウオッチ（メトロノーム）を用意して，音に合わせて瞬目してもらうとよい（随意瞬目）．

軽瞬は1分間70回の瞬目，速瞬は1分間に140〜150回ストップウオッチの音に合わせて，軽くて歯切れのよい瞬目をさせる．「軽くて」の意味は，動く部位は上下眼瞼だけで，眉毛部や前頭部が動くような開閉瞼は不適切である．

不随意瞬目がある場合は，リズムが不整な速い瞬目ばかりになる．また，一見きれいに瞬目しているように見えても，瞬目時に重なって瞬目が生ずるダブリング（doubling），トリプリング（tripling）が混入すれば異常である．

速瞬は表2のようにできるだけ速い瞬きをしてもらう方法もある．若い健常者では10秒間で35〜40回は可能である．30回未満は明らかに異常である．

ストップウオッチを用いて速瞬を評価する場合は，10秒間30回は180回/分に相当するが，ストップウオッチの音に合わせての瞬目の場合は早すぎるので，われわれは140〜150回/分に設定している．

速瞬では，初めからまったくできない例もあるが，中途で止まったり，休んだり，

表 2　瞬目テストの種類とレイティング

	A 眉毛部分を動かさないで，軽い，歯切れのよいまばたきをゆっくりしてみる（軽瞬）	B できるだけ速くて軽いまばたきを10秒間してみる（速瞬）	C 強く目を閉じ，すばやく目を開ける動作を10回してみる（強瞬）
0点	できた	10秒間に30回以上のまばたきが，ほぼリズムよくできた	できた
1点	眉毛部分が動く，強いまばたきしかできない	途中でつかえたりして30回以上はできないが，だいたいできた	すばやく開けられないことが1，2回あった
2点	ゆっくりしたまばたきはできず，細かく速くなってしまう（不随意瞬目の混入）	リズムが乱れたり，強いまばたきが混入した	開ける動作がゆっくりしかできなかった
3点	まばたきそのものがうまくできず，目をつぶってしまう	速く軽いまばたきそのものができない	開けること自体に著しい困難があるか，10回連続できなかった
合計		A＋B＋C＝合計点数	

【合計点数】0点：眼瞼けいれんでないか，ごく軽症例．1〜2点：軽症眼瞼けいれん，3〜5点：中等症眼瞼けいれん，6〜9点：重症眼瞼けいれん．

（日本神経眼科学会．眼瞼けいれん診療ガイドライン．2011[6]．若倉雅登．日本眼科学会雑誌 2005[7] より改変）

逆にリズムと無関係に早すぎたり，次第に瞬目が強くなったりすることで，異常とわかる場合がある．

　強瞬は，厳密には瞬目ではなく，瞼の開閉である．強く閉瞼し，素早く開瞼する動作を10回繰り返してもらう．開瞼しようとしても逡巡したり，時間がかかる，開瞼失行が見つかることがある．開瞼後すぐ閉瞼してしまうのも異常である．

評価のコツ

　表2の文章にうまく当てはまらない場合も生ずる．たとえば，瞬目動作のなかで，異常なあるいは余分な不随意運動が混入することがある．また，眼周囲だけでなく他の顔面筋の異常運動が伴うことがある．そのような場合は注意書きを入れて，2点以上に評価するのが妥当である．

　視診による評価なので，自身のゆるがない評価基準をもつ必要があるが，それには，健常者における軽瞬，速瞬，強瞬を多数例みるしかない．

　また，特に高齢者では，負荷試験の目的や方法をうまく理解できない場合があり，患者には，目的を伝え，医師や検査員が手本を示したり，1，2回練習させてみて，検査の方法を理解しているかを確かめてから評価するとよい．

補助的診断として活用

　瞬目試験はあくまで補助診断法で，これだけで診断するべきものではない．愁訴，眼所見，社会生活におけるストレスなどの問題や服薬歴などを併せて考えるべきである．

　特に自身の移動に支障がある（衝突，転倒などが起こりやすい，車や自転車の運転に危険を感ずるなど）場合，感覚トリック（片目をつぶる，歯を食いしばる，額や頬に手を当てるなど）を用いている場合は，本症である可能性は非常に高くなる．

　診察室で，眼瞼けいれんと診断したら，私は同時に5段階評価の重症度分類をしている．詳細は日本神経眼科学会が作成した診療ガイドラインを参照されたい．

ただし，軽症であっても，本症の症例は訴えが強く，生活の質を著しく落としており，職務遂行，外出に支障をきたしている例は多く，そのことが理解されないために精神症状は悪化しているケースも見受けられる．

4 薬物性眼瞼けいれん

● ベンゾジアゼピン系薬物が危ない

遅発性ジスキネジア，遅発性ジストニアは，抗精神病薬の副作用，あるいは離脱時の副作用としてよく知られている．局所ジストニアに分類される眼瞼けいれん，その重症型とされるメージュ症候群が，抗精神病薬の，主として長期間，あるいは高用量の使用で発現しうることは論を俟たない．

ここでいう，抗精神病薬には，マイナートランキライザー，睡眠導入薬，てんかんなどに応用されるベンゾジアゼピン系，チエノジアゼピン系薬物は入っていない．したがって，これらの薬物がジストニアの原因になるという常識はなかったものと思われる．

私は，数多くの眼瞼けいれん症例を診断，治療するうちに，もちろん抗精神病薬を使用している統合失調症や，うつ病，双極性障害などの症例があることには気づいていた．しかし，そうした精神病型ではなく，不安障害，適応障害や，単に不眠によりベンゾジアゼピン系，チエノジアゼピン系薬物を処方されている症例に，眼瞼けいれんを発症する症例を多数見つけ，そのなかで，ベンゾジアゼピン系，チエノジアゼピン系薬物を減量，変更，中止すると，症状が明らかに軽減，時にはほぼ消失する例を経験した[1,4,7]．

薬物性の報告が，欧米諸国に比べて日本人で多くみられるのは，特にベンゾジアゼピン系，チエノジアゼピン系薬物が非常に頻回に，かつ継続的に処方されていることが背景にあるからだと考えられる．

● 感覚過敏が前面に出やすい薬物性

現在，当院で集計が終わっている眼瞼けいれん患者678例の背景をみると，201例（29.6％）で薬物性が強く疑われる．連用していた薬物をみると，多くの種類があるなかで，上位の薬物は図2のようになる．スルピリドを除けば，ベンゾジアゼピン系，チエノジアゼピン系薬物が圧倒的に多く，エチゾラム，ブロチゾラム，ゾルピデムでは半数または半数以上が単独使用であった．なお，ゾルピデムは非ベンゾジアゼピン系と分類されているが，結合する受容体は$GABA_A$受容体であるから，薬理作用としては，ベンゾジアゼピン系，チエノジアゼピン系薬物と同じである．

これらの症例の特徴は，眼瞼の運動障害よりも，羞明，眼痛，違和感，ぼやけ感など感覚過敏と考えられる所見が前面に出ている場合が多く，一見すると不随意運動がないので見逃されやすいことである．

I．統合失調症／C．抗精神病薬の副作用

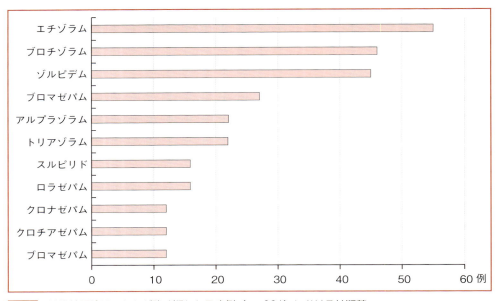

図2 薬物性眼瞼けいれんが強く疑われる症例（n=201）における被疑薬
発症以前まで連用していた服薬歴を可能な限り聴取した結果．

　以上から，局所ジストニアのなかでも薬物性眼瞼けいれんは，ベンゾジアゼピン系，チエノジアゼピン系薬物および類似薬との関連が強いことが明らかで，認識しなければならない．

　繰り返して強調するが，眼瞼けいれんの軽症，中等症では，不快感や痛みなど，愁訴は強いものの診察室で不随意運動が目立たないことが多いため見逃されやすく，被疑薬中止が遅れる可能性があることを知っておくことは非常に大切である．

文献

1) Wakakura M, Tsubouchi T, Inouye J. Etizolam and benzodiazepine induced blepharospasm. J Neurol Neurosurg Psychiatry 2004；75：506-507.
2) 清澤源弘，鈴木幸久．眼瞼けいれん．臨床精神医学 2007；36：251-254.
3) 高木美昭，小谷博和，黒住浩一ほか．向精神薬内服中の患者における眼瞼けいれんの検討．臨床眼科 2010；64：297-301.
4) Emoto Y, Emoto H, Oishi E, et al. Twelve cases of drug-induced blepharospasm improved within 2 months of psychotropic cerssation. Drug Healthc Patient Saf 2011；3：9-14.
5) Suzuki Y, Kiyosawa M, Wakakura M, et al. Glucose hypermetabolism in the thalamus of patients with drug-induced blepharospasm. Neuroscience 2014；263：240-249.
6) 日本神経眼科学会．眼瞼けいれん診療ガイドライン．2011.
7) 若倉雅登．眼瞼けいれんと顔面けいれん．日本眼科学会雑誌 2005；109：667-680.

C 抗精神病薬の副作用

3 薬物性錐体外路症状がもたらす顎口腔症状について

中村廣一[*1]，福本　裕[*2]
*1 元国立精神・神経センター武蔵病院 歯科
*2 国立精神・神経医療研究センター病院 歯科

1 はじめに

　咀嚼は人が生きるために必須の身体機能の一つであるが，機能の達成には複数の咀嚼筋が下顎を精密に運動させて上下の歯が正確に嚙み合うことが大切である．統合失調症治療に用いられる抗精神病薬の副作用の錐体外路症状はこれらの咀嚼筋に不随意な運動や異常緊張を引き起こして種々の顎口腔症状をもたらすことがある．その結果，咀嚼機能が障害されて患者のQOLは大きく低下する．ここでは統合失調症患者の歯科診療上の問題点[1]の一つとしてこれらの顎口腔症状を提示し，関係者各位の関心と注意を喚起したい．

2 オーラルジスキネジア

　オーラルジスキネジアは抗精神病薬の長期服用患者にみられる．舌の捻転や突出，口唇や下顎の不随意で無目的な常同的運動である．咀嚼障害，過剰な顎運動による顎

中村廣一（なかむら・ひろかず） 略歴

1947年東京都生まれ．
1972年東京医科歯科大学歯学部卒．1973年より鶴見大学歯学部口腔外科，1980年同講師．歯科心身医学の診療と研究に従事．1990年より国立精神・神経センター武蔵病院歯科医長．精神および神経・筋疾患者の歯科診療に従事．2010年退職．
共著として『知りたいことがすぐわかる高齢者歯科医療―歯科医療につながる医学知識』（永末書店，2008），『スペシャルニーズ デンティストリー　障害者歯科』（医歯薬出版，2009）などがある．

福本　裕（ふくもと・ゆたか） 略歴

1958年東京都生まれ．
1983年東京歯科大学卒．1987年東京都立府中病院歯科口腔外科，1993年同科医長として歯科口腔外科診療に従事．2010年より国立精神・神経医療研究センター病院歯科医長として精神および神経・筋疾患者の歯科治療に従事．
分担執筆に『こうしよう！パーキンソン症候群の摂食嚥下障害』（アルタ出版，2014）などがある．

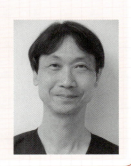

関節脱臼，歯との繰り返し摩擦による舌の外傷，義歯の不調，歯科治療の困難などさまざまな問題を伴い，QOL の低下が著しい．本症状は抗精神病薬の中止後も続くことが多く，抗パーキンソン病薬も有効でないとされる．歯科においても対症療法しかないのが実情である．

3 薬物性の筋異常緊張に伴う顎口腔症状

薬物性錐体外路症状による咀嚼筋の異常緊張は，歯痛症状，咬合（上下の歯の嚙み合わせ）の違和感，不正咬合・開咬，顎関節脱臼など一連の顎口腔症状（以下，薬物性顎口腔症状と記す）をもたらし咀嚼機能を障害する．定型から非定型抗精神病薬への転換期に行った調査[2]では，歯科治療目的に当科受診した統合失調症入院患者の2割に本症状をみた．性差はなく20～30歳代の若年者が多かった．以下，その結果をもとに解説する．

歯痛症状および咬合違和感

薬物性錐体外路症状に起因する歯痛症状や咬合違和感は他覚的所見を欠き，精神科では心気症状や妄想が疑われがちである．

歯痛症状は薬物性顎口腔症状全体の4割程度を占める．患者は歯の痛みを訴えるが齲歯や象牙質知覚過敏などの所見はない．本症状は咀嚼筋の異常緊張に伴う歯の過重負担による外傷性歯根膜症状や咀嚼筋痛の歯痛錯誤（関連痛）と考えられる．その診断には歯科的精査に加え抗精神病薬の服用情報が欠かせない．歯科処置や精神科の投薬変更の必要はなく，患者に症状の発現機序を説明して予後を保証しながら経過観察する．7割程度は1か月以内に軽快する．

咬合の違和感は薬物性顎口腔症状全体の約25%を占める．患者は食物が嚙みにくいと強く訴えるが，咬合状態に異常な所見はない．咀嚼筋の異常緊張による咬合運動の微妙な変化によると考えられる．その診断・治療は基本的に歯痛と同様であり，経過を観察するうちに3か月以内に8割程度が治癒する．

咬合の異常・開咬

咀嚼筋にさらに強い異常緊張（ジストニア）が生じると患者は努力しても正常な咬合ができなくなる．多くは一部の歯しか嚙み合わない開咬という状態を呈する（図1）．ハロペリドールのような高力価の定型抗精神病薬の服用者に多くみられ，薬物性顎口腔症状全体の2割を占めた．本症では顎関節や筋の痛みを伴わずに大開口が可能である．外見的な異常が軽微なことから歯科医以外には看過されがちだが，咀嚼能力の低下はきわめて大きい．ただ患者の多くは身体的関心の低さのためか，しばしば愁訴や治療希望を表明しない．しかし精神状態の改善につれて訴えが強くなる．薬物性開咬の診断では歯科的精査に加え顎関節のX線，MR検査を行い，歯性や骨性の開咬と明確に鑑別する[3]．精神科の投薬内容の情報も必須である．

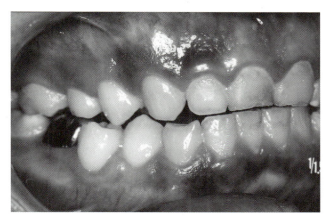

図1　薬物性開咬
25歳男性の統合失調症症例．ハロペリドールにより惹起され，関節円板の位置異常を伴う．大臼歯の一部しか咬合せず，食物を噛み切ることも噛み潰すこともできない．

　本症の根本的治療は原因薬物の中止，減量，他剤への変更である．完全に中止されれば正常咬合に戻る．歯科サイドとしてはその難しさを承知のうえで，精神科の先生に匙加減をお願いするしかない．対症的に抗パーキンソン病薬の投与，偏位した顎関節円板の徒手整復，スプリントの装用あるいはボツリヌス毒素の筋注なども試みられるが顕著な効果は認められない．なお歯科矯正は禁忌である．原因薬物の中止や変更により得られた正常な顎位と矯正治療で構築した咬合との間に耐えがたい不調和が生じるからである．本症状は原因薬物の投与が続く限り長い年月持続し，関節円板の転位や器質的変化[3]あるいは歯列の形態変化などが生じることがある．咬合違和感など軽微な症状のうちに発見して対策を立てる必要がある．

● 薬物性の顎関節脱臼

　顎関節脱臼もまた咀嚼筋（特に外側翼突筋）のジストニアによって生じると考えられる．大きな顎運動でなくとも起きる．その原因薬物は高力価の定型抗精神病薬が主体である．患者は閉口できず咀嚼，嚥下，会話もできない．診断には歯科口腔外科的な精査に加え精神科の投薬内容の情報が欠かせない．治療はできるだけ早く顎関節の徒手整復を行う．整復後も原因薬物の変更がなければ脱臼が繰り返され，チンキャップによる脱臼予防も効果は少ない．根本的な治療はジストニアの原因となった抗精神病薬の中止か変更であり，本症の予後はひとえに精神科の投薬内容にかかる．本症に咬合の異常が先駆することがある．早めに発見して本症を予防することが望まれる．摂食困難なまま本症を1週間も放置して脱水に至った統合失調症ならではのケースもあった．

4　非定型抗精神病薬由来の顎口腔症状について

　近年，統合失調症治療に錐体外路症状が少ないとされる非定型抗精神病薬が用いられるようになるにつれ，薬物性顎口腔症状は減った．それでもなおこの種の症例の存在を看過することはできない．筆者の経験した統合失調症のケースでは，精神科にお

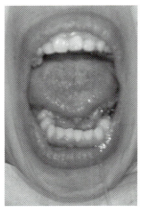

図 2　薬物性の顎関節脱臼
本症例では大開口状態が持続して経口摂取が不可能なため，経鼻経管栄養を要した．

ける複数の非定型抗精神病薬による治療のなかで嚥下障害や,「顎ががくがくする」「急に開口して口が閉じなくなる」という症状が発現，持続した．これらの症状の歯科的診査目的に当科受診した時点での患者は，大開口状態のまま閉口できず，摂食障害のため経管栄養中であった（図 2）．臨床的に両側顎関節脱臼と診断し，ただちに徒手整復を試みたが整復できなかった．症状発現の経緯や投与薬物の内容との時間的関連性を勘案すると，この顎関節脱臼が非定型抗精神病薬ことにオランザピン由来の錐体外路症状に起因することが強く疑われたが，患者の非協力もあって当科として積極的な対応ができなかった．その後，精神科において抗精神病薬の変更および m-ECT の施行がなされたところ，精神状態の改善に伴って顎関節も復位して閉口可能となり，経管栄養も終了した．

5 おわりに

紹介した症例は非定型抗精神病薬が広く用いられる今日でも薬物性顎口腔症状に苦しむ患者がいる事実を示している．精神科各位はこの種の症例の存在を記憶にとどめ，歯科との対診を試みていただきたい．なお薬物性顎口腔症状の発現機序や治療法については不明のところが多く，歯科サイドにおいてはさらに検討を進める必要があると考える．

文献

1) 中村広一．統合失調症患者の歯科臨床―第 1 報　診療場面における問題点．精神科治療学 2006；21（7）：765-769．
2) 中村広一．統合失調症患者の歯科臨床―第 2 報　抗精神病薬の副作用の影響および本症患者に特有の現象について．精神科治療学 2006；21（8）：897-902．
3) 福本　裕，杉崎正志，岩本昌平ほか．関節円板に由来する閉口末期の閉口障害．日口外誌 2002；48（5）：284-287．

D 先達の臨床活動と業績

1 外来統合失調症の今

村上靖彦
中メンタルクリニック

　筆者は精神科医になって50年を少し越えたところにいる．現在は8年ほど前から名古屋市の繁華街の一角にあるクリニックで後輩医師2人との計3人で精神科外来に携わっている．日曜日以外は毎日おおむね2人体制で勤務しており，全員が個人主治医制である．再来患者数は主治医によって異なるが，筆者は日に20人程度であり，恵まれた環境にある．新患は勤務体制の余裕もあり，予約制は採り入れておらず，勤務医がほぼ均等に診ているが，筆者は日に1,2人，多いときには3,4人になることもある．新患ゼロということはまずない．これは恵まれた診療体制による部分もあるが，われわれの診療姿勢でもある．事情の許す限り，「診療は患者の都合に合わせる」という姿勢である（もちろん，そのときの都合で別の日を指定することはある）．聞くところによると予約が1か月も2か月も先といったクリニックもあるらしいが，「発症（受診の必要性が生じて）」以後それほどの時間待機できる患者がどのような患者か想像がつかない．

　一方よくしたもので，患者も病状に応じて病院を選択しているのか，入院が必要となるような患者はまず来ない．患者もよくわきまえていて，まことに行儀がいい．統合失調症の患者はごく一部で，日に1,2人であろうか．初発患者はまずいない．ほとんどは以前勤めていた病院から引き継いでいる「安定した」患者か，転居・転勤による紹介患者である．その他，他所のクリニックないしは病院から事情によって再受診してきた患者もいるが，多くは投薬に対するちょっとした不満から転院してくる患者

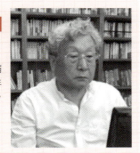

村上靖彦（むらかみ・やすひこ）　略歴

1937年愛知県豊橋市に生まれる．
1962年名古屋大学医学部卒，1963年同大学医学部精神医学教室に入局．1964年静岡県立病院養心荘，1966年名古屋大学医学部精神科，1975年国立療養所東尾張病院副院長，1988年名古屋大学医学部助教授，2001年共和会共和病院副院長，2008年生寿会中メンタルクリニック顧問．
研究領域は，主として統合失調症とその周辺疾患の精神病理学的考察．
著書に，『神経症の周辺』（共著．医学書院，1981），『青年の精神病理3』（編著．弘文堂，1983），『分裂病の精神病理12』（編著．東京大学出版会，1983）など，連載として「患者との対話．最新精神医学 2013/14/15/16」がある．

であり，おおむね患者の「意向」に沿って変薬ないしは減薬をすれば，それでことはすんでしまう．

　筆者が現在のクリニックに定住することになるまでの経歴は次のようなものである．まず，医学部卒業後1年の「診療に関する実地修練」（いわゆるインターンで，現在の卒後ローテート研修に当たる）を終え，大学精神科に入局して1年は大学での初期研修．それが終わった後，県立単科精神科病院で「精神科卒後研修」（これは自分のなかでの位置づけであり，当時まだ制度としてあったものではない）2年（実際には大学の事情で1年9か月）．以後は大学病院・国立療養所・大学病院にそれぞれ12, 3年勤務し，定年退職後は民間精神科病院に7年．その後現在のクリニックといったものである．

　県立病院では70床前後の準開放病棟を預けられ（病棟主治医），入院患者（大半は統合失調症）の診察と作業療法が主な任務で（筆者が想像していたよりずっと明るい雰囲気でひと息つけた），後は週2回の外来（新患と再来，午後は予約患者）があり，新患で診た患者は入院も含めて原則個人主治医制となっていた．外来患者はおおむね神経症圏を中心としたもので，統合失調症の患者の比率は少なかったように記憶している（外来患者数自体それほど多くはなかった）．初心者に対する特別な研修プログラムは組まれていなかったが，週1回の医局会議の後で先輩医師に相談にのってもらっていたし，また，週1回大学でのグループミーティング（精神病理グループで，当時は「シゾ班」と呼ばれ，対象は統合失調症が中心であった）に定期的に参加していたし，それで十分であった．

　次の大学病院は病床数も1フロア・実質30床前後と少なく，構造的にも準開放で，「逸脱行動」に対する耐性が低く，筆者が入院を必要と考える統合失調症患者を受け入れる体制が十分でなかったので，いきおい入院は出先（ネーベン）の単科精神科病院を使い，大学では退院後のフォローアップも含めて，統合失調症はほとんど外来対応が中心になっていた．また，統合失調症のみならず来院患者数も県立病院に比べてはるかに多く，外来対応の統合失調症患者数（筆者の受け持ち患者数）はかなりの数にのぼっていた．

　一方，国立療養所（4病棟・入院者数150名前後）では，入院依頼の患者も含めて入院対応の統合失調症患者が多く，通院患者は退院後の統合失調症患者が大部分を占めていた．

　民間精神科病院は国立療養所と大学病院の中間（入院は国立療養所・外来は大学病院）といった感じであったが，ただ受け持ち入院患者数は40人前後と圧倒的に多く，どちらかといえば入院中心の診療であった．

　そして市街地のクリニックである．

統合失調症の「軽症化」，ないしは患者数の「減少傾向」について，全体的なことは筆者にはよくわからない．ただ筆者の印象では，病院を代わるたびに診療科が変わったような衝撃を受けた憶えがある．

　最初，県立病院から大学病院に転勤したときには初診患者の「数の多さ」に圧倒され，「回転の速さ」に驚いた．大学病院では新患患者数の制限をしていた．一部は「若手医師」に引き継がれたが，それでも1回の受診だけで終わってしまう患者も相当の数にのぼっていた．1回だけでよくなっている（あるいは問題が片づいている）患者はそれほど多くはなかったであろう．そのような患者はその後どのような経過をたどっているのであろうか．それだけ来院患者全体に対してはその場限りの無責任な診療体制になっていたような気がする．

　そして国立療養所である．外来の再来患者は大学病院とあまり変わりはなかったが，病棟は（急性期がそのまま遷延化してしまったような）慢性期患者である．誰か他の人，あるいは他の施設に任すわけにはいかない．最後まで，そして家庭環境のすみずみまで面倒をみなければならない．この「重さ」は大学病院では決して味わうことができなかったものである．精神科医は理屈よりも，まずは「体力を養わなくてはならない」と思ったものである．

　あるいは，国立療養所から再び大学病院に移ったときは，「うつ病」の多さ，抗うつ薬の種類の多さに驚いた．うつ病を治療するのにこんなに多様な薬が必要なのか．以前（最初の大学病院時代）なら「心気症」とか「不安神経症」とか，神経症圏の疾患として対応していた患者がみんな「うつ病」ないしは「パニック障害」である．それに対して，まるで特効薬ででもあるかのように多様化した向精神薬が選択される．まるで内科疾患に対応するかのごときスタイルである．発症状況を含めた病歴とか生活歴・家族関係などにはほとんど関心が払われない（という印象を受けた）．精神科医の一般診療科への仲間入りである．はたしてこれは精神医学の進歩なのであろうか．そして，このような精神医学の「医学化」は精神科医療の進歩につながるものなのであろうか．戸惑いを感じた．

　余談になるが，筆者はこの「忙しさ」についていけず，人生に1度だけ，柄にもなく「うつ病」になった．回復までに2,3か月ほどかかったような憶えがあるが，この間はお酒と友達，無投薬で，曲がりなりにも仕事には出ていた．

　そして今，都会の真ん中のクリニックである．「現実」に押しつぶされて非特異的な症状をもって病院にやってくる「患者」たち．「眠れない」「恐い」「泣ける」である．精神科の「裾野」が少しばかり広がりすぎた．精神科医はどこまでこのような患者とかかわらなくてはならないのか．あるいは，本当にそのような専門性を身に着けているのであろうか（はたしてどこでそのような教育を受けているのであろうか）．現実は，

睡眠薬をはじめとして，抗不安薬・抗うつ薬，果ては抗精神病薬まで，操作的診断学によって用意された症状の組み合わせに応じて，製薬会社の能書きに従って患者に投与される（もちろんこのような「対症療法」にも一定の効果はある）．気がつけば，そのような患者が大部分を占めているのが現実である．急性期の統合失調症や昔懐かしい躁うつ病（双極Ⅰ型気分障害）などにはほとんどお目にかかれない．

　そのような立場にいる人間が統合失調症の「軽症化」などについて語ることができるであろうか．おそらく，行くところに行けば「重症」の統合失調症も結構いるのではないか．そのような場所で，ものも言わずに苦労されている精神科医もかなりの数いるのではないか（それが証拠にこれだけの数の精神保健指定医である）．果てしなき精神科医療の多様化である．そのなかで，ただ働いている場所が違うだけなのではないかと思うと身がすくむ思いがする．

　一方，単科精神科病院における「イレウス」や「誤嚥」などのトラブルは減った，あるいは，精神科病院への統合失調症の受診者（初診患者数）が減っているといった話はよく耳にする．しかし，これ（前者）は抗精神病薬が出た以後のトラブルであって（その意味で抗精神病薬そのものの功罪を示すものであろう），「統合失調症の軽症化」を意味するものではなかろう．あるいは後者の場合，その背景に対象人口の減少があるのかもしれない（近年の認知症の「増加」は明らかに老年人口の増加を反映したものであろう）．「統合失調症の減少傾向」については，わが国を超えた全世界的な現象なのであろうか．あるいは，統合失調症は時代や文化を背景とした精神科疾患であり，いずれ「消滅」する運命にあるとする見解も聞くが，はたして本当なのであろうか．筆者にはよくわからない．

　統合失調症の治療にとって入院治療は不可欠なものではない．治療の大部分は社会に身をおいた，通院治療がベースに行われる（べきものである）．およそ精神科疾患の大半は「不適応」とセットになっている．不眠ひとつがそうであろう．確かに「眠りたくても眠れない」ことが苦痛であることに間違いはない．そのような訴えで来院する患者も多数存在する．しかし，「不眠患者」の多くは社会との接点で「眠ること」を要求される．精神科疾患には「他人の視点」が取り込まれている．患者とされる人のためのようにみえて，実は他人のために「治療」が必要とされる．ここに治療の「強制性」が発生する．これはこれで社会生活全体からすれば，たぶん必要なことなのであろう．しかしこの視点は極力最小限にとどめられるべきものであるし，いついかなるときも自覚しておくべきことであろう．この治療は患者のためのものであるのか．「患者のための治療」ではなく，患者から社会生活を守るための，周りの人たちのための「治療」ではないのか．その「自覚」が必要である．

　入院治療は最小限にとどめるべきものである．それにしても，これまでの精神科治療における入院期間は長すぎた．治療に加えて「収容」が加味されている．他人たちのためにある収容と本人のためにある「保護」がすり替えられている．入院はやむを

えずするものであって，「治療」のためにはむしろマイナスである．「退行」をはじめとする入院患者の症状の大半は入院に起因する「施設症」であることを知るべきである．

　われわれのクリニックを受診する患者の5人のうちの4人は女性である（この男女比率そのものが「50年前の大学病院」と逆転している）．そのうち3人に2人は問診中必ず涙を流す．それだけ「つらいもの」を抱えているのであろう．そのほとんどは歪んだ社会生活に由来するものであり，患者個人の「うち」にあるものではない．患者は「社会病理」を背負って受診する．筆者がかかわるのはあくまで患者個人である．対症療法であれ何であれ，向精神薬はかなり有効に作用する．その薬効に支えられ，病気の自然「回復力」に助けられながら「診療」を行っているが，そのほとんどは従来の教科書には載っていないような「患者」たちばかりである．

　統合失調症の患者はおよそ20人に1人か2人である．そのほとんどが病歴30年以上の社会生活を送っている．1年ほど前，大学生のときから治療が始まり，十数年前に公務員生活を全うした患者が約50年の「治療」を終えて病院を後にした．その後2度ほど「街に出たついでに」（診察券を持たずに）元気な顔を見せてくれた．筆者は診療のあい間に待合室でしばらく歓談した後診察室に戻った．

D 先達の臨床活動と業績

2 生村吾郎の思い出

岩尾俊一郎
岩尾クリニック

1 はじめに

　生村吾郎は，1978年に兵庫県明石市に生村神経科医院を開業し，2003年名称をかもめクリニックとして管理医師を交代し，2006年65歳で同クリニックを退職，2011年4月直腸癌のために死去した．28年間の診療所精神科医としての活動は，統合失調症を中心とした精神障害者の支援を中心としながらも，多岐な領域へと広がっていった．1980年代に不登校の児童，学生が診療所を訪れるようになるとそれを「大きくなりすぎた学校の病い」としてとらえ，明石市，神戸市の学校教師と定期的な勉強会を重ねた．1995年1月阪神淡路大震災では，被災地の精神科診療所から救援要請を全国に発し，その後も被災者のこころのケアに尽力した．生村は，まだ誰もが早いと思っているうちに，臨床の現場から退き，癌との闘病生活に入り，この世を去ってしまった．

　ここでは生村神経科医院の診療の一端を紹介しながら，生村が開業当初から終日待合室を利用者に開放していたことを，生村が使う「世間」の含意とともに考えてみたい．

2 診療所の様子

　1987年開業10年を前にして生村吾郎の消耗は極限に達していた．朝7時から午後8時過ぎまで診療所を開けていた疲労は彼をひどく痛めつけていた．それを見かねて生村神経科医院からの入院者を受け入れていた関西青少年サナトリュームの医師たちが，週に数コマ生村に代わって診療することになった．私は駆け出しの精神科医として関西青少年サナトリュームに勤務していた1988年4月より生村神経科医院の土曜

岩尾俊一郎（いわお・しゅんいちろう）　　略歴

1984年神戸大学医学部卒，同年京都第一赤十字病院研修医，1985年神戸大学医学部付属病院精神神経科研修医，1986年関西青少年サナトリューム，1993年兵庫県立光風病院，2013年同病院退職，2014年1月岩尾クリニック開設，院長．

日の診療を担当した．

　生村神経科医院初出勤の日，私が階段を登りドアを開けると，すでに5，6人の方がコーヒーを飲みながらにぎやかにおしゃべりをしていた．待合室の真ん中のテーブルを囲んで数人の男性がうつむきながらたばこを吸っていて，診療所のなかは紫煙で満ちて視界不良になっていた．診察室の机には，生村の達筆すぎて読みとりにくいメモが置いてあった．初日は診療の流れなどのガイダンスであった．このメモはその後も欠かさず机の上に置かれ，気がかりな変化があった方，土曜日に来院予定で注意が必要な方などの診療情報，私も参加していた「暮らしと病い研究会」の連絡事項などがB5用紙にびっしり2，3枚書かれていた．

　初日の診療は，最初の一人からそれまで経験したことのない異空間に引き込まれていくようだった．先ほどたばこを吸っていた中年男性が，「昨日で仕事を辞めてきた」と切り出した．これは一大事と思って「それはたいへんでしたね」と受けると，「いや，辞めたのは今週2つ目やな」と言った．実は1か月に7，8回転職を繰り返している方であった．バブル崩壊直前のこの頃，雇用環境は労働者の売り手市場で，望めば誰でもバイト，パートで雇用されていた．この方は「今日はしんどくなって2日で辞めた」「前は3日でもう来なくていいといわれた」と淡々と語りながら，幾多の職場を飄々と渡り歩いていた．その語り口があまりに軽やかなのでつい聞きほれてしまい，あっという間に10分ほどの時間がたち，診察机にはうず高くカルテが積み重ねられていった．「あ，まずい」と思ったときに，診察室と待合室の間のドアが勢いよく開けられて，女性が巨体を揺らして乱入し「私○○じゃないからね．覚えといてよ」と大声で叫んでいった．その一声で1人目の男性は「じゃ，先生これからよろしくね」と立ち上がっていった．その日は60人ほどの方にお会いして，祭りでにぎわう路地のなかをさまよったようにぐったり疲れて診療所を後にした．

　私がパート医をしていた10年目から15年目頃の生村神経科医院には，老若男女，さまざまな精神疾患の方が，平均して一日100人から150人，多いときは200人ほど押し寄せていた．生村は何度か「新患は予約制にする」「1週間に2人しか新患は受けない」など患者数の増加に歯止めをかけようとしたが，いつもその宣言は実行されず，うやむやのまま患者数は増えていった．「拒否能力がないからです」と弁解していたが，眼前に診療を求める人がいれば，生村にそれを拒む選択肢はもともとなかったと思う．

3　世間の場としての待合室

　生村は，息を潜めて市中で暮らす精神病者に生村神経科医院の待合室を解放区として提供する開院以来の方針を守り続けようとした．生村はその意図を「わたしは，受診日以外には自宅の閉め切った部屋から一歩も外に出ない人や暮らしの中で一切の社会的空間を喪いつつある人たちにむけて，ほっと一息つける世間の場を差し出したい

と考えていた」[1]と書いている．朝，生村が診療所を開けてから，夜診療所を閉じるまで，午前診と午後診の間も待合室は利用者に開放され，セルフサービスのお茶やコーヒーは無料で提供され，利用者は好きなだけ滞在していた．当時の待合室を生村は「働けない仲間が身を寄せ合うことで世の重圧をしのがなければならない．その仲間作りの情熱が，私の診療所の待合室の床の下を地下水のように流れています」[2]と述べている．

開業5年を過ぎると生村の意図を超えて待合室は，診察を受けないのに一日をそこで過ごす人まで雑多な人であふれ「路地裏の雑踏」のようになっていく．雑踏の混雑が負担ではないかと声をかけたある初老女性利用者から「私はわざと混んでいる日を選んでおじゃましているのです」と言われ，生村は自身との治療関係を求めるのではなく，雑踏の待合室で出会い，過ごすことを望む人がいることに気づかされる．「彼女が医療の供給よりもむしろ集う場と集う人たちとのあからさまではないにしても交流を求めていたのは明らかだった．彼女が癒やされる力はそこに潜んでいるのではないか，との打ち消しがたい疑念が生じたのである」[1]．その後生村は「精神医療が治療者―患者関係や治療技術―疾患という関係を主軸として現に展開されているとも展開さるべきとも考えなくなった」[1]．

生村は，統合失調症は本来的に予後がよいものととらえ，「人間関係の再獲得と暮らしへの再取り込みが回復の根幹である」[1]と考えていた．生村はまた「統合失調症を病むと，人は最初になによりも人間関係を失う．回復とは人間関係を再構築し，世間と折り合いをつける過程である」と考え，自らの実践を「今振り返ると私がしてきたのは精神科領域の病を病む人々に小さな世間を提供すること，あるいは人々が世間を作り出すのにほんの少しだけ手を貸せたことです」[3]と振り返っている．

4 民間療法の聞き取りから学ぶ

ここで生村が述べる「世間」は，開業以来彼が提供してきた「待合室の空間を利用する人々」の交流であったり，市井の人々のなかでの生活や暮らしを通じた交流であったり，多様な意味を含んでいる．もともと多義的な「世間」は，同質性を求め排他的で差別的な性格を合わせもち，開業当初の生村の目の前の世間で精神病者は息を潜めて暮らしていた．どのような歴史のなかでそんな世間が形成されてきたのか，生村は丹念な一次資料の読み込み，生存していた関係者へのインタビューでとらえ直そうとした．

1989年生村の呼びかけで始まった「暮らしと病い研究会」では，近代以降兵庫県にあった民間精神病治療施設にかかわった方の聞き取り調査を行っていった．そのなかでも生村は丹波市岩瀧寺の参籠のありよう，廃絶の経緯に強く印象づけられた．岩瀧寺は9世紀に弘法大師により建立され，明治期の廃仏毀釈で荒廃し大正初期に浅山英雅住職によって復興された．この浅山氏と引き継いだ小林慈海住職によって行われた精神病者参籠は，1組の親子（多くは母娘）に1部屋が与えられ，菜食し日に2度

滝に打たれるだけの穏やかな療養の日々を保障していた．「銭勘定と羞恥心が出てきたら病気は治った」と考え，村の雑貨屋に買い物に行かせ，きちんと買い物ができるようなら「もう治ったから，帰ってもよい」と告げていた[4]．この施設は1928年昭和天皇の大礼や兵庫県への行幸が行われたときに，警察署長より施錠，拘禁していない運営を「天皇陛下が神戸に行幸されるこの御世にこんないかがわしいことを」と非難されて，1937年香良脳病院へと改変され参籠施設は廃絶された．その歴史をふまえて生村は，「『近代天皇制』の時間は，天皇が垂直に上昇するのに反比例して精神病者が垂直に落下した時間と解される」[5]として，「一番精神障害者を差別し，偏見と蔑視を抜き難く所持しているのは国家そのもの」であり「今あるような差別と排除は近代国家における天皇の行幸警備に端を発している」[3]と批判していた．

その一方で生村はフィールドワークを重ねながら，「歴史を通して，社会の中でひっそりと継承されている民俗，民間療法」には「ソフトでノンディレクティブな手法とおおらかな待ちの姿勢が共通」し，「人々は，病そのものに内在している回復の仕掛けを壊してしまっては元も子もないことを，いつしか学び取っていったに違いない」[6]と民間療法をとらえていった．民間の経験知への信頼を深めるなかで生村は，「長期的な治療関係のなかでは，相手を暮らしている人，生活者と考えること，病気や治療の嵩をなるだけささやかに，小ぶりにする配慮が大切である」とし，「世間を拡げること，連れを作ること，かかりつけの診療所をせめて3カ所は唾をつけておくこと」を勧めた．そして生村は「こころの病気の治療は精神科医療の専売特許との思い込みはどちらかと言えば妄想に近い．なぜならほとんどの病気は世間と時が治してくれるから」[7]との境地に至る．

5 おわりに

生村が開業当初に提供していた待合室空間の「世間」は，利用者のひそやかなつながりとしての側面を考えれば，現在，各地で行われている当事者のセルフヘルプグループの活動に通じていく．またドアの外に広がる「世間」には，ホームヘルプ事業などさまざまな生活支援が整備され，身体管理だけではない精神障害者への訪問看護サービスも徐々に拡大されている．こうしたフォーマルな地域生活支援が暮らしを支えるなかで，地域でともに生きる「世間」を精神障害者一人ひとりが手にすることができればと願うところである．

生村の遺稿に「分裂サーブ」と題する短編小説がある．話の最後に，精神病院の中庭で行われているバレーボールの試合に南島出身の青年が登場する．

彼はボールを差し挙げ，足を踏みしめると右手を後に引き，碧色の空に向けて咆哮した．「分裂サーブ行くぞ」瞬間，運動場に沸きあがる哄笑．砕け散る精神病院．

生村吾郎が夢見たものを，われわれは今も幻視できているのだろうか？

文献

1) 生村吾郎. 回復をはばむもの―精神医療の侵襲性について. 臨床精神病理 1992；13（1）：9-16.
2) 生村吾郎. 私の社会復帰―精神科診療所の立場から. 精神経誌 1986；88（10）：772-777.
3) 生村吾郎. こころを病むことの意味. 治療の聲 2002；4（1）：35-40.
4) 阪田憲二郎, 生村吾郎, 岩尾俊一郎ほか. 岩瀧寺における「参籠」について―精神病院成立前後の民間療法の一事例. 南 博ほか（編）. 近代庶民生活誌20巻 病気・衛生. 三一書房；1995. pp110-117.
5) 生村吾郎, 瀬川義弘, 岩尾俊一郎ほか.「近代天皇制」が精神医療構造に与えた影響―「府県統計書」並びに「行幸啓誌」の分析を通じて. 病院・地域精神医学 1995；36（2）：155-162.
6) 生村吾郎. 定着と沈黙―精神分裂病を病み終えた人々の暮らしについて. 精神科治療学 1999；14（6）：641-646.
7) 生村吾郎. 引き出し―精神科街医者の外来から. 精神科治療学 2005；20（6）：609-611.

D 先達の臨床活動と業績

3 精神科デイケア『ひるま病室』のことなど

海老澤佐知江
アルバ・メンタルクリニック

1 はじめに

　はじめは確か，母・桂アグリの論文の再掲ということで，このお話を承ったかと思う．だが，いつの間にか私と母の共著という話にすり替わってしまった．スマホを駆使し，英語で海外の友人と文通をする母であるが，昨年卒寿を迎えた．さすがに原稿を書くとなると荷が重すぎる．私がインタビューしたものをまとめ，説明などを少し付け加え，後半に論文の抜粋を加えた．論文は，1960年代の地域精神医療の始まりの話である．なにぶん高齢者が記憶に頼って述懐したものであるので，論文と多少のズレがあるかもしれないが，ご容赦願いたい．

　『ひるま病室』は，日本の精神科診療所における初めてのデイケアの試みとされている．『ひるま病室』は，母が，デイ・ホスピタルを直訳して命名したそうだが，「後で考えたら『病室』というのがよくなかった」と思ったという．突然『ひるま病室』が始まったのではなく，前段階で，患家を病室に見立てた活動，いわゆる訪問医療があり，後には，家族会立ち上げ，外来医療費の助成金給付などの活動があった．

2 『ひるま病室』まで

● 群馬大学精神科で

　母・桂は，1949年，東京女子医専（現・東京女子医科大学）卒業後，国立東京第

海老澤佐知江（えびさわ・さちえ） **略歴**

1963年　群馬県生まれ．
1989年　東京女子医科大学医学部卒．同年，東京慈恵医科大学精神科入局．
1992年　東京慈恵医科大学研究生となる．
越谷吉伴病院，慈友クリニックを経て，2005年アルバ・メンタルクリニックを東京都新宿区に開院する．

一病院（現・国立国際医療研究センター）精神科でインターンなどを経て，父の研究の都合で群馬県に転居し，群大の精神科に入局した．

1年上に生活臨床の創始者江熊要一先生が在籍していた．学年が近いせいか，江熊先生が死去するまで交流があり，自宅での会話のなかによく登場していた．「江熊先生とはよく一緒に稲見教授に叱られた．あるときなどは，稲見先生の住居の公営のアパートまで呼び出され，玄関先で叱られた」そうだ．江熊先生は人物的に優れていて面倒見もよかったのだ．「江熊先生は，患者さんや周囲の人に対し，大変優しかった．（後述する）渋川診療所にも月に1回診察に来てくれて，診断の難しい患者さんなどを診てもらっていた．患者さんを"一喝する"という話が知られているが，そんなところなど見たことがなかった」「ある日，医局会で東一時代に井村恒郎先生から学んだ神経症の力学的治療法などのことを話して，他の医局員から総攻撃された．帰り道に悔しくて泣きながら歩いていたら，江熊先生に『おい，泣くな』と言われて，頭をポンポンと撫でられた」．この"ポンポンと頭を撫でる"のは江熊先生の癖なのかもしれないと思った．というのは私自身，最後に江熊先生にお会いしたときも「いい子だねぇ」と感慨深げな表情で頭をポンポンと撫でられたのだから．江熊先生が亡くなる前の年だった．当時の私は，「小4にもなる女の子の頭を撫でるなんて…」と，訝しく思ったのである（だから，今まで覚えていた）が，今回この原稿を書くにあたり，真相が解明し（まったくプライベートなことが原因で，おそらく私の行く末を案じたのだろう），江熊先生の思いやりの深さに感銘を受けた．

稲見教授のもとでは，「産褥期の精神神経障害」の研究をした（当時，産褥期に注目する者はなし）．その後，厩橋病院に勤務．時代は，1950年代，日本の高度成長が始まりかけ，クロルプロマジンが出現し，日本でも統合失調症の薬物療法ができるようになった．

🔴 厩橋病院で

厩橋病院では，女性の慢性病棟を担当していたが，当時の病棟では，「昆布巻き（昆布を結ぶ）」などの作業があるくらいで，レクリエーションはあるものの，入院者は単調な日々を送らざるをえなかった．クロルプロマジンのおかげで，病状が改善した人も増えた．ボール投げをすると，はじめのうちは反応が乏しくボールを取ろうとする手も出なかった人も，気長に毎日ボールを投げているとボールを両手で受け取るようになった．「クロルプロマジンの出現で，薬物療法ができる．よい方向に病状が動く」と，期待したという．

そこで，病棟を閉鎖しなくてもよいのではないかと思い，看護師さんたちと話し合って，一部の病棟の開放を試みようということになった．開放になる前に，運動場に出る回数を多くしたり，レクリエーションで公園に連れて行ったりして，外に馴染む練習をした．看護師さんが，担当の5，6人の患者さんを連れて散歩や買い物など，外出を重ねた．そのうち，病院の玄関を，時間を区切って開けた．病院の敷地内であったけれど，一人で病棟外へ出ることができるようになった．病状が改善しても，長

い不在で家族は再構成されていて，疎遠であったり帰るところがない患者さんも目立ってきた．自立の道を考えた．

社会復帰できそうな人も出てきた．お手伝いに行けそうな人がいて，「来てください」ということで，一人の患者さんを紹介したが，「行儀が悪い」と言われてしまった．それで，街中での立ち居振る舞いや普通のお茶の飲み方など行儀作法を教えたりした．ボランティアの人が，洋裁や編み物を教えてくれたりした．病院に入院しながら，通いで仕事に行き，馴れると退院して住み込みで働いた．働く先には，よく話して頼み込んでお願いしたという．

渋川診療所へ

1961年，父が突然前橋に隣接する渋川市のある診療所に勤務した．診療所が危機的な状況になり，群大に医師派遣を要請したが希望者はなく，父が手を挙げた．根からの平和主義理想主義者であった父は，海上警備隊総監，初代海上幕僚長を歴任した伯父と大激論を交わし（大喧嘩），一部の親戚からは心配されていたと聞いているが，かねてから無医村での診療を希望していて行きそびれていた．渋川診療所に着任してからしばらく無給で仕事をしていた．1962年になり，精神科の診療所を立ち上げるということで，母を呼び寄せた．臺先生や江熊先生は，母が精神科医を辞めて，内科の手伝いをするのだと思っていたようだった．当時，精神科診療所はそれほどまれであったし，現在のように統合失調症を外来で治療をするという考えはなかったからという．

精神科診療所では，試行錯誤の末，地域において患者さんの家を病室と見立て，家族，保健婦，地域の人々と協力し合って行ういわゆる，地域精神医療を始めた．内科は往診が主であったからその影響があったかもしれないと思う．医師の往診は，家族と話をするのに相手に都合がよい時間を選び「夜討ち」「朝駆け」になった．この様子は，臺教授に呼ばれ，群大の医局で話した．入院しなくてはならない人でも，家族がどうしても家で治したいという人がいて，治療や生活の相談に乗ったりした経験や，「病院の車を訪問する家の近くに停めないでくれ」と言われ，気を遣っているなどの話を臺教授は，興味深く聞いていたという．また，同時に，診療所におけるデイ・ホスピタル『ひるま病室』を開設した．『ひるま病室』を開くにあたり，通所期間は6か月，全員就職を目標とした．『ひるま病室』で行っていた作業は，診療所の内科の患者さんや近所の人が仕事をもってきてくれたもので，工賃は全額本人に渡した．そして，事情を話せば，協力してくれる人は少なからずいて，工場などに頼んで就職させてもらった．

患家の訪問で家族が治療に関心を持ち始め，ついには家族会が発足した．この家族会が自治体の議会に請願書を出して採択され，最終的には精神病患者の外来医療費助成（精神衛生法32条該当者の10割給付）につながったのだった．

今考えてみると，精神病の患者さんをよく見かけたが，素直で大人しい人たちばかりだった．同級生たちが言う，「緑の救急車（都市伝説）」の対象とは思っていなかっ

た．突然，「！＃＊☆〜！」と，自宅に怒鳴り込んで来る人がいたり，「爆弾をしかけてやるー！」という脅しの電話があったり（しかし，私は『その人は，汚いものが降ってくるという妄想のため一人で外出できない可哀想な人なのよ』と説明された），3軒先の民家に精神病の人が立てこもったことがあったりした（うちと間違えたか？）．広告の裏に薄い鉛筆で書かれた長い長い手紙を家のポストに頻繁に入れて，長時間の電話をしてきた患者さんの母親は，小学校の臨時教員として見知った人だった．小学校低学年の私でも違和感がある人であり，自分の最初の患者さんという話題になると，いつもその人を思い出す（私のでもないし，患者でさえもない）．地域で暮らすとは，つまり，このようなことなのである．

3 『ひるま病室』と地域精神医療

以下は，『地域におけるリハビリテーション―精神科診療所の立場から』[1,2]から，抜粋した（読みにくいので一部を漢字に直した）．

1．はじめの頃（渋川診療所）

『昭和37年8月，精神科の無床診療所が開設された．今でこそ精神科診療所の仲間も増え，折々に集まりを持つこともできるようになったが，当時はまだ精神科診療所はほとんどなかった．私はといえば，前日まで精神病院にいた者が，今日は外来診療所に移ったという状態で，身の置場所こそ違え，精神科医としての構えは精神病院の医師そのものから全く抜け出てはいなかった．というより，何をどうしたらよいのか，途方に暮れていたと言った方が本当かもしれない．渋川という土地に全く馴染みがなかった．一体どうやって患者を外来だけで治療し，社会復帰させることができるのだろうか．外来診療所が果たしうる役割は何であろうか，全く不安であった．幸か不幸か，患者が来なかった．たまたま患者が来たと思って意気込むと，それは神経痛だったり，内科でさんざん検査をしたあげく，手を焼いたような患者が不承不承精神科に回ってきただけだった．慢性患者の社会復帰に，及ばずながらも，取り組んでいた精神病院の頃が無性に懐しく，郷愁にかられた．患者が来ないということは私に自信を失くさせた．今考えるとそれは孤独な闘いであった．医者が患者を診られないほど苦痛なものはないと無念の涙を飲んだものである．しかし，じっと耐えて待つより手はなかった．』

『入院中心主義的な考えから，家族に入院はどうかと聞かれれば，"入院しなさい．そしてよく治療してもらいなさい．"と言い，できるだけ良いと思う病院に送りこむ橋渡しをすることに終わってしまった．この時点では，私自身"精神科診療所"の医師ではなく，本質的に"精神病院"の医師であった．私自身の経歴における精神病院での医療や，従来の精神医療において，占めた精神病院の位置は，あまりにも大きかった．』

2. 患家を病室にみたてた

『患者を見渡すと，未治療の者から，治療を中断した者，再発を繰り返す者，そのために治療を放棄した者など様々であった．これらの患者をどう正しい医療の線に乗せ，社会復帰させることができるだろうか―それには患者を生活の場で捉える必要があると思った．"患者は診察室で待ってばかりいるものではない"ことに気がつき，積極的に患家訪問に出かけはじめたのもこの頃からである．』

『こうしたなかで，患者家族の悩みや要求を聞くこともできたし，実際に目のあたりに見ることができた．それは精神病院にいた時には考えられなかったことである．病気の長い経過は患者家族を精神的にも経済的にも疲れさせていた．』『患家訪問をはじめたこの頃から，起床，洗面に始まる日課表をつくり，家族に渡し，家族も治療の一員に加わるよう働きかけた．しかし，家族への過大な要求や，家族まかせは，家族の不安や，自信のなさをかえって増すことになり，結果として看護を放棄し，病院に預けたいという気持ちを家族の中に作ってしまったこともあった．』

『通院治療中の分裂病患者の4～6名を対象に，情況に応じて，毎日ないし2～3日に1回訪問をした．寝込んでいる患者や，自閉的にぶらぶらしている患者の家には，朝看護婦が行き，寝ているのを起こし，洗面，結髪をさせたり，家事，内職など患者と一緒に仕事をした．実際，"寝込んでいたら起こしなさい"という医師の指示に家族はどんなに戸惑うことがあるだろうか．"いくら起こしても起きないんです"，"あんまりいって暴れでもされたら困るし……"，"布団をつかんでいて放さないんです"など．結果として，寝込んでいる患者を見て，家族の起こし方が悪いのだと責めることはないだろうか．午後は医師が往診あるいは訪問をし，家族から問題点を聞き患者への働きかけを行った．拒薬がちの患者には，日に3度も服薬をさせるように医師や看護婦が行ったこともある．これらのことを通じて家族が治療の重要な一員であることを理解し積極的になったことは事実である．』

『入院した方が早くよくなるという考え，入院した方が十分治療してもらえるという考えは，家族の頭の中に意外と強い一面をもっている．通院治療で社会復帰させようという努力などこの人たちにとっては信じがたいことのようである．』

『患家を病室にみたててのこの活動には，ずいぶんと困難があった．医師や看護婦がどんなに患家訪問をし，患者や家族に治療上の指示をしても何ら医療報酬のないことである．しかし，治療面では地域の中で患者を治すことに一定の自信をつけさせてくれた．この方針は家族の側についてみると，家族に患者の扱いを身につけさせ，患者の治療に積極的に参加させうるという優れた面があり，治療者側から見ると，患者を生活の場で直接見ることができたし，患者や家族の様々な悩みや要求を直に肌身に感じとれるという良い点があった．しかし，この方針に対立するものとして，患者の興奮―特に暴力の問題がある．それも家族に対するよりは，隣近所に迷惑が及ぶのを恐れるとき―この場合，何某かは家族のとり越し苦労が多いのであるが―入院ということになりがちである．加えて，従来からの，入院中心的な精神治療が，一般住民に

与えた，患者は入院しなければならないとか，入院した方がよくなるとかいった一面的な理解である．

　ここで私の反省をつけ加えれば，前者については，江熊らのいう，生活臨床的手法を適用したならば，多少の違った結果が得られたかもしれないこと．後者についていえば，入院治療のみでは精神医療が完結しないという現状，精神障害者のかなりの部分は通院治療が可能であることを，より宣伝教育すべきであった．しかし，患者の増加と人手の不足は，この体制を支えるのは容易ではなかった．まして薬代しか入ってこない現行の保険医療では，経済的に非常に苦しいものであった．内科の収入を食っているといわれたものだ．しかし，在宅の患者を治療するのには，家族と密着しなければうまくゆかないと思い，患家訪問をさらに強化するため，保健婦を採用した．』

3．ひるま病室の開設

　『患者が少しずつ増えるに従って，欠陥状態にある患者も当然増えた．家族からは，朝きちんと起きるようにしてもらいたい，せめて日中は起きて，人がきたら，"いいあんばいです"位言ってもらいたい，なんとか仕事ができるようにしてもらいたい，という希望が強かった．そこで，患者を毎日診療所に通わせて，一定の決まりのある生活をさせるようにしようということになった．家族からも是非お願いしたいという希望があった．私たちがひるま病室とよんでいたもののはじまりである．とりあえず，当初は5人の分裂病の患者を選んだ．病状の他に地理的に近いこと，家庭の事情なども十分考慮にいれて選んだ．

　主に作業に重点をおいて1日が計画された．診療所に来ている内科の患者が，自分の家の仕事を，こちらの条件にあわせて（急かさない，少ない数でも良い）好意的に提供してくれた．輸出用のネオンランプにコードを差し込む，極簡単な仕事であった．午前9：30～午後3：00まで弁当持参で通ってきた．保健婦か看護婦が常時一人世話焼きに当たった．作業の他に，散歩，買物，運動，ゲームなど日課を作り働きかけを行った．症状，生活の特徴を把握できたし，服薬の管理もできた．

　1週間すると落伍者がでてきたが，迎えに行って連れてきたりもした．半年後，一人は近くの印刷所に就職させた．当時はまだ頑固で被害妄想をもっていたが，あまり表面には出さない状態であった．印刷所の主人に，与えられた仕事はすると思うが，積極性が少ないこと，人付き合いが上手く行かないことを話し，服薬の管理もお願いした．』

　『ひるま病室は，精神科診療所のひとつの武器であると思った．それは第1に，地域の欠陥状態の分裂病をかかえることが多い診療所では，通院治療をより充実し，全うするためであり，第2にこれら患者たちの社会復帰への足がかりにもなるからである．』

　『精神科診療所がひるま病室をもつということは，患者家族の根強い要求であり，これを医療の問題としてみると，患者の通院治療を充実するという点から，精神科診療所に受診する患者の層を厚くし，その機能を充実，発展させる上で，意味があった．』

4. 地域患者家族会の発足

『昭和40年10月24日，渋川市内と子持村を中心に家族会が結成された．渋川診療所で治療中の患者家族が主であったが，同時に同じ地域の入院患者家族，他院所で治療中の家族も参加した．42名で主として分裂病の家族である．同じ悩みを持つもの同志の苦労話，なぐさめ合いから，次第に医療側に対して，いろいろの要求を持つようになってきている．"病気がわるくなるときは，寝るとき布団をかぶって寝るんですよ．寝方をみていても具合がわるくなりかけるときはわかるんです"という親．どうしても薬をのまないとき薬をいれる献立，味のつけ方まで，家族が患者にむけている鋭い観察と工夫には学ぶものが多かった．"くすりを卵焼きに入れて一緒にやいても効果は変わらないでしょうか"という問に私は答えることができなかった．

こういう中で，家族同志の間に，患者のための仕事の斡旋などが少しずつ行われている．地域保健婦と一緒に訪問が始まったのもこの頃である．こうして7年がすぎた．リハビリテーションの取組みというのにはおこがましいような気がする．しかし，どの症例をとってみても，社会復帰をめざすため努力されていたことだけは事実である．』

5. おわりに

『いかにリハビリテーションに取り組んでいるかといえば，それは患家を病室にみたてての家庭訪問，往診による指導，ひるま病室の運営，地域家族会の結成，地域の保健所，役場などでの精神衛生相談，養護学校や精薄施設などの相談などなどである．このような活動は，リハビリテーションという点からみれば，いささか的をはずれているかもしれない．しかし，これが正直な実態である．毎日来る一人一人の患者の誰をとっても，社会復帰を考えないものがあるだろうか．病院に入院しさえすれば，通院よりはよく治るという風潮，そして，日本の精神医療に従来根強く続いている安易な入院中心主義に反対し，他方では，従来の精神病院までも含めて，これまた根強い，患者を待っている受け身の非積極的な医療に反対して，苦渋に満ちた年が経過した．そうして，大学や大病院だけでなく，地域におけるささやかな精神科診療所においても，より早く，より確実に，患者を社会復帰させたいと強く願ってきた．それはまた，家族の切実な要求でもある．こういう大事なことが現状では医師，看護者と地域の人たちの善意のみによって，辛うじて支えられているにしかすぎない．現行の医療制度では経営という側面を無視しなければできないことである．精神科診療所の―精神病院においても同様に―リハビリテーション活動を，やればやるほど経営上穴が開くというこの仕組みは，精神障害者を病院に閉じこめるか，あるいは全く放置し，本質的にはその人間的な存在を全く無視し，押し殺すやり方であると言わざるを得ない．』

『"この病を得たる不幸，そしてこの国に生まれたる不幸"という言葉が，過去の言葉になるように，精神科医は多くのチエをもって，この作業を急がねばならないのではないだろうか．そのときにこそ，真の精神科リハビリテーションが，展開されることであろう．

最後に，困難があるにもかかわらず，われわれは希望を見出していることをつけ加えたい．それは，県内精神科診療所などに通院治療中の患者数が，昭和40年4月に382人であったのが，昭和44年4月には，1550人と約4倍に増加（県の資料による）していることである．精神科診療所が増加したこともあるだろうが，基本的には精神科診療所が，地域の精神医療の中で，一定の役割を果たしつつあるということである．われわれはこのことを肝に銘じ，よりいっそう地域への定着を深め日本の精神医療の充実のため，精神科診療所の旗を高く掲げて進むものである．』

文献

1) 桂アグリ．地域におけるリハビリテーション―精神科診療所の立場から．臺　弘（編）．分裂病の生活臨床．創造出版；1978．pp176-185．
2) 桂アグリ．精神科診療所の立場から．江副　勉（監）．精神科リハビリテーション．医歯薬出版；1971．pp493-506．

D 先達の臨床活動と業績

4 夢と消えたクリニック開業とその残渣

神田橋條治
伊敷病院

1 まえがき

　学生時代から学問の適性がなく臨床家になるしか能がないと知っていました．精神科に入局して臨床の楽しさを知ると，その思いはさらに膨らんでいきました．生来，マネージメントの能力がないので，組織人としての人生は苦しく不幸なものになるとの確信がありました．その2つの理由で，大学での生活が長くなるにつれて，生きにくさが募り，クリニックで診療を専らにする人生を思い描き，それに適した診療のスタイルを具体的に模索することでこころを慰めるようになりました．いよいよ決断の年齢が到来したとき気づきました．クリニック開業は小なりといえども組織であり経営の才が必要です．自分には皆無の才能です．迂闊でした，がっかりです．開業の夢は消えました．幸い義兄の統括する伊敷病院に就職して自由に臨床をさせてもらい，以来30年を超えました．今では週3日のパート医として外来を中心に診療をしています．80歳にしてようやく，若い日の夢が実現しました．諦めないものですねぇ．そして気がつくと，ボクの半世紀を超える臨床の工夫の多くの部分に，クリニック開業の心づもりが残渣として影さしているのです．今回，機会を与えてもらいましたので，それを披露しておくのも一興かと思います．

　開業で妻子を養っていくには一日50人の外来をこなせばなんとかなるだろう，というのが若い日の想定でした．現在のボクは新患を含めてほぼそのくらいの外来を診ていますので長年の技術の蓄積が役立っていると感じます．もっとも，ボクは野戦病

神田橋條治（かんだばし・じょうじ） 　　略歴

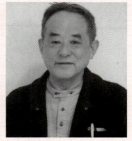

1937年鹿児島県生まれ．
1961年九州大学医学部卒．1962〜84年九州大学医学部精神科，精神分析療法専攻，1971〜72年モーズレー病院ならびにタビストックに留学．1984年より伊敷病院（鹿児島市）．
主な著書に，『精神科診断面接のコツ』(1984〈追補版1994〉)，『発想の航跡　神田橋條治著作集』(1988)，『精神療法面接のコツ』(1990)，『精神科養生のコツ』(1999〈改訂版2009〉)〈以上，岩崎学術出版社〉，『治療のこころ1-16』(2000〜2010)，『対話精神療法の臨床能力を育てる』(2007)〈以上，花クリニック神田橋研究会〉，『技を育む』(2011，中山書店)，『治療のための精神分析ノート』(2016，創元社) など，多数がある．

院の雰囲気が臨床の原点だと思いますので予約制を採りません．そのせいで，来院数には極端なバラつきがありますが，それも技術の精錬のチャンスだと思っています．与えられた時間内でそこそこの医療サービスをするには，瞬間・瞬間に医療サービスの優先順位を選定して取捨選択せねばなりません．そこに真剣勝負の味があり充実感があります．

2 辺縁から

　野戦病院の任務は緊急支援ですから，目のつけどころは「ヒア・アンド・ナウ」です．ヒアは空間概念でありナウは時間概念です．目の前の事態を流れとして眺めると，ヒア・アンド・ナウは本質から最も遠い辺縁・末端です．たとえば遺伝子情報はその患者の医学的診断と見通しにとって最重要のデータですが，当面の医療サービスには無縁です．患者が腰を下ろすときの動きや第一声の音調は，医療サービスの選択にとって，当面の最重要データです．語られる内容はその次に重要です．

　辺縁・末端のデータを採取しながら，本質すなわち来院までの経過の流れと空間の推移とについて思いをはせます．本質診断についての仮説の想起です．ジャンルの異なる仮説を少なくとも3つ思い描くようにします．診断のポカを防ぐ方策です．そのとき依拠するのは「雰囲気・味わい」です．患者その人とその周辺が醸し出す味わいです．しばしば，職員の反応や表情も「周辺」に含まれます．屋台ののれんをくぐった瞬間の感知と同じものです．業種は異なってもベテランと呼ばれる技術者に共通の能力ですが，意識して修練すると身につくのが早いだけです．初め3つから練習すると，次第に数が増え，しかも意識の表面からは淡いありようになります．ベテランの完成です．

　以上はアナログの感知の育成ですから，テスト・数字・チェックリストなどのデジタル情報に依拠する習慣を身につけると，感知の育成は阻害されます．医療サービスの外だけで輝く専門家への道です．アナログの世界では，データの分断・融合，さらにはそれらへの重みづけが絶え間なく増減し変動し続けます．その動きをとめるのがデジタル文化の使命です．

3 治療サービス

　治療を考える際の基本仮説として「精神科の病気の本質は脳という臓器の生活習慣病である」としておきます．他の臓器の場合と同様に資質と負荷との相剋です．他の臓器と異なるのは，資質や負荷についてのデータが乏しいことです．そのうえ病の本質についてのデータが得られてもその治療は外来での短期治療には向きません．ここでも辺縁・末端から手をつけるのが実務です．基本精神は「頭を使い・その他を節約」です．治療における最も強力な働き手が「自然治癒力」であるのは他の臓器と同じです．やや異なるのは，脳の場合には症状自体に自然治癒力の反映が顕著である点です．

それはコーピング（なんとかする）が脳の本来の機能であることから当然なのです．症状のなかにコーピングの動きを嗅ぎとりそれを活用するのが「頭を使う」の作業です．下手な・的外れのコーピングとみえても，直ちに排除・消去するのでなく，なんとか微修正で活用できゃしないかと「頭を使う」のは楽しいトレーニングです．「人を見て法を説く」の延長です．

コーピングの雰囲気には資質がさり気なく反映されています．もう一つ資質のあからさまな表出は幼稚園時代にあります．社会生活の初体験において人は資質をフルに使って負荷をなんとかしようとするからです．幼稚園時代の記憶を参考にするよう，患者に助言するのは「労少なく・功多い」治療サービスです．

存在したもの・存在するものは，それなりの訳があるのだと前提しておくと，いろいろなヒントがつかめます．「悪を排除し退治する」方針・努力では「労多くして・損失多い」治療サービスになります．脳を痛めつける生活習慣だって，やむをえない一理があるものです．

治療成果を判定する際は「雰囲気・味わい」で決めましょう．このときデジタル情報を指標にすると全体主義ミニ国家の味わいになります．患者の側は「雰囲気・味わい」をもとに減薬したり通院をやめたり転医したりします．それはしばしば失敗に終わるにしても自立・養生への意欲の芽生えと試行錯誤だと評価し，奨励したりするのが精神療法の一技法です．

4 精神療法

精神療法の核心は「自己実現」です．遺伝子の実現です．「鵜は鵜のように，カラスはカラスのように」です．しばしば対極となるのが「適応」です．「学習」という名の異物外界とのすり合わせだからです．3歳児反抗は発育によって時代錯誤となった学習パターンのアップデートです．自己実現志向です．思春期反抗は次のアップデートです．これでアップデートのためのアプリが完成し，以後の学習成果のアップデートは自動化になります．ですから，3歳児反抗と思春期反抗の有無は資質判定の重要なデータです．

「よりよい妥協」を求めて模索し続けるいのちを支持し続けるのが精神療法の基本です．「こころさん，わたしの脳を大事にしてね」と自らに語りかける呪文を習慣にするのが，自前の支持的精神療法です．治療者はそれを外側から支えます．

「退行」は最も有力な自発精神療法です．古い学習成果のアップデートの開始期です．多種多様な「退行」を生活のなかに組み込むのは最良の健康法です．

理論基盤を備えた本格的な精神療法は，時としてその異物文化への「適応」を強いることになりますので，つまみ食いやヒントと位置づけるのがコツです．

「頑張る」は緊急対処です．このコトバが登場したときは，①目的は？ ②いつまでか？ ③その後の休息法は？ ④成果の判定基準は？ と問いましょう．4点セットが備わっているほど「トレーニング」であり，欠けているほど「苦役」になります．

5 薬

　薬は本質として異物です．なんとかしようと試行錯誤している自然治癒力を援助するための異物です．「処方を考える」際に「どのような援助になるか」を仮説することが役立ちます．症状をすべて「敵」とみなし「退治する」ための「武器」とみなすと，多剤・大量への道となります．アメリカとベトナムとの関係の歴史がヒントになります．総じて医療で「戦い」の雰囲気が登場すると悔いが残ることが多いようです．

6 おわりに

　医療は利他の行為です．利他は自愛の拡張系だとブッダが教えているように思います．人生の終末がみえてきた今，「道に迷っているばかり」だった自分の人生を「これしかなかったんだ」と振り返っています．

E 病院と診療所の連携

1 精神科病院から診療所に望むこと

田中　究
兵庫県立光風病院

はじめに

　精神科病院も精神科診療所も精神科臨床の場としてはさほど異なることはないはずである．精神科病院には入院病床があり，一般的には精神保健福祉士や作業療法士，心理専門職など多職種で構成されているが，患者が精神科専門職に出会う場所として違いはない．わが国の近代の精神科医療は，江戸時代に民間療法を行った宗教施設から派生したものに加えて，拘禁的設備をもつ大阪と東京にあった病院的施設が過渡的に存在したが，明治維新以降の近代型精神科病院として設立された京都府癲狂院(1875)，東京府癲狂院(1879)に始まる[1,2]．一方，加藤瘋癲病院(1787)を開設した加藤照業は病院開設に先立つ1875(明治8)年に精神科標榜の医院を開設しており，それが近代の精神科診療所の始まりと推測される．すなわち，近代精神医学のもとに精神科病院も精神科診療所も同じ歴史の上に存在する．その後の精神科病院の歴史については，多くの成書があるが，周知のように1964(昭和39)年のライシャワー事件をはさむ1950年代後半から1970年代はじめにかけての高度成長期に多くの精神科病院は設立され，精神科診療所は1974(昭和49)年に150施設が集まって精神科診療所協会が設立されている[3]．

　こうした過程で，精神科病院は都市郊外にあって入院機能をもつことで精神科診療所の補完的な役割を担い，精神科診療所は市中にあって地域における外来診療機能を担うという相互補完的関係が成立していったと推測される．しかし，人口減少や統合失調症をはじめとする精神病圏の軽症化，疾病構造の変化などによる入院必要性の減

田中　究 (たなか・きわむ)　　　　　　　　　　　　　　　　　　　　略歴

1956年兵庫県生まれ．
1984年徳島大学医学部卒．神戸大学病院で研修し，揖保川病院，兵庫県立こども病院，沖縄県立八重山病院を経て，1995年から神戸大学病院に勤務．2014年より兵庫県立光風病院院長を務める．

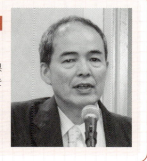

少，精神科病院のあった郊外の市街化などによって，治療ニードは入院から外来へ移行し，相互補完的関係は崩れ，競合的なものとなっている．さらに，障害を疾患からではなく生活の視点でとらえる，「医学モデル」から「生活モデル」への大きな転換によって，精神科治療は入院治療から地域生活支援に移行し，それに伴って精神科医療における診療所の位置づけが大きくなっているといえよう．

この患者の地域移行のなかで，精神科病院も患者の地域生活支援を臨床活動にとり入れざるを得なくなり，地域での展開に機動性に富む精神科診療所にこうした部分を委ね共同的な臨床活動としたい部分も少なくない．このために，郊外にある精神科病院がいわゆるサテライト診療所を市街地内に設置する例も少なくない．統合失調症をもつ患者において，こうした課題について論じる．

2 精神科病院の入院と退院

精神科病院と診療所の差異を端的にいえば，精神病床という入院施設をもつかどうかということになろう．もちろん，診療所が入院施設をもつこともあるものの精神病床ではなく，同様に大学病院，総合病院などでも入院病床は精神病床ではないなどのこともある．今後，展開するであろう精神科診療所の多機能型施設化において[4]，入院機能がショートケア施設でまかなわれることもあるだろうと推測される．

しかし統合失調症をもつ患者について精神科診療所からの精神科病院への依頼は，発達障害や双極性障害などとの鑑別診断やデイケアのための外来紹介があるものの，多くは入院紹介である．幻覚妄想状態における精神運動興奮など急性期症状に対して，包括的地域生活支援プログラム（assertive community treatment：ACT）による介入[5-7]やオープンダイアローグなどの地域精神科医療システムを背景にした精神療法的介入法が開発されているものの[8,9]，依然入院治療の必要性は残っている．こうした入院はいわゆるスーパー救急病棟やそれに準じた体制をもつ精神科病院が受けもつことが多くなっている．また，併存症治療や錐体外路症状をはじめとする精神科薬剤起因による副作用に対する薬剤調整目的での入院もしばしばみられる．さらに地域で暮らす患者の生活の疲れや同居する家族の疲れからのレスパイト目的の入院も，将来はショートケア施設で担われるだろうが，患者の精神症状の悪化を予防する目的で行われている．

いずれにしても，自院の通院患者が入院する場合には，精神科病院の医師，看護師，精神保健福祉士，作業療法士，臨床心理士ら治療スタッフはその患者の生活背景，すなわち家族状況，キーパーソン，経済状況，住居などの地域との連携などに関する情報や，またその患者の特性すなわち認知スタイル，価値観などをある程度把握していることが多い．こうした場合，急性期の精神症状の治療にしても，レスパイト目的にしても，患者の「人となり」を背景にして穏やかに行われやすい．さらに，精神症状の特徴，治療反応性が把握されていて，治療の経過や転帰への予想がつくこと，以前の入院中に構築したその患者との関係性などに支えられて，治療スタッフとの関係は

安定したものになる．

　しかし，初めての病院での入院，特に急性期の緊急入院では，前述の情報は抜け落ちてしまうことがしばしばある．また，普段の通院先の精神科診療所から紹介されてくる場合であっても，精神症状が安定しての通院が続いているなかでの急性増悪の場合などには，こうした情報をそれまでの通院先である精神科診療所でも十分に把握できていないことがある．入院を受けた精神科病院ではこうした情報をできるだけ早く多く収集しようと，それまでの通院先に照会するが，簡単な治療経過，現在症と薬剤情報だけのことが多く，さらにそれさえも時間のかかることが多い．こうした連携が円滑にいく方法の一つがサテライト診療所であると考えられるが，それがいわゆる「囲い込み」の一翼を担うことも理解する必要がある．

　一方，入院治療が一区切りつき，退院し地域生活に戻る際に，入院していた精神科病院に通院する場合もあるが，精神科診療所に通院先を求めることも少なくない．入院前の通院先のこともあるが，新たな診療所への通院の場合もある．前者の場合には，治療スタッフは症状の変化や退院見通しなどを入院中から診療所と連絡調整し，診療所担当医も患者も相互に知っているので不安も少なく，円滑に退院し地域生活に戻っていく．しかし，後者の場合，特に診療圏が異なる場合などには退院前の情報伝達，共有が不十分になり治療科からの脱落や再燃につながりやすい．医療観察法指定入院機関から退院し，指定通院機関へ移行する際の退院前訪問や指定医療機関とのカンファレンス開催などと同様のことを，退院前訪問指導料だけでまかなえないが，地域定着のために実施せざるを得ないことも多い．

3 症例提示

　Aは短大卒業後，会社員として勤めていた22歳時，「テレパシー体験」と「替え玉妄想」を訴えて精神科病院を受診し，統合失調症と診断され薬物療法が開始された．幻覚妄想状態が持続し希死念慮も認めたため，約6か月間の入院加療を受け，寛解状態に至った．心理教育を受け，病識もあって薬物療法の必要性も認識できており，退院後も外来通院を継続し比較的安定して過ごし，作業所に参加していた．

　作業所で知り合った同世代の男性（双極性障害）と親しくなり，両親の支援もあって24歳時に結婚した．夫婦ともに障害基礎年金を受給し，25歳時に夫が障害者雇用で就労，26歳時に転勤となった．転勤後も約2時間かけて通院してきたが，27歳で男児を出産してからは近医精神科診療所に転医した．妊娠中に薬物への懸念が強く，減量しながら，地域保健師と連絡を取り，訪問看護師の派遣が依頼された．出産後は家事ヘルパーを依頼，支援を得て安定して生活していた．

　33歳時に夫は再び転勤となり転居した．Aの症状はほとんど寛解して家事もある程度できていること，福祉サービス基準の違いなどもあって訪問看護，ヘルパー利用は引き継がれず，転医先の精神科診療所医師もその必要性を強くは認識していなかった．34歳時妊娠，妊娠中に幻覚妄想状態となって再発したが，薬物療法を勧める主

治医をAは頑として拒否し，通院は中断した．

　男児を出産したが，不眠，幻覚妄想状態に加えて次第に精神運動興奮が強くなり，夫，長男に食器を投げつけたり，長男を絞首しようとして夫が目を離せない状況となり，出産後4か月目に精神科病院に緊急入院となった．夫はAの入院と並行して抑うつ状態を再発して休職し，家事育児もできず，長男，次男はそれぞれ福祉施設に入所した．

　精神科病院でAは荒廃状態と判断され，退院の目処もつかないといわれ，夫は初発時担当医である筆者に連絡してきて，故郷での治療が奏功する可能性や高齢ではあるが母方祖父母の面会の意義などを主張し転院を希望し，高齢の両親も来院して同様の主張をし，精神科病院入院後7か月目に転入院してきた．転院時には幻覚妄想が顕著で幻聴，幻視，人物誤認（カプグラ妄想）などを訴え，独語，空笑して落ち着きなく部屋を歩き回っていた．薬物療法を含めた治療の見直しを行い，初回入院の際に交流した看護師らとの会話を通して，次第に症状は軽減していった．転入院後6か月目に長男に面会後，テレパシー体験は残存したものの急速に症状は安定した．

　本症例は統合失調症の再発例である．初回入院で心理教育を受け，地域支援も受けて安定した家庭生活，社会生活を送っていたが，第2子の妊娠を契機に再発した．精神科病院への通院中に地域保健師や家事ヘルパーなどとの連携ができ，そのうえで精神科診療所への紹介が行われた．医療機関同士の紹介状を通した情報に加えて，地域保健師間，ヘルパー間での申し送りによって家族状況，経済状況，住居などの情報，Aの生活スタイルなどが伝えられ，それはさらに地域保健師，ヘルパーを介して診療所医師に伝達され，安定して過ごしていた．しかし，ほぼ寛解し，訪問看護，ヘルパー利用を中断したことから，生活に関する細かな情報は抜け落ち，診療所間での情報は簡単な経過，現在症と薬物情報程度となり，さらに訪問看護やヘルパーからの情報も伝えられることなく，新たな診療所での通院治療が開始された．こうしたなかで妊娠し，薬剤への懸念の強いAは自己中断して，再燃，緊急入院した．精神科病院では「うつ状態」の夫からと遠方からまれにやってくる両親からの情報に加えて，精神科診療所からの情報だけで，治療の見通しをもつことが困難だったのか「荒廃状態」と家族に告げることになった．故郷の精神科病院への転院はスムーズに進んだものの，その後の回復には時間はかかり症状を軽度に残存したが，家庭復帰していった．

4　おわりに

　新たな人の出会いは，誰にとっても緊張し，少々億劫なことでもある．あらかじめ相手の「人となり」がわかっていれば，その緊張は少し和らぐだろう．入院にせよ，退院にせよ，統合失調症の人が転医する際も同様で，その「人となり」を伝えられることができれば，「植え傷み」は最小限にとどまる．

　こうした「人となり」はさまざまなものから成り立っている．誰と一緒に暮らし，

誰と仲がよくて，誰と仲が悪いのか，それはどのような変遷を経てきたかなどの家族状況，誰がキーパーソンか，経済状況，住居の場所や様式，近隣の人との付き合い方や家事などを含めた居住の状態，信仰など，細かな生活の状況や地域の支援機関との付き合い方，何が得意で何が苦手かなどの認知スタイルや何を好み何を好まないのかなどの価値観などもそれに含まれる．それまでの病状経過や薬物情報，精神症状の特徴，治療反応性はもちろんのこと，こうした「人となり」を伝え合うことが重要であると考えている．

　これらは，その人との治療関係が維持されれば自然と知っていくものであり，その過程のなかで「おなじみ関係」ができ上がっていく．この「おなじみ関係」のなかで先述の「人となり」を構成する要素は語られていくことが多い．これらの変化が症状の変化に関連しやすいので，特に統合失調症をもつ人の場合には，治療上重要なものと考えている．卑近で凡庸なものであっても，その変化は治療上の手がかりになることが多いのである．

　結局，こうしたことの伝達は精神科医療機関間で相互に伝達し合うことが重要であり，一方向性となってしまわないように留意しておきたい．

文献

1) 小俣和一郎. 精神病院の起源　近代編. 太田出版；2000.
2) 八木剛平, 田辺　栄　日本精神病治療史. 金原出版；2002.
3) 精神科診療所協会. JAPC について.
　　http：//www.japc.or.jp/about/index.html
4) 窪田　彰. 多機能型精神科診療所による地域づくり. 金剛出版；2016.
5) 高木俊介. ACT-K の挑戦. 批評社；2008.
6) 高木俊介. 精神障がい者地域包括ケアのすすめ. 批評社；2013.
7) 伊藤順一郎. 精神科病院を出て，町へ. 岩波書店；2012.
8) 斎藤　環. オープンダイアローグとは何か. 医学書院；2015.
9) ヤーコ・セイックラ, トム・エーリク・アーンキル／高木俊介, 岡田　愛（訳）. オープンダイアローグ. 日本評論社；2016.

E 病院と診療所の連携

2 精神科病院に期待すること
――精神科診療所の立場から

上ノ山一寛
南彦根クリニック

1 はじめに

　全国で300万人以上の方が精神科医療を受けているが，その9割以上が外来通院をし，地域で暮らしている．2004年に打ち出された精神保健医療福祉の改革ビジョン以降，入院医療中心から地域生活中心へというスローガンが掲げられてきたが，精神科診療所の位置づけについては必ずしも明確ではなかった．必然的に，精神科病院と精神科診療所の連携モデルもなかった．

　精神科診療所は地域に暮らす精神障害者の身近にあって，よりよい社会生活を送ることができるよう支援するための最前線に位置していると自負している．全国に展開した精神科診療所を，有力な社会資源と位置づけた，わが国独自の精神保健医療福祉体制の構築が望まれる．それと同時に，精神障害者の地域移行や精神科病床の機能分化が進められていこうとする今日，精神科病院と精神科診療所の新しい連携モデルが求められている．

2 精神科診療所の現在

　精神科診療所医師は，かかりつけ医という側面と，専門医という側面をもっている．その割合は，診療所医師の個性やライフスタイルに応じて，多様である．診療体制も医師と最小限のスタッフで構成される個人商店型から，多職種・多機能をもつ重装備型まで多様である．地域差も大きいため，精神科診療所を一言で表すことは難しい．

上ノ山一寛（うえのやま・かずひろ）　　　**略歴**

1976年京都大学医学部卒業．
1976年長浜日赤精神科．
1979年慈恵中央病院．
1983年湖南病院．
1990年南彦根クリニック開設．
1999年医療法人遙山会設立．理事長・院長．
現在に至る．

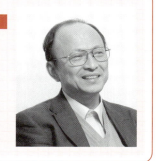

多くの診療所が集中している都市型から，過疎地域における孤立型まで多様である．

今日の診療報酬体系は，医師一人の働きに大きく依存したモデルによって組み立てられており，チーム医療や，地域連携への評価はまだまだ乏しい．それでも，さまざまな形でチーム医療やアウトリーチを行い，関係機関との連携を図りながら，精神科診療所の機能強化を推し進める試みが行われている．

地域生活では社会資源が分散化し，また利用者のニーズも多様化している．精神科診療所では，これまで病院で行われてきたような，生活をすべて抱えこんでいくようなサービスを提供することはできない．1か所で支援が完結しない以上，さまざまな社会資源をつなぎ合わせ，それぞれの足りないところを補い合っていく仕組みが必要である．利用者のかたわらにあって，利用者のニーズに沿って，支援体制を組み立てていくケアマネジメントの考え方や手法が求められている．一つの診療所の周りにさまざまな資源の配置があり，それらの協力・連携のなかで，利用者の地域生活支援が効果的に行われる．そこにこそ精神科診療所医療の技術の集積がある．

3 精神科病院の現在

わが国の精神科病床数は高いレベルでとどまっており，脱施設化が進んでいないといわれている．精神科病床数については，慢性期病床のカウントの仕方が国によって異なっているため，単純な比較は難しい．平均在院日数についても長らく高止まりだったが，徐々に減少してきている．最近の病院報告によれば1989年に496日だったが，2012年には292日まで短縮されている．2011年度の厚生労働省推計によれば，1年間に39.7万人が入院したが，そのうち23万人（58％）が3か月以内で退院し，1年以内には34.6万人（87％）が退院している．

精神科医療の機能分化と質の向上などに関する検討会の整理（2012年6月）によれば，今後は重度かつ慢性の患者を除いて，1年以内に退院させることが求められている．そのうち，3か月未満の患者に対しては，医師看護職員は一般病床と同等の配置とするなど，安全で質の高い入院医療を提供することとし，3か月から1年未満の患者に対しては，多職種によるチーム医療の促進などにより生活機能を向上させ，退院支援をより充実させるとしている．

このように新規入院者の早期退院が進められる一方で，約20万人が1年以上入院しているという現実もある．2011年度の厚生労働省推計によれば，1年以上の長期入院者が毎年5万人退院する一方で，新たに5万人が1年以上の長期入院者となっているため，長期入院者の数に大きな変化が認められない．

長期入院者の問題は統合失調症圏の問題でもある．2011年度患者調査によれば，20.6万人が1年以上入院しているが，そのうち13.1万人（63.5％）が統合失調症圏である．1年以上の入院者の高齢化は顕著で，55歳以上は80％にのぼり，そのうち55歳から74歳まででみると統合失調症圏の患者が77.3％である．

これに対し，「退院に向けた意欲の喚起」「本人の意向に沿った移行支援」「地域生

活の支援」などを行うとともに，病院の構造改革にかかわる取り組みが積極的に行われている．2016年度診療報酬改定では地域移行機能強化病棟が位置づけられ，病床削減に向けてさらに一歩を進めていくことが求められている．

4 精神保健福祉法の改正

　2013年6月精神保健福祉法が改正され，精神障害者の地域生活への移行を促進するため，精神障害者の医療に関する指針を策定し，保護者制度を廃止し，医療保護入院における入院手続などの見直しを行った．また，精神医療審査会に関する見直しも行った．

　医療保護入院者に対して，退院後の生活環境相談員を選定し，地域援助事業者と連携しつつ，退院支援委員会を開催するなど，地域生活への移行を推進する体制の整備が求められている．その際，入院前に診療を行っていた地域の医療機関などとも連携をしながら，退院後の生活環境の整備状況などをふまえつつ，随時，精神障害者に対する入院医療の必要性について，検討する体制を整備するとされている．

　入院治療が必要となった場合，これまでは外来通院中の治療状況や生活状況については，診療情報の提供などのやりとりで済ませられることが多かった．今後は早期退院を目指した，ケア会議の開催が入院早期から実現することが期待される．入院中の患者の支援のあり方について，外部の医療機関の意見を聞くことにはいくばくかの抵抗感があるかもしれない．そのような体制が構築されるためには，精神科病院と精神科診療所をはじめとする地域の医療機関とのきめ細かい連携体制と信頼関係がないと困難であろう．

　また，精神医療審査会の機能が大幅に強化されるに伴い，精神科診療所医師が入院医療について意見を求められることが増えることも想定される．このような場合にも，精神科病院と精神科診療所が地域精神科医療の質の向上という一つの方向に向かって進んでいく同志として，ともに手を携えていくことが期待される．

5 医療計画について

　精神疾患が5疾病に加わり，都道府県に医療計画を策定していくことが求められている．基本は地域生活であり，病状悪化の一時期入院治療を受けることになるが，その後再び地域に戻って生活を続けていくことになる．

　精神科救急については，これまでは民間の精神科病院を中心とした救急輪番制度に大きく依存して維持されてきたが，都道府県の責務として精神医療相談窓口および精神科救急情報センターが徐々に整備されてきている．

　精神科病床は，今後重度かつ慢性対応の病床を除いて，急性期対応中心にシフトしていくものと考えられる．そのため，稼働病床が減少していくことが予想されるが，早期の退院支援を進め，空床を確保するなかで，救急に入院が必要な事態に対応でき

る体制を整えていくことが求められている．そのためには，地域では長期入院者の受け皿を作り，地域生活定着支援の充実を図る必要がある．このように病院側の救急対応・早期退院支援と，地域における救急対応・地域定着支援がうまくかみ合って，病院と地域との好循環を確保していく必要がある．

　精神疾患は入院治療の後は地域の福祉でというわけにはいかない．入院治療の後も医療支援は不可欠である．そのためには入院中と地域の医療をできるだけシームレスにつなぐことが望ましい．そのためには入院医療と外来医療の相互乗り入れについての工夫が必要になってくるだろう．地域連携パスの作成や，医療を含めたケアマネジメントの手法が求められる．

6　2人主治医制の可能性

　入院中の早期退院支援のために，これまで外来診療にかかわってきた診療所医師も参加していくとなれば，一時的にせよ入院と外来の同時並行的な進行も想定される．そうなると2人主治医制が必要になってくるであろう．入院と外来で主治医が変わってしまい，治療の連続性が保たれないことが起こりがちであった．陸上のリレー競技ではバトンを受け渡すときに一定の併走区間があるように，連携しながら地域移行を進めていくためには関係機関の併走が必要であり，2人の主治医がかかわる形が求められる．

　早期退院支援のため以外には，以下のような場合に2人の主治医制が担保される必要がある．①クロザピンの処方において身体チェック機能を精神科病院が受けもつ場合，②難治性うつ病に対する修正型電気けいれん療法を精神科病院で受けもつ場合，③薬物調整・環境調整のための一時的入院を行う場合，④心理教育のために一時的に教育入院を行う場合，⑤家族の休息のためにレスパイトケアのための入院を行う場合，などである．長期入院者の地域移行のために，一時的に精神科診療所のデイケアを利用する場合もあるだろう．それぞれの場合において，入院期間中は病院の主治医が第一主治医となるが，入院後の治療継続を地域の精神科診療所が受けもつ場合には，その主治医が第二主治医となる．このような形できめ細かい連携が構築されていけば，地域生活支援のあり方がよりいっそう充実するものと考えられる．

7　地域責任制と連携

　地域住民への責任を考えていくとき，二次医療圏を重視していく必要がある．わが国の医療制度では国民皆保険のもと，自由開業制とフリーアクセスが担保されてきた．このような制度的背景のなかで精神科診療所も全国に展開してきた．したがってキャッチメントエリアは存在しない．キャッチメントエリアを考えることは，フリーアクセスが制限される恐れがあるとして，むしろ警戒されがちである．しかし，今後の地域精神保健医療福祉を充実させていくためには，一定の地域内で情報連絡を密に行い，

関係機関の信頼関係を醸成していくなかで，各機関の役割分担を明確にし，連携協力体制を作っていく必要がある．

「自分たちの地域のことは自分たちで」という「地域責任制」の考え方は，関係機関の自発的な意思で形成されている．このような民間を中心とした自発的な取り組みに対して，診療報酬や何らかの補助制度で，公的にバックアップしていく仕組みが望まれる．

入院早期からの退院支援のためには関係機関が集うケア会議の開催を含めた連携の仕組みが必要である．精神科診療所がこれにかかわっていくとしても，診療報酬で手当てされる保証は今のところない．将来的に診療報酬がどうなっていくかわからないが，そのようなケア会議の必要性を認め，対象者を選定し，関係機関を招集し，必要な生活支援のあり方を組み立てていくような仕組み，いわばケアマネジメント体制を市町村レベルで進めていくことが求められる．

8 まとめにかえて

精神科診療所と精神科病院の現在を俯瞰し，今後の連携のあり方について考えてみた．今後作成される医療計画を見据えて，二次医療圏を中心に，連携協力体制を作っていく必要がある．その際には，関係機関の信頼関係の醸成と，それをもとにした，「自分たちの地域のことは自分たちで」という「地域に責任をもつ」考え方が重要であることを強調した．

参考文献

- 上ノ山一寛．精神科クリニック　現状とこれから　アウトリーチ．こころの科学 2014；173：69-72．
- 上ノ山一寛．精神科病院と精神科診療所の連携について．日精協誌 2014；33（3）：7-14．
- NSSサービス研究会（編）．NSS日精診版社会生活支援サービス．公益社団法人日本精神神経科診療所協会；2014．
- 上ノ山一寛．精神科診療所からみたこれからの精神科医療の展望．精神科治療学 2015；30（2）：191-196．

E 病院と診療所の連携

3 精神科救急における精神科診療所の役割

羽藤邦利
代々木の森診療所

1 12年間「外来ニート状態」のAさん

　Aさん（30歳，男性）は，18歳の頃に統合失調症を発症．以来，自宅にひきこもったまま12年が経過．両親と3人暮らし．

　Aさんは，7時頃夕食をとった後，決まって不機嫌になる．不機嫌がひどいと，母親のちょっとした言葉をとらえて，責め始める．月に2回くらいは，それがエスカレートし，隣家にも聞こえるほど大声でわめいて，壁を蹴る．父親が制止しようとして殴り合いになることもある．このような状態が2時間くらい続き，捨て台詞を残してやっと自室に引き上げる．自宅の壁はボロボロ，両親はいつも疲労困憊していた．

　Aさんのように，些細なきっかけから両親を責め立て暴力を振るうことが日常的に繰り返されている例はとても多い．

　両親は，何度か，主治医に事情を聞いてもらおうとした．しかし，主治医は，Aさんに無断で両親と面談するのを嫌がった．やむをえず，両親は主治医に手紙を書いて窮状を訴えたところ，主治医はAさんに両親を責めることは止めるよう注意した．その直後からしばらくの間，両親は，それまでにないほど激しく責め立てられた．以来，両親は主治医に相談していない．

　父親とAさんが激しい殴り合いになったとき，母親が何度か110番した．パトカーがサイレンを鳴らしてやってくると，隣人が飛び出してくるので両親は身がすくむ．Aさんは，警察官を見るとすぐに鎮まり，スミマセンと謝る．警察官は23条（旧24

羽藤邦利（はとう・くにとし） 　　　　　略歴

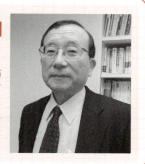

1942年山口県生まれ．
1967年京都大学医学部卒．精神科医として，富士病院，都立松沢病院，法務省八王子医療刑務所を経て，代々木の森診療所に勤務．現在，理事長，併せて，特定非営利活動法人メンタルケア協議会理事長．
メンタルケア協議会は，東京都より業務委託されて，精神科救急医療情報センターなどを運営している．

条）通報にはあたらないと判断し，Aさんを説諭しただけで引き上げる．しかし，この後からしばらくの間，連日，パトカーを呼んだことで母親は激しく責め立てられる．両親は110番しても無駄と感じ，辛抱するしかないと思うようになっていた．

Aさんは，外来通院のとき以外はほとんど外出せず，長くひきこもったままである．いわゆる「外来ニート」[1]の状態が12年間続いている．一度だけ，20歳の頃に通所施設に通ったことがあるが，その場に馴染めず1か月で辞めている．以来，通所授産施設（就労支援施設）のことは禁句になっている．

「外来ニート」の状態にある人は，統合失調症患者で約14万人，他の精神疾患患者も併せると約40万人と推計されている[1]．もっぱら家族だけで支えている．本人と家族のたいへんさはいかほどであろう．その数の膨大さ，本人・家族のたいへんさを考えると，「外来ニート」の状態にある人と，その家族への支援は，地域の精神医療の最重要課題である．

2 AさんとAさんの両親にとっての精神科救急

● 23条通報

Aさんが，もし庖丁を振り回したりすれば，「精神障害による自傷他害のおそれがある」として，警察官は「23条通報」するだろう．しかしAさんの場合，そこまでではないため，「23条通報」されない．もしAさんの暴力がもっと激しくて，警察官が「通報」したとしても，Aさんの暴力は両親との口論がきっかけで起きていて，幻覚妄想によるものではないので，"非精神病性"であるとして「通報」を受理されない可能性もある．

は，「精神障害による自傷他害のおそれがある」として，警察官などによる申請・通報件数（ほとんどが通報）と，そのあと措置入院になった件数の年次推移である．2003年から2014年の間に，申請・通報件数は2.10倍になっている．しかし，措置入院になった件数は1.34倍しか増えていない．2014年では，申請・通報されたもののうち措置入院になった割合（措置率）は27.0％にすぎない．7割以上のケースが申請・通報しても受理されないか，受理されても指定医の診察の結果措置入院にならない．受理されない理由の主なものは，「暴力が鎮まった」「（自傷他害行為が）精神病性ではない」である．近年，通報してもなかなか受理されないことから警察官が通報を控えるようになっているともいわれている．

23条通報されたが措置入院にはならなかったケース（「23条通報以上，措置未満」ケース）と通報しても受理されないことを予測して警察官が通報を控えたケースを総称して「23条流れ」と呼んでいる．

3 ●精神科救急における精神科診療所の役割

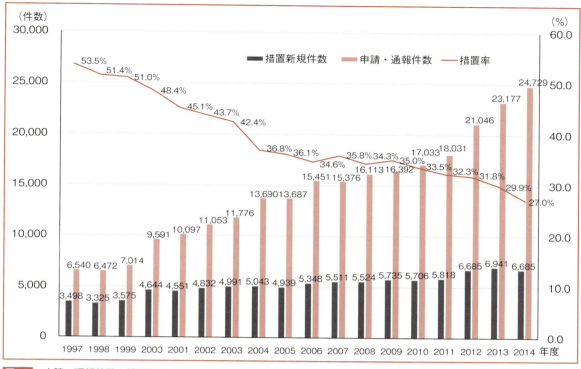

図1　申請・通報件数と措置新規件数の年次推移（全国）

（「衛生行政報告例」より）

二次救急

　東京都の精神科救急システムは，23条通報を扱うルートと，それ以外（初期，二次，合併症）を扱うルートに分けて運用されている．東京都精神科救急医療情報センター（以下，情報センター）は後者のみを扱う．情報センターで取り扱ったケースで，二次救急となったものの約15％は「23条流れ」である．

　情報センターは，夜間休日に，本人，家族，救急隊，警察，医療機関などからの救急受診依頼に対応している．相談内容を聞き取り，精神症状や背景事情，家族の対応能力などから救急医療の必要性をトリアージし，当番医療機関に救急受診を仲介する．仲介しなかった場合は本人・家族などに当夜当日のしのぎ方を助言する．

　ところで，夜間休日の救急受診は本人・家族にとっては"おおごと"である．とても時間がかかる．情報の聴き取り（インテーク），当番医療機関との調整，同意する家族の確保など，医療機関の受け入れが決まるまでに，初期救急の場合は平均約1時間，二次救急では2時間かかる．さらに，当番医療機関までの移動，当番医療機関での診療にも時間がかかる．情報センターに相談してから診療が終わるまでに3～6時間を要する．

　時間がかかるだけではない．本人や家族にとって，受診先は，ほとんどの場合，初めての病院，初めて会う医師である．診療担当する医師は，情報センターで短時間に

聴取した診療情報だけをもとに診療を行う．医療事故のリスクもある．安全を優先して，当夜当日の治療は「鎮静」が主体になる．保護室で隔離拘束されることがほとんどである．現状の精神科救急は，二次救急も初期救急も，本人，家族にとって，一生記憶に残るような"おおごと"になりかねない．精神科救急はできれば使わないですませるに越したことはない．

　今後，診療情報を，ICTの活用などで，迅速かつ十分に得られるようになれば，時間を大幅に短縮でき，より的確な診療が行え，医療事故のリスクを大幅に減らせる．不必要な保護室隔離・身体拘束もしないですむ．そうなれば，精神科救急は，本人，家族にとって優しいものになるだろう．

3　AさんとAさんの両親のその後：「第三者の介入」

　Aさんは，通院していたクリニックが，院長高齢のため閉院となり，5年前に別のクリニックに転院した．転院したクリニックでは，初診時に精神保健福祉士（PSW）が生活状況などを，本人だけでなく家族からも聴取した．すぐに家庭内暴力が日常的に繰り返されていることがわかり，その情報を得た主治医は，2つことを提案し，本人家族の了承を得た．1つは，スタッフ（PSW）が週1回訪問（訪問看護）すること，もう1つは本人と家族に診療所の「時間外対応の携帯電話」の番号を教え，困ったことがあれば電話で相談すること．ただし，"深夜は出られない""多忙で出られないこともあるが，そのときは留守電に伝言を入れてほしい"[*1]と伝える．

　訪問看護がすぐに開始された．転院後3か月でAさんの家庭内暴力はほとんど起きなくなった．その間に緊急の電話相談は一度もなかった．1年後には，Aさんは，訪問看護スタッフが仲介して，近くの就労支援施設（就労継続B型）に通い始めた．さらに4年が経過し，最近は，就労支援施設の中心的なメンバーになっている．スポーツイベントではまとめ役として活躍している．

　Aさんの両親は「以前は毎日が地獄でした，今は天国です」と言っている．Aさん自身も「自分がこんなに元気になれるとは思ってなかった」と言っている．

　家庭内暴力が長期間繰り返されているケースには，「本人と両親だけの閉塞した家族関係」に第三者が介入することが必要である．その「第三者」は，訪問看護スタッフでなくてもよい．保健所の保健師の訪問でもよい．地域の家族会が介入することでうまくいった例もある．ただし，介入にあたっては，"理由やきっかけ"が必要である．家庭内に「第三者」が介入することには，本人も家族も，強い抵抗があるものだ．"危機的な事態"が介入のチャンスである．

　"危機的な事態"では家族が110番せざるをえないこともある．警察官が駆けつけて，本人を保護し，23条通報し，後に措置入院となれば，その後は精神科病院で医療的

[*1]：この診療所は準夜帯に電話対応できる体制をとって「時間外対応加算2」を算定している．

なケアが行われる．しかし，前述したように，110番しても，警察官が23条通報をためらったり，警察官が23条通報しても，受理されなかったり，受理されても措置入院にならないことが多い（「23条通報以上，措置未満」ケース）．一部は，情報センターを経由して，二次救急で対応されているが，多くは何の対応もされずに家族のもとに帰される．家族と当事者との間は「110番した」ことがトゲになっている．最悪の状況である．

「23条通報以上，措置未満」ケースについては，必ず保健所保健師の訪問などのフォローが行われるようにすべきではないだろうか．そうすれば暴力の再発を抑えられ，危機をチャンスに変えられるかもしれない．

現行の精神保健福祉法には「23条通報以上，措置未満」ケースをフォローする規定がない．精神保健福祉法のこの部分は，すぐにも，見直しが必要である．

4 精神障害をもっているための不安定さ

地域で生活する精神障害者の困ってしまう事態

「家庭内暴力」のケースを取り上げてきたが，それ以外にも，本人と家族が「とても困ってしまう事態」がたくさんある．

図2は，少し古いデータだが，メンタルケア協議会が，家族会の全国組織「みんなねっと」にご協力いただいて行ったアンケート調査の結果である[2]．「最近1か月で次のような困ったことがあったか」という質問に，当事者1,749人，家族1,825人から回答があった．当事者の多くは統合失調症をもっていた方である．わずかに1か月の間に，「不安，イライラ，何もする気がなくなる，後悔，不満」で困ったことがあった方が半数に上る．「死にたい気持ちが高まった」方が2割いる．精神疾患をもっていると，顕著に不安定であることがわかる．ただし，その不安定さは，症状の不安定さではなく，「気持ちの揺らぎ」と一括りできるような不安定さである．「幻聴や妄想が強くなった」は2割強程度である．つまり「症状増悪」は多くない．

困ったときに採った方法

図3は，困ったとき，どんな方法で乗り切ったのか，1年間の間に採った方法を選んでもらった結果である（複数回答）．「家族の説得や助言」「家族以外の説得や助言」「電話相談」など「相談や助言」で乗り切ったという回答が最も多かった．次いで「外来受診」である．この外来受診はほとんどが日中で，主治医に受診していた．

「本人で解決」が3割弱あることが注目される．本人なりに「気持ちの揺らぎ」[*2]の克服方法を身につけてもらうことは外来治療の重要な目標である．

---

*2：「気持ちの揺らぎ」の多くは「相談と助言」で乗り切れる．このことは，情報センターで行っている対応内訳からもわかる（図4）．

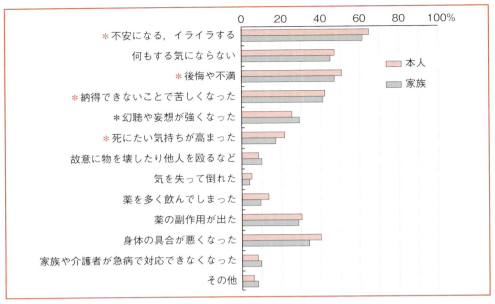

図2 地域で生活する精神障害者　困ったことの有無（最近1か月中）
（メンタルケア協議会．H19年度厚生労働省障害者保健福祉推進事業　障害者自立支援研究プロジェクト[2]　より）

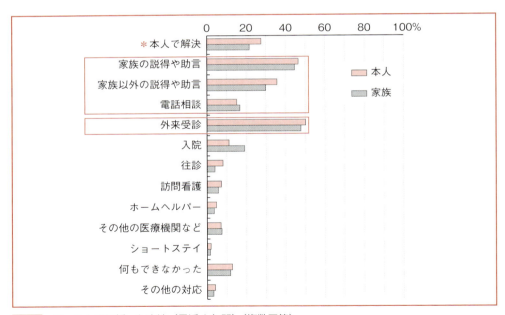

図3 困ったときに採った方法（最近1年間）（複数回答）
（メンタルケア協議会．H19年度厚生労働省障害者保健福祉推進事業　障害者自立支援研究プロジェクト[2]　より）

5　精神科診療所に通院中の患者のほうが情報センター利用が多い

　ところで，図5は，情報センターでの相談対象者の，現在の精神科通院先である．病院に通院中が23％に対して精神科診療所に通院中が51％であった．患者調査（2011年）によると，統合失調症，気分障害，神経症性障害の外来受療率の合計は，東京都

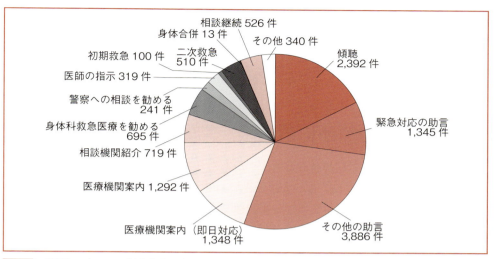

図4 情報センターでの対応内容の内訳（2014年度の相談件数13,726件）

「傾聴・助言」7,623件（55.5％），「医療機関・相談機関案内」3,359件（24.5％）を合計すると80.0％が「相談と助言」で終わっている．夜間休日の情報センターに相談されたケースの"救急事態"の多くは「気持ちの揺らぎ」であったと推測される．「症状増悪」であったケースも，情報センターの相談員が，かかりつけ医の指示（頓服など）を確認し，「翌日にかかりつけ医に受診するように」促すことで対応できることが多い．「症状増悪」で，当夜当日に救急受診を要したものは，初期救急100件，二次救急510件，身体合併13件，合計723件で，情報センター相談件数の4.5％にすぎない．

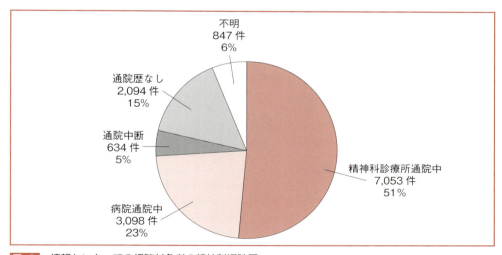

図5 情報センターでの相談対象者の精神科通院歴

では，精神科診療所55，病院55と，ほぼ等しい[*3]ことを考えると，精神科診療所に通院中の人は，病院に通院中の人よりも精神科救急の利用率が高い．病院と診療所の外来患者の疾病構成の違いを考慮しても，精神科診療所は，病院に比べて，通院中の患者の支え方が十分ではないのではないか．

冒頭に述べたAさんのような例はとても多い．AさんとAさんの家族の状況を把

[*3]：患者調査の"病院"には，大学病院，総合病院など，精神科病院以外の病院も含まれている．

握して対応を工夫すれば，救急事態に陥ることを著しく減少させられる．

患者本人と家族の状況を把握すること，把握して対応策を工夫することは"そんなに難しいことではない"．しかし，現状の精神科診療所では"そんなに難しいことではない"ことが"とても難しい"．

6 精神科診療所に最低限，常勤 PSW 1 人以上を配置すべき

図6は精神科診療所1か所あたりの職員数である．診療所1か所あたり，常勤の精神科医は 1.07 人，常勤看護師 1.40 人，PSW 0.37 人である．これはデイケア施設をもった診療所も含めての平均値である．デイケアをもたない精神科診療所（精神科診療所の9割以上）は看護師も PSW もいないところが多い．精神科医1人だけでは，患者本人と家族の状況を把握して対応策を工夫することは，実際問題"とても難しい"．

精神科診療所に，最低限，常勤 PSW 1 人以上を配置すべきである．それだけでも救急事態に陥らないように対応を工夫する余地が生まれる．準夜帯に電話対応できる

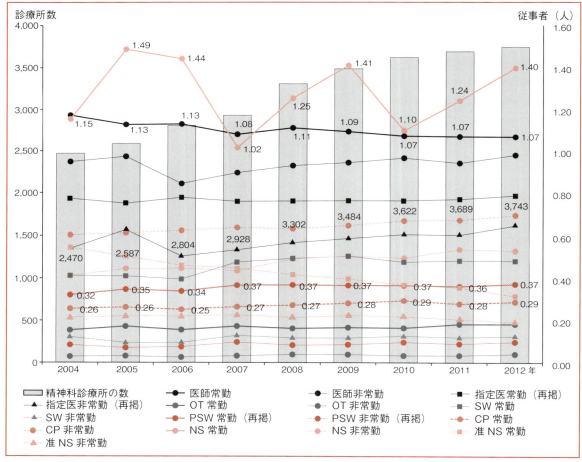

図 6 精神科診療所1か所あたりの従事者数と年次推移（630調査より）

OT：作業療法士，SW：ソーシャルワーカー，PSW：精神保健福祉士，CP：臨床心理士，NS：看護師．

ようになれば，情報センターの利用を半減できるかもしれない．救急事態への対応以外に，学校との連携，福祉や介護，勤務先との連携も一挙に容易になる．さらに，メンタルヘルス不調者（ほとんどが精神診療所に通院）で休職している人の職場復帰率が癌（47.5％）や脳血管障害（46.4％）よりも低い（45.9％）[3]といった"深刻な状況"を大幅に改善できるかもしれない．PSW 導入の費用対効果は絶大である．

7 おわりに

冒頭に 12 年間「外来ニートの状態」となっていて，家庭内暴力を繰り返していた A さんの例を取り上げた．A さんのような救急事態を起こさないようにすることは"そんなに難しいことではない"．しかし，"そんなに難しいことではない"はずのことが現状の精神科診療所では"とても難しい"．精神科通院中の人は病院通院中の人よりも精神科救急利用率が高い．このことも精神科診療所の対応の弱さを示している．この現状は早急に改善する必要がある．すぐにも精神科診療所に常勤 PSW 1 人を配置できるようにすべきだ．

文献

1) 平川博之ほか．精神科診療所に通院する以外に社会参加していない精神障害者の実態調査及び精神科診療所の社会参加サポート機能を強化するための研究．平成 19 年度厚生労働省自立支援調査研究プロジェクト．
2) メンタルケア協議会：羽藤邦利, 西村由紀ほか．地域で生活する精神障害者の緊急対応ニーズの実態調査．平成 19 年度厚生労働省障害者保健福祉推進事業 障害者自立支援研究プロジェクト．
3) 労働政策研究・研修機構．メンタルヘルス，私傷病などの治療と職業生活の両立支援に関する調査．2013．

E 病院と診療所の連携

4 精神科身体合併症患者への対応
——総合病院の立場から

桂川修一，鈴木惠子，黒木宣夫
東邦大学医療センター佐倉病院メンタルヘルスクリニック

1 はじめに

　精神科身体合併症の治療の場として精神科を有する総合病院はおおいに期待されている．しかしながら，2000年以降病床をもつ総合病院精神科の施設数ならびに病床数の減少，病棟をもたない無床総合病院精神科の著しい減少といった危機的状況はいまだ改善されていない．2014年に改正精神保健福祉法が施行され，そのなかで精神

桂川修一（かつらがわ・しゅういち） 略歴

1984年東邦大学医学部卒．1988年東邦大学医学部精神神経医学教室助手，1995年同講師，1995～96年ブリティッシュ・コロンビア大学精神科留学，2001～03年東京労災病院精神科部長を経て，2008年より東邦大学医学部精神神経医学講座（佐倉）准教授．

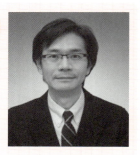

鈴木惠子（すずき・けいこ） 略歴

関西学院大学社会学部卒，千葉大学大学院社会科学研究科総合政策学修士修了．1991年東邦大学医療センター佐倉病院医療福祉相談室 医療ソーシャルワーカー，2013年よりメンタルヘルスクリニックにて主任精神保健福祉士．

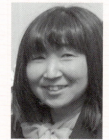

黒木宣夫（くろき・のぶお） 略歴

1976年東邦大学医学部卒．1981年東邦大学医学部精神神経医学教室助手，1987年東京労災病院精神科部長，1991年東邦大学医療センター佐倉病院精神神経科助教授，2007年より東邦大学医学部精神神経医学講座（佐倉）教授．
著書に，『PTSD診断と賠償—臨床医によるPTSD診断と賠償及び補償の留意点』（自動車保険ジャーナル，2003），『PTSD 医の診断と法の診断』（編著．中外医学社，2009），『人事・労務担当者のためのリワーク活用マニュアル—うつ病休職者のための失敗しない職場復帰のために』（共著．雇用問題研究会，2011）などがある．

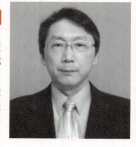

障害者の医療の提供を確保するための指針が策定された．この指針のなかで精神・身体合併症への診療機能として，総合病院精神科の精神病床確保とともにその機能の充実を図るための方策について検討がなされている[1]．本項では身体疾患に伴う精神症状と身体合併症を有する精神科患者への対応について，入院と外来の統計を参考にしながら，総合病院精神科の役割を考えてみたい．

2 当院の概要

当院は千葉県印旛医療圏に属する精神科無床の総合病院である．この医療圏には精神科有床総合病院1か所，精神科無床の大学病院が2か所と総合病院が2か所，精神科病院5か所，精神科クリニックが9か所開設されており，それぞれの施設との連携もあって比較的医療資源には恵まれた環境となっている．第二次救急医療機関として地域の救急患者への対応を行っているが，精神科に関しては入院病床をもたないことから精神科救急への関与は積極的には行えていないのが実態である．しかしながら，総合病院の特性をいかして身体合併症を有する精神科患者の入院治療には可能な限り対応を行っている．

病院は病床数451床，19の診療科からなり，筆者らが所属する部署はメンタルヘルスクリニックと標榜して精神科，心療内科の診療を行っている．2015年度は6人の常勤医師，非常勤医師6人，臨床心理士3人の診療体制で，1日平均外来患者数は111.6人だった．外来初診は予約制であり，1年間の初診患者数は408人だった．当院はいわゆる無床総合病院精神科であるが，2007年11月よりうつ病患者のための職場復帰・就労支援に特化した大規模デイケアを開設して，作業療法士，精神保健福祉士，看護師による4人の常勤スタッフで産業精神保健・職場復帰支援センターを運営している．2015年度の利用者は男性66人，女性14人の計80人であり，開所から2016年3月31日までの総利用者数は男性427人，女性118人の計545人となっている．

3 コンサルテーション・リエゾン活動の概要

2015年1月1日より12月31日までの当科になされた入院患者の診療依頼は，男性118人，女性136人の計254人で，平均年齢は，男性61.9±17.0歳，女性59.0±19.8歳，全体で60.2±18.6歳（±SD）だった（表1）．

依頼科は内科が最も多く，続いて整形外科，産婦人科，泌尿器科，外科といった順

表1　院内の依頼件数の内訳

	男性	女性	全体
依頼件数	118	136	254
平均年齢	61.9±17.0	59.0±19.8	60.2±18.6

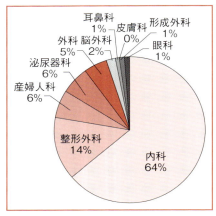

図 1 依頼科の内訳

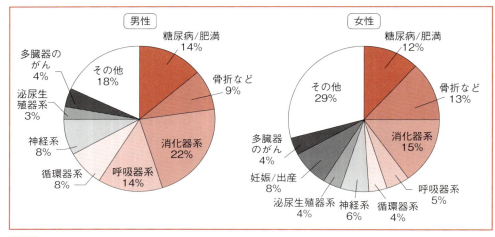

図 2 身体疾患の内訳

となっていた（図1）．身体疾患について男性では，糖尿病あるいは肥満，骨折，消化器系疾患，呼吸器系疾患が多く，女性では糖尿病あるいは肥満，骨折，消化器系疾患，妊娠あるいは出産が多かった．糖尿病あるいは肥満の患者が多い理由は後で述べる（図2）．精神科診断をみると，男性ではF3気分障害，F05せん妄が多く，F4神経症性障害，F0認知症が続いていた．女性ではF3気分障害，F4神経症性障害，F05せん妄の順に多かったが，F5の睡眠・摂食障害がF0認知症よりも多かった（図3）．

これらの患者のうち退院となった者は252人で，平均入院期間は，男性31.3±50.5日，女性27.5±27.0日，全体で31.0±39.7日（±SD）だった．

以上をまとめると，入院患者は比較的高齢者が多く，内科からの依頼が半数以上を占めるものの，整形外科，産婦人科，泌尿器科，外科といった各科から依頼されており，疾病も生活習慣病，妊娠あるいは出産，悪性疾患などさまざまである．せん妄や認知症への対応を求められることも多いが，抑うつ，不安症状への対応を行うことが多い．

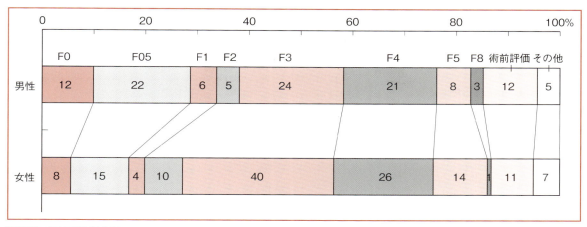

図3 精神科診断分類
F0 認知症, F05 せん妄, F1 物質依存, F2 統合失調症, F3 気分障害, F4 神経症性障害, F5 睡眠・摂食障害, F8 発達障害.

4 紹介患者の概要

　次に外来初診となった患者のうち，紹介受診となった患者の内訳をみてみたい．上記入院患者の他科依頼となったのと同じ期間に，当科外来に紹介受診となった者は男性91人，女性89人の計180人である．紹介元となった医療機関を精神科，精神科以外で分類したものを示す（表2）．平均年齢は精神科では43.8±17.6歳，精神科以外では55.1±21.2歳，全体では55.4±21.2歳（±SD）である．

　精神科医療機関から紹介された患者で身体疾患を有する者は5人（5％）にすぎず，その内訳は，骨形成不全症，糖尿病，過敏性腸症候群，高血圧と尿路感染症の合併，喘息がそれぞれ1人ずつだった．これに対して精神科以外の医療機関からの紹介で身体疾患を有する者は38人（47％）で，半数近くとなっていた（表3）．その内訳は，生活習慣病，複数の疾患を有するもの，循環器系疾患，神経系疾患などとなっていた（図4）．精神科医療機関の内訳としては心療内科を含むクリニックが64（62％）と大半を占め，精神科以外では内科クリニックが47（58％）でやはり半数以上を占めていた．企業からの依頼が12（15％）となっているが，このうちリワーク目的の紹介が5人あった（図5）．依頼目的を精神科医療機関と精神科以外の医療機関で比較してみた．精神科医療機関では，転医を目的としたものが半数を占め，次いでリワーク目的の紹介が多かった．精神科以外の医療機関では専門介入を求めての依頼が約半数であり，次いで認知症診療依頼，転医の順に多かった（図6）．精神科診断をみると精神科医療機関では，F3気分障害が最も多く，次いでF4神経症性障害，F2統合失調症の順となっていた．精神科以外の医療機関では，やはりF3気分障害が最も多く，次いでF4神経症性障害となっていたが，F0認知症も1/4を占めて多くなっていた（図7）．

　以上をまとめると，精神科医療機関からの紹介患者は，他医療機関より平均年齢が若く身体合併症も少ない．精神科以外の医療機関からの紹介患者はなんらかの身体疾

表2 紹介元の医療機関など

	精神科医療機関	精神科以外の機関	全体
男性	55	36	91
女性	44	45	89
平均年齢	43.8±17.6	55.1±21.2	55.4±21.2

表3 依頼した機関における身体疾患

	精神科医療機関	精神科以外の機関	全体
身体疾患あり	5	38	43
なし	94	43	137

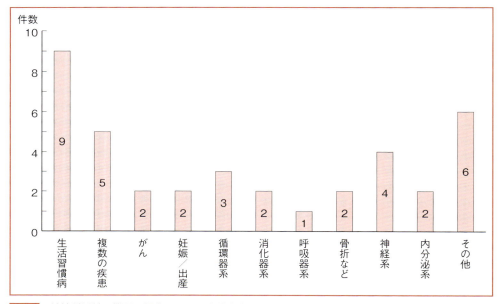

図4 精神科以外の機関の紹介における身体疾患の内訳

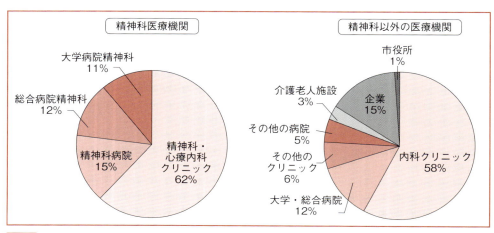

図5 医療機関別の内訳

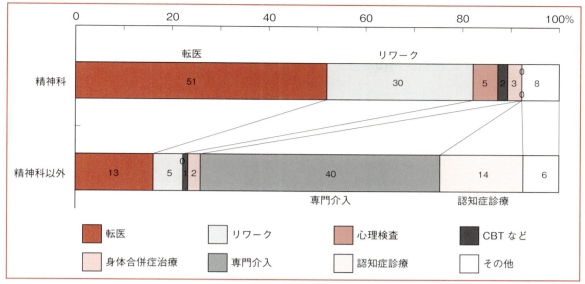

図6　医療機関別の依頼目的

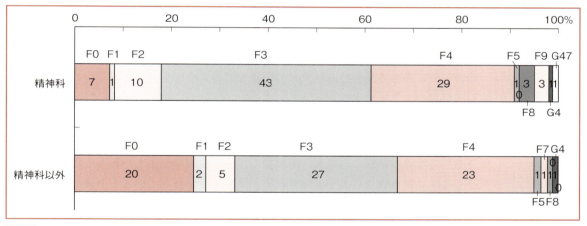

図7　精神科診断

F0 認知症，F1 物質依存，F2 統合失調症，F3 気分障害，F4 神経症性障害，F5 睡眠・摂食障害，F7 知的障害，F8 発達障害，F9 多動性障害，G4 てんかん，G47 ナルコレプシー．

患を有しているものの，半数は明らかな疾患がなかった．依頼元は精神科でも精神科以外でもクリニックが多く，精神科以外では内科が多かった．依頼目的は精神科医療機関では，転医とリワーク利用が多いが，精神科以外の医療機関では専門科としての介入と認知症診療が多かった．精神科診断ではいずれの機関からの依頼であっても，気分障害が最も多く，次いで神経症性障害が多かったが，精神科医療機関では統合失調症，精神科以外の医療機関では認知症が多かった．

5 考察

総合病院精神科が果たす機能[2]

　総合病院精神科の役割はいくつかあげられている．まず，一般医療と連携した精神医療であり，コンサルテーション・リエゾン精神医学と精神疾患における身体疾患の治療の2つがこの代表である．次に，一般医療と精神医療との連携の必要性が拡大している分野であり，特に救急医療において精神科医の参画が求められるようになっている．ここには自殺予防対策も含まれており，救急救命センターと連携した精神科救急の体制が求められている．続いて緩和医療において緩和ケアチームにおけるメンタルケアの提供の役割がある．高齢者医療では，認知症，せん妄，うつ病への適切な対応が求められており，臓器移植などの高度医療においては，ドナー，レシピエントの精神医学的評価を行って手術の是非に意見を求められる．電気けいれん療法（ECT）を安全に行うには，麻酔科医と連携が，摂食障害の治療では身体科医師との連携が必要となってくる．医師や看護師など医療従事者のメンタルヘルスにかかわるのも総合病院で働く精神科医の重要な役割になっている．

コンサルテーション・リエゾン活動で求められる役割

　総合病院に勤める精神科医は上記の役割をどのように果たしているのだろうか．当院での結果をふまえて考察を進めてみる．まず院内の他診療科との連携をみてみると，糖尿病や肥満といった生活習慣病の依頼が多くなされていた．これは当院が外科治療を含む肥満治療を先端的に行っていることと関連している．糖尿病・内分泌・代謝疾患を専門とする内科医，外科医，看護師，栄養士，理学療法士，臨床心理士，精神科医による多職種協働チームが組織されて，肥満治療を行っている．肥満外科治療の前にそれぞれの専門の立場から患者を多面的に評価して，予後をふまえて治療方針を決定する検討会が毎月定期的に開催されている．精神科医は臨床心理士とともに依頼された患者の診察と心理検査を行い，その結果と精神医学的評価を行って外科手術の可否について意見を述べている．当院は臓器移植を行う機関ではないが，移植医療に似た合議体制を有している．整形外科からは骨折患者の診察依頼が多くなされていたが，高齢者医療のなかで骨折はしばしばみられる疾患であり，そこでは認知症やせん妄の治療が求められている．消化器系，呼吸器系，泌尿生殖器系の疾患ではがん患者も少なくなく，また複数の臓器にわたるがんを有する患者への不安・抑うつの症状の対応や，さらには緩和ケアにおけるメンタルケアの役割もある．一方では精神科疾患を有する患者の妊娠あるいは出産や，産後うつ病といった周産期メンタルヘルスケアにもかかわっている．コンサルテーション・リエゾン活動はせん妄，認知症，うつ病への対応が多いといわれる[3]が，実際には院内で多岐にわたる活動を行っており，それぞれの診療科の疾病の症状や治療について熟知している必要がある．診療科依頼件数の割合は内科，整形外科，産婦人科が多く，精神科診断ではF0認知症，F3気分障害，

F4神経症性障害が多いというのは最近の北里大学病院精神科の報告と合致している[4]．

地域との連携で求められる役割

次に外来診療において他医療機関との連携について考察する．精神科以外では内科が多く紹介しているのは，院内の依頼科と同様であるが，紹介元はいずれもクリニックが多かった．平均年齢で精神科医療機関が精神科以外の医療機関より若いのは，他医療機関から依頼された患者のなかで認知症の割合が高いことと関連しているかもしれない．精神科，精神科以外の医療機関ともに気分障害，神経症性障害が多かったのは，院内での結果と同様である．精神科医療機関からの要請は転医しての継続治療であり，ここには入院治療後のフォローアップもあるが，病状不安定な患者の治療依頼も含まれている．また主治医は依頼元が務めるものの，当院デイケアでのリワークプログラム参加の要望も多くみられた．精神科以外の医療機関では，これとは異なった依頼がなされている．身体疾患をもたない患者が転医をしたうえでの治療依頼も少なからずあるが，依頼の半分は専門介入であり，精神科診断と治療を求められている．地域の身体科医師からも院内の身体科医師と同一の役割が精神科医に求められているといってよい．高齢者医療においてはプライマリ・ケア医が認知症に対応することを求められているが，症状の評価やBPSD（behavioral and psychological symptoms of dementia）などの対応にはやはり精神科医でないと難しい面もあるかもしれない．

他の医療機関，地域との連携において，アルコール・薬物依存患者，認知症患者，統合失調症患者の長期治療，社会復帰，リハビリテーションといった専門病棟を総合病院が運営することはほぼ不可能であり，精神科専門病院との機能分担や連携を進めていくことが重要となる．また，外来診療はより専門性の高い分野や疾患に絞って行われるべきであり，その際には外来診療の中心となるべき精神科クリニックとの連携が重要となる．医療機関だけでなくさまざまな社会資源も活用し，地域全体で患者のケアを行っていくコミュニティ精神医療の展開がなされなければならない．包括的に提供される精神医療においては地域ケアと総合病院が有意義な連携をとることが必要といわれている[2]．

最近の総合病院精神科の現状では，m-ECT，精神科作業療法，デイケア，職場復帰支援プログラム，クロザピン治療，緩和ケアチームの設置など病棟を有する総合病院精神科において専門性の高い治療が行われていることが野口らの調査により示されているが[5]，無床の総合病院精神科であってもそれぞれの病院の特性に応じた専門的な治療を行うことは可能であり，当院でも上記のいくつかの機能を果たしている．

精神科医療機関，特にクリニックに対しては，通常の診療より特化した機能を提供することや，身体疾患を有する精神科患者を総合病院において他科と連携しながら診療することがその役割を果たすことになる．精神科以外の医療機関に対しては，身体疾患の治療は依頼元が担当し，総合病院精神科は精神科診断と治療を提供する，いわば地域にまで広げたコンサルテーション・リエゾン活動を行うことにほかならない．これら精神医療と一般医療の要として地域の医療資源のなかで活動することが，総合

病院精神科の重要な役割といえるであろう．

6 おわりに

　コンサルテーション・リエゾン活動と地域連携の視点から精神科身体合併症の対応について述べてきた．総合病院精神科がその専門的な活動を行うには精神科スタッフの人数の充足が必要であり，そのためには医療経済的保障が必須の条件となってくる．今般総合入院体制加算をはじめとしたさまざまな新しい診療報酬加算が認められた．今後も総合病院精神科が存続するためには，身体科医療のなかに精神科医が必要であるといった社会的認知を高めていくことが課題である．

文献

1) 厚労省ホームページ．身体合併症への対応・総合病院精神科のあり方について．
www.mhlw.go.jp/shingi/2009/05/dl/s0521-3b.pd
2) 日本総合病院精神医学会ネクストステップ委員会．総合病院の現状とめざすべき将来―総合病院のネクストステップ 2009．総合病院精神医学 2009；21：ss1-30．
3) サドックス・B・J ほか（編）．井上令一，四宮滋子（監訳）．コンサルテーション・リエゾン精神医学．カプラン臨床精神医学テキスト，第2版．メディカル・サイエンス・インターナショナル；2004．pp906-914．
4) 宮地英夫．一般身体科医療とリエゾン精神医学．精神医学 2015；57：169-176．
5) 野口正行，小林孝文，佐竹直子ほか．2012年総合病院精神科基礎調査からみた総合病院精神科の現状―第1報．総合病院精神医学 2014；26：182-190．

F 診療所と精神障害者福祉

1 障害者総合福祉法による各種施設と診療所
――その運営，診療所との連携

上野光歩
ウエノ診療所

1 はじめに

　近年，「多機能型精神科診療所」という用語が一般に用いられるようになった．重症精神障害者の地域ケアに重点をおいて，多職種のチームで多機能な地域精神医療活動を展開する精神科診療所のことをそう呼び，同一法人内で医療・福祉活動を行う診療所を垂直型といい，医療と福祉の法人を別にして連携しているところを水平型という．ここでは「垂直多機能型精神科診療所」である当院の現在までの経過と現状について述べる．

2 診療所活動の経過

　ウエノ診療所は1992年秋，戦後の拘禁収容主義の日本の精神医療を変革し，地域に根ざした新しい精神医療を目指すという明確な理念をもって発足した．
　まず，ケアのあり方を病気を治すための医学モデルから，地域でともに暮らすための社会モデルとして，生活支援と医療サービスの統合的な活動を模索した．1993年には，京都で初めての診療所デイケア（統合失調症圏のみを対象とした）を開始し，1994年には，ナイトケアも併設，1995年には，共同作業所の活動も開始した．当時は地域精神医療の教科書はなく，開院後しばらくして発行された『コミュニティメンタルヘルス』（ロレン・R・モシャーほか，中央法規出版，1992）を学びながらの活動であったが，2000年イタリア・トリエステの地域ケアシステムを見学する機会を得て，その後の当院の医療活動の目標をトリエステモデルの日本の都市部での試みと位置づけ，医療・福祉の統合されたケアシステムづくりを開始した．
　当時の当院の状況は開業後10年を経て，個々の患者に添った地域生活支援活動のため，またメンタルヘルスのニーズにも応えるため，毎日の医療活動のために必要なマンパワーは25人を要するようになっていた．外来患者は，毎日100人を超え，デイケア・ナイトケア参加者50数人（登録数約100人）と合わせて1日150人の来院者に対応するため，スタッフは非常勤を含めて50人を要し，それでもなお社会モデルでの活動にはマンパワーの不足を感じていた．一日の受診者のうち，デイケアの参加者と合わせて約60%（約90人）は統合失調症圏の患者であり，そのうち40%は

GAF（global assessment of functioning）40点以下の重症者であった．個々の社会的・医療的ニーズに応えるため，デイケア活動以外の院外での活動にも多くの労力を必要とした．また地域生活支援のため，他の社会資源との連携は欠かせないものであるが，運営主体が違うため，連携は単に連絡となってしまい，利用者にとってバラバラの支援になり，医療支援の面での難しさから入院を余儀なくされたり，一方で生活の問題から入院するケースも少なからずあった．

3 福祉施設建設の経過

統合的地域ケアシステムの立ち上げ

このような状況を打開するため，医療サービスと福祉サービス（生活支援）を機能分化することによってマンパワーを増やし，しかも統合されたケア活動ができるようなシステムとして，「ウエノ診療所統合的地域ケアシステム」を立ち上げるに至ったのである．生活支援のマンパワーを充実させるため福祉施設を立ち上げ，障害者福祉法からの資金をあて，同じ医療法人で運営することによって，医療サービスと統合的な活動を展開するシステムづくりである．スタッフは医療現場も福祉現場も重なるように勤務のシステムを組み，常に情報を交換できるように，ミーティングのもち方も含め，重症者にはACT（assertive community treatment）チームのような個人個人のニーズに沿ったチームによるケア体制を目指した．

総合福祉センターの活動

2004年，旧診療所を改築し，精神障害者地域生活支援センター「らしく」とグループホーム「ただいま荘」（4室），小規模通所授産施設「あゆみ舎」からなる総合福祉センターを立ち上げ（診療所の10年間の医療活動によって，近隣の住人と友好な関係をもつことができており，福祉施設建設に地域住民の反対はなかった），それぞれ福祉施設としての認可を取り，生活支援の場としての役割を担い，新しく近所に診療所を建築しデイケア含めて医療支援の場とした．経営は人件費を含めて医療法人が一括して行い，福祉スタッフは，週1～2回診療所の医療活動に非常勤スタッフとして勤務することによって，医療活動と合わせた統合的なかかわりの視点をもつことができるようにした．こうして2004年5月，すべての機関が認可を受け，統合システムとしての活動が開始された．

地域生活支援センター「らしく」を統合システムのコーディネート機関として位置づけ，医療，生活にわたる統合的なケア計画を立て，個々の利用者に合わせたケアチームの編成と，活動プログラムづくりをし，システム内での日々のミーティングによってまとめられた情報の交換と役割分担の決定をしていくことを目指した．また統合システム外の他の医療機関のメンバーの地域生活支援や，電話相談，就労支援などの活動のほか，さらなる社会資源づくりの機関としても位置づけられた．

グループホーム「ただいま荘」は，終末施設としてではなく，長期在院者の社会的リハビリの場として位置づけ，1〜2年以内にケアチームによる支援体制のもとで単身生活ができるように目標をもち，病院から相当重症な人をも引き受け，365日宿直体制を敷いた．また1室はショートステイとして利用し，生活や病状の危機対応にも使えるようにした．

　以前からあったもう1か所の共同作業所「いろり舎」はデイサービス機関として位置づけ，食事サービスのほか，木工，手紡ぎ，陶器制作などの創作活動を通して，安定した，充実した社会生活の維持を目標にし，このとき総合福祉センターに作られた授産施設「あゆみ舎」は，そこから得られる賃金によって経済的に自立したいメンバーのために，カルシウム飲料水の製造（工場建設）・販売の事業を展開し，一般の賃金体系に応じられるような十分に利益をあげる事業体を目指した．

福祉施設の拡充

　このようにして統合システムの活動が開始され，ようやく軌道に乗ってきた2008年，総合福祉センターの隣地が京都市から売りに出され，翌年2009年6月新たに3階建ての福祉施設「いずみの里」が完成した．1階に「いろり舎」と「あゆみ舎」が移転し，2階は終身型のケアホーム「おかえり荘」（8部屋）が，3階に高齢者専用賃貸住宅（当時）「ゆるり庵」（8室）ができ，新たな精神福祉の拠点づくりが開始された．2011年12月，「あゆみ舎」は自立支援法の就労継続B型に，「いろり舎」は生活訓練施設に移行，2012年4月，「ゆるり庵」はサービス付き高齢者住宅に移行した．2013年4月には，高齢化問題に対応するために訪問看護ステーション「ひかり」が総合福祉センター内に設立され活動を開始し，2014年「いろり舎」は生活介護施設に移行，また2015年指定特定相談事業所「みらい」を開設し現在に至っている．

4 福祉施設の現状

　現在，当院の福祉関連施設は，① 相談支援部門，② 居住支援部門，③ 日中活動支援部門，④ 訪問支援部門からなり，すべて当院の医療法人に属しているが，訪問看護ステーションとサービス付き高齢者住宅以外は障害者福祉法で運営されている．

① 相談支援部門

　精神障害者地域生活支援センター「らしく」：登録者は180人にのぼり，京都市北部の精神福祉の相談支援センターとして中心的な役割を担っている．スタッフは所長（保健師）以下精神保健福祉士（PSW）4人の5人．

② 居住支援部門

　グループホーム「ただいま荘」（定員5人，1室空床利用ショートステイ），「おかえり荘」（定員10人）：おのおのに当直者，日直者（当院のPSWと介護関係のアルバイト），サービス付き高齢者住宅「ゆるり庵」（6室）：高齢統合失調症のみ．介護保険利用．

③ 日中活動支援部門

就労継続支援B型「あゆみ舎」（登録30人），生活介護支援事業「いろり舎」（登録約30人）：スタッフは管理者2人，生活支援員8人（うちPSW 5人）．

④ 訪問支援部門

訪問看護ステーション「ひかり」（別に診療所のPSWによる訪問も多数）．

5 医療との連携

当院の医療活動は外来診療，デイケアと3つのカウンセリングルームで，常勤スタッフは看護師6人，PSW 6人，臨床心理士（CP）1人（非常勤CPは14人）で非常勤を入れると総スタッフは約50人である．垂直多機能型といわれるように重症ケースには個々のケースに合わせて診療所と福祉施設のスタッフが数人でチームを作って活動している．長期在院者をグループホームに受け入れてケアするときは，当初は主に診療所デイケアにて社会生活に慣れ，単身生活へのリハビリをしながら数年で単身生活を目指し，その後はデイケア，福祉施設への通所，訪問看護，ホームヘルパーを利用しながら社会生活を維持できるようにしている．

統合システムの活動は，各機関の意思疎通が肝心である．個々の福祉機関と診療所とを合わせて，毎週責任者による合同ミーティングをもち，それぞれの機関の運営についての情報交換をし，各現場のスタッフに伝達される．また毎月，システム全体会と称して，スタッフ全員の会議をもち，相互の交流と学習の場となっている．また週数回は，診療所デイケアの朝のコーヒータイムに各福祉部門の代表が顔を合わせるようにしており，それぞれの情報が交換されている．

6 今後に向けて

ウエノ診療所統合的地域ケアシステムの目標は，私たちの診療所が当初から目指した精神医療の場を精神科病院主体から地域主体へとシフトすることであった．この20数年の間，私たちの小さな経験でも，入院することなく危機を乗り越え，地域での生活を維持できたケースは少なからずあるし，現に多くの重度の障害を抱えた利用者が私たちとともに地域でたくましく生きている．

近年「多機能型精神科診療所」は，地域での生活をベースにして，個々の患者のライフスタイルや状態に合わせた生活支援と，質のよい医療サービスを継続的に供給するための場として各地でみられるようになった．おのおのの地域で活動する多機能型精神科診療所が，日本の地域精神医療の拠点として位置づけられ，今後も新しい世代の新しい精神医療へのビジョンの創出によって，高齢社会を迎える困難な時代に即したものに形を変えながらさらに展開されていかねばならないと思っている．

F 診療所と精神障害者福祉

2 介護保険と統合失調症（統合失調症と老齢化）

功刀　弘
くぬぎクリニック

1 はじめに

　私は長年にわたり統合失調症患者の診療を続けてきた．主治医としての一貫性を重視して，20年から40年と長期にかかわりを維持してきた結果，多くの患者が高齢期を迎えてきた．診療所開設以来25年間においてかかわった患者の最終受診年齢が60歳以上の者が294人いる．本院での最終段階で単身生活者は59人（男性16人，女性43人），家族と同居158人（男性64人，女性94人），施設入所中53人（男性22人，女性31人），その他不明が24人であった．現在治療中とこの間に合併症などにより亡くなった患者について外来維持のうえで介護保険と訪問看護などをいかに利用してきたか，ここに事例をもとに論じることは以前に述べた高齢統合失調症患者の医療と福祉問題[1]の続きでもある．

2 事例提示

 男性，72歳．単身で生活の乱れから糖尿病が悪化して病死

　31歳頃から不眠と頭重感を訴え，被毒妄想もあって32歳と43歳のときにK病院に1年あまり入院した．その後はK病院と本院を断続的に受診して時に病状不安定となったが入院には至らなかった．隣家に兄一家が生活していたが，同居の母親が死亡後は一人暮らしを続けていた．60歳頃から高血糖を指摘されて専門の病院の受診

功刀　弘（くぬぎ・ひろし）　　　　　　　　　　　　　　略歴

1937年山梨県生まれ．
1962年慶應義塾大学医学部卒，1963年同大学精神神経科学教室，1970年東京天使病院副院長，
1971年山梨県立北病院副院長を経て，1991年功刀クリニック開設，院長．2012年同クリニックを引退し，くぬぎクリニック名誉院長となる．
2013年厚生労働大臣表彰．

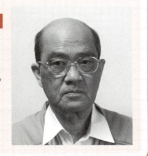

を勧めたが受診しないので本院で糖尿病の治療も続けた．70歳時に糖尿病の悪化から支援センターと連絡を取って専門の病院へ入院治療を勧めたが，その病院での態度から診療を断られる状態となった．介護保険により要介護3の判定で施設に入所したが，精神科と糖尿病の治療が続かない状態で，施設での容態の急変によって72歳で亡くなった．

【要旨】本人の自覚と兄の協力と専門治療が統合されず，介護保険の利用も時期が遅れた．

● 男性，79歳．合併症で入院し精神状態の悪化の不適切な対応により病死

37歳で発病し，服薬によって安定した状態を保ち入院歴はない．結婚して一人娘が同じ病気で19歳から外来通院を続けていた．78歳まで服薬を規則的に続けていたが，3歳年長の妻が認知症となりその介護に本人は忙殺されていた．妻の病状が進行して亡くなったことを契機に本人は寂しさを訴えていた．その後まもなく肺炎を併発して一般病院に入院．本院での治療は中断し，1年後に死亡の連絡を受けた．一般病院では約1年にわたり眠剤のみを与えられて抗精神病薬は中断のまま，本人の異常言動を認知症と診断していた．娘の報告から精神科治療が適切でなかったことが後に判明した．

【要旨】妻の介護に介護保険が利用されなかったことと，一般病院と精神科との連携がなかったことが反省された．

● 男性，84歳．母の老化で単身生活となり自殺未遂

20歳頃発病して精神科に入院した．45歳までK病院に長期の入院を3回繰り返した．その後養鶏場に勤務を続けK病院に通院した．姉妹は県外に嫁ぎ，高齢の母親との生活を続け，60歳のときから本院に規則的に通院を続けた．母親が96歳，本人76歳のときに母親が県外の妹一家に引き取られて本人は一人暮らしとなった．1年後に本人が寂しさから縊死を図り未遂に終わった．急遽介護保険を申請し，市の老人ホームに入所することができた．84歳になるがホームで平穏な暮らしを続けている．

【要旨】母親の高齢化を考え，単身生活となる時期に介護保険の利用を考えるべきだった．

● 男性，60歳．両親の死後も単身でデイサービスなどを利用

14歳で発病した．20歳と23歳のときに県外の病院に3回入退院した．27歳からK病院に通院し，35歳から本院に通院して以後は入院していない．55歳のときに父親と母親が続いて亡くなった．県外に生活している2人の兄が月に1，2回泊りがけで援助に来ている．両親が健在の43歳から障害者自立支援法に則り居宅介護サービスと就労継続支援を受けていた．そのために単身生活となってもその利用を続けている．将来的には介護保険の利用も考えられる状態で単身生活を続けている．

【要旨】高齢の両親の生存中に障害福祉サービスを利用していたので，その後単身生

活を続けることができた．

女性，86歳．身体合併症に対する訪問看護と介護保険の利用

　40歳代から幻覚妄想と自閉傾向で外来治療を続けていた．治療はしばしば中断して，近隣に対して被害妄想から雨戸を締め切りにするなどがあり，夫の要請により往診してデポ剤によって症状の軽減に努めた．78歳のときに家庭看護が困難となって一度はK病院に短期間入院した．83歳のときに夫が死亡して単身生活となった．独立して家族のある息子の援助によって断続的に通院していたが，服薬中断から近隣への被害妄想で迷惑をかけることもあった．85歳のときに大腿骨頸部骨折により入院して整形外科の治療を受けた．その後本人は自宅に帰ることを望んだが単身生活の困難と骨折後のリハビリのために施設に入所した．そのために介護保険を申請し訪問看護も依頼した．
【要旨】本人は自宅での一人暮らしを強く希望するが，このような機会がないと介護保険による施設入所とすることは困難である．

女性，77歳．腰痛など身体不自由により自ら介護保険を希望

　23歳で発病し，48歳まで5回の入退院を繰り返した．K病院に通院するようになり一人で自活しての生活も安定し，52歳から本院に通院している．66歳のときに骨粗鬆症から腰椎圧迫骨折で入院治療し，退院後は一人暮らしの生活に支援を要する状態となった．そのため自ら希望して介護保険を申請して要介護2となった．その後白内障から視力障害を生じた．77歳になるが単身生活を続けている．
【要旨】身体的に不自由になってきたとき，自ら介護保険の申請をした．身体症状だけでは介護度は低くなるが，精神症状の付記により介護の等級が上げられる．

女性，68歳．母親の病死後，生活困難に介護保険による援助

　25歳頃から自宅に閉居するようになり，40歳時に1か月間K病院に入院をしたが外来通院は続かなかった．母親が全面的に本人を介護する状態が続き，服薬指導も往診によって続けた．51歳のときに82歳の母親が脳梗塞で倒れた．それまで母親が介護保険を利用していたが，母親の入院とその後の施設入所の際に本人も介護保険を利用した．本人は母親の支援がなくなったときに介護保険を利用することでヘルパーの援助が得られた．それによって在宅生活を続け，県外の弟と妹一家が時々泊まりに来て援助することも続いた．57歳のときに母親が88歳で亡くなった．その後もヘルパーの援助と訪問看護などによって68歳になるが在宅を続けている．近隣に対しての被害妄想は出没しているが問題が大きくなることもなく服薬を規則的に続けている．
【要旨】年老いた親の援助により在宅できており，親に引き継いで介護保険を円滑に受けることが可能となった．

女性,74歳.単身から片麻痺で入院後施設へ

19歳頃発病して26歳から30歳までK病院に入院,33歳時にも短期の入院をしたが34歳のときに結婚した.49歳からてんかんの夫とともに規則的に通院していたが,54歳のときに夫と死別して田畑を引き継いでその家を守り一人暮らしを続けた.68歳のときに脳出血となって救急入院した.その後リハビリを続けたが一人暮らしは困難となって介護保険を申請して要介護2となり,施設に入所した.施設での生活状態は時に気分の変調と被害的訴えから大声をあげるなどの報告があり,薬物の調整を続けている.その後大腿骨頸部骨折で車椅子の生活となったが,介護度は3となっている.入所している施設の医師の意見書によって身体所見からの介護度と思われるが,精神状態を含めた意見書であると介護度はもう一段重く判定されるのではないかと考えられる.
【要旨】身体疾患を契機に介護保険を申請し施設への入所が可能となった.

 男性,79歳.家族の負担になり介護保険により施設入所

20歳代で発病し数回の入院を東京で繰り返した後に安定して姉宅に引き取られた.50歳代になってから本院に通院を続けたが,姉の高齢化と姪の一家の負担が限界にきた.姉が施設に入所する機会に本人も同じ施設に介護保険によって入所した.入所してから安定した生活を続けている.
【要旨】家族の負担が限界となり介護保険を申請して施設入所となった.

 男性,60歳.母親の死後単身生活となった

18歳のときに発病した.母親が精神科看護師であったのでその保護のもとに外来通院で母親との生活を維持できていた.53歳のときに母親の悪性腫瘍が判明した.母親の看病をしながら通院を続け,57歳のときに母親が84歳で亡くなった.社会人の弟が援助する形になっているが,本人は単身生活で60歳を迎えている.いつから介護保険を利用するか.
【要旨】現在単身で生活しているが,障害福祉サービスを申請するほどではない.

3 事例紹介

最後にA氏夫婦を介護した一看護師による看護機関紙の記事[2]を紹介する.

「統合失調症のAさん(25歳発病,30年の入院歴)は入院していたK病院で知り合った5歳上の女性と結婚し助け合いながら生活していた.二人とも糖尿病もあったが病気の認識は乏しく毎食コンビニ弁当で済ませる生活だった.12年前に介護保険でヘルパー導入となり看護師も関わりが始まった.妻(25歳発病,30年の入院歴)はインシュリンの自己注射をしていたがコントロールは不十分だった.コンビニ弁当

を止めるように言うヘルパーの訪問指導に当初は抵抗を示した．長い間の二人きりの生活に戸惑いを持ったが慎重に関わって次第に信頼を得るようになった．ある日訪問した時に「芋をゆでておいた」と示すので喜んだヘルパーがさっそく3人でサラダを夕食のおかずにした．ヘルパーが家に入り一緒に料理，掃除を行い，Aさん夫婦のできたことを認め励ましていった．1日中自宅の中に二人で座って過ごしていただけの生活面に意欲的な行動が見られ，ヘルパーとの間に信頼関係が芽生えてきた．しかしその後転倒して骨折した妻は80歳で亡くなった．Aさんは奥さんの死をしっかり受け止めデイサービスや友人の訪問を楽しみに一人暮らしを続けた．やがてAさんに末期がんが見つかり本人の希望で入院せずに家で最期を迎えた．この間最期までの一人暮らしに不安を抱えながらもケアマネージャーと訪問看護師との連携で体調管理，痛みのコントロール，清潔援助，ヘルパーは食事つくりと補食介助，口腔の清潔援助などを担った．ヘルパーは体調の変化を見のがさず痛みの加減を看護師に連絡した．Aさんが不安にならないように寄り添い，Aさんの想いを理解したうえで，チームで統一して援助を続けた．その結果，Aさんの望み通り78歳の最期まで家で暮らすことができた．」

4 おわりに

　高齢化社会を迎え，高齢者の老後の生活のありようを患者の事例をもとに考えた．高齢になるとともに病状は平穏となって施設で健常者とともに生活できる統合失調症患者が増えている．しかし一人暮らしを続け生活習慣の乱れから身体合併症が悪化して孤立した状態で死を迎える高齢者も少なくない．継続した治療と社会資源を活用して平穏な老後を過ごすにはどのような用意が必要か．その要旨も示した．

　これまで提示した事例は統合失調症でなくても心すべき事項を多く示している．すなわち高齢者にかかわる治療者はまず反省すべき事例をふまえ，相互に信頼できる治療関係を維持して再発防止に努め，社会資源を有効に利用する必要がある．重篤な身体疾患でない限り高齢者は介護保険と医療保険による訪問看護の利用によって自宅や施設での生活が実現できる．

　治療担当者は家族の負担を考慮しながら介護保険を活用する時期に至れば適切にアドバイスすることが必要である．そのためにどのような社会資源があるかを情報収集し，患者にもその利用を説明したうえでの治療関係の継続が不可欠である．また老化に伴う自閉傾向と社会参加を拒む人たちにどのようにかかわっていくか，そのためにもかかりつけ医との信頼関係の構築が不可欠といえる．

文献

1) 功刀　弘, 今村満子. 高齢在院患者の医療と福祉. 精神科 MOOK 1990；26：59-70.
2) シリーズ第11回 介護の現場から―介護保険利用者実態調査―570人の声が訴えること 統合失調症のAさん夫婦の人生を支えて. 山梨民医連 第130号. 山梨県民主医療機関連合会；2011年7月5日号.

F 診療所と精神障害者福祉

3 診療所における統合失調症の家族支援

肥田裕久
ひだクリニック

1 はじめに

　統合失調症の当事者を抱える家族（以下，家族）の支援とは何だろうか．

　家族支援の用語がいつから使われ始めたのかは定かではないが，白石は家族支援を「家族の抱えている問題を理解し，家族の解決の目標を確認し，家族とともに問題解決の過程を歩むこと」とし，「家族とともに」を強調する．さらに踏み込んで「家族とともに」が「問題解決の過程」にだけ関係するのではなく，「家族の抱えている問題を（家族とともに）理解し」「家族の目標を（家族とともに）確認」しなければならないと述べている[1]．これは家族を専門職による援助を一方的に享受する客体ではなく，自ら援助を受ける権利を有する主体としてとらえ直すという考えに立脚する．

　このような「家族とともに」の観点からクリニックでできる家族支援を述べてみたいと思う．

2 家族はどのような支援を望んでいるか

　家族はどのような支援を望んでいるかについては，2010年に実施された大規模なアンケート調査（有効回答数 4,419 人）からまとめられた提言「わたしたち家族の7つの提言」（表1）[2] が最も参考になるのではないか[*1]．

　この7つの提言はどれも重要だが，本項のテーマと紙幅の関係上，表中⑤「家族に

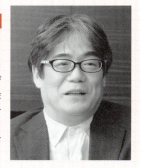

略歴

肥田裕久（ひだ・ひろひさ）

1963 年福岡県生まれ．
1996 年帝京大学医学部卒．初石病院，東京大学保健センターなどを経て，2005 年ひだクリニック，2010 年ひだクリニックセントラルパーク，2011 年訪問看護ステーション「すぴか」，2015 年流山市指定相談事業所「ファーレ」．現在，NPO 法人こころの健康を創造する会 creation HIT 理事長，医療法人社団宙麦会（そらむぎかい）理事長．その他，多機能型事業所「マーレ」，就労継続支援 B 型事業所「テララ」運営．
共著書等としては，『マンガでわかるはじめての統合失調症』（エクスナレッジ，2010），『統合失調症　第 8 巻』（医薬ジャーナル社，2014）がある．

表 1　家族支援に関する調査研究の結果からまとめられた【わたしたち家族の7つの提言】

① 本人・家族のもとに届けられる訪問型の支援・治療サービスの実現
本人が自発的に受診ができない場合や病状が悪くなったときの訪問による治療，支援の場やサービスにつながることができない本人に働きかけるための訪問型の支援が必要です．訪問によって本人・家族に個別化した支援・治療を継続的に提供するサービスの実現を求めています．

② 24時間・365日の相談支援体制の実現
困ったとき，いつでも専門家に相談できる場があれば安心です．夜間・緊急時に困難を抱えながらも相談先が見つからない本人・家族は少なくありません．24時間・365日の相談支援体制が必要です．また，緊急時はもちろん，日々の対応や生活の見通しをどのようにもてばいいのかなど，日常的な相談が気軽に安心してできる場も家族は求めています．

③ 本人の希望に沿った個別支援体制の確立
本人が家族や地域社会とのつながりを回復し，人生に対する希望を失わず有意義な生活ができるよう，医療のみならず，包括的な回復志向の支援を実現することが必要です．日中活動の場の提供だけでなく，本人に対する復職・復学などに向けた個別支援体制の確立を求めます．

④ 利用者中心の医療の実現
病気になった初期の段階から，本人・家族が医療の主体として尊重され，納得のいく医療が受けられることが重要です．本人・家族が治療計画に積極的にかかわれる医療体制の実現を求めます．

⑤ 家族に対して適切な情報提供がされること
病気になった初期の段階から，迅速に病気に関する正確な知識，対応方法，回復の見通しなどについて家族に情報がていねいに提供されることを求めます．また，すべての国民が精神疾患に対する正確な知識をもつことが可能となるように，学校や職場，地域などにおいて継続的な啓発活動を行うことが重要です．

⑥ 家族自身の身体的・精神的健康の保障
家族の身体的・精神的健康が過重な介護負担によって大きく損なわれています．家族依存の医療や福祉のあり方を改め，家族が身体的・精神的に健康を維持し，有意義な生活を送れるように保障する社会的支援が必要です．

⑦ 家族自身の就労機会および経済的基盤の保障
介護に縛られた生活によって家族は就労機会を奪われています．それによって経済的不安を抱えながらの生活を強いられています．家族の就労機会均等を保障する支援制度，もしくは介護労働に対する対価としての経済的保障が必要です．

（全国精神保健福祉会連合会，2010[2]より）

対して適切な情報提供がされること」について重点的に述べる．

　表中⑤の「家族に対して適切な情報提供がされること」については，病気になった初期の段階から，病気に関する正確な知識，対応方法，回復の見通しなどが，つとに家族の知りたい情報としてあげられ，ていねいに提供されることが望まれている．Scottによるカナダの家族を対象とした研究結果では，発病まもない初期の段階において，家族が最も希望したのは精神科医療の専門家の能力だとしている[3]．

　後半にはそのような病気に出会うより以前に「すべての国民が精神疾患に対する正確な知識をもつことが可能となるように，学校や職場，地域などにおいて継続的な啓発活動を行うことが重要」とも提言されている．中井も，家族が病気に関する情報からも，専門的援助からも，そして心理的にも深刻な孤立状態に追いやられ，事態を理解するための的確な情報をもたず，気軽に相談できる援助者がいない現実が家族の行動の選択肢を狭めるとしている[4]．あらかじめ得ている情報があれば早期に対応，受診していけることなどへも言及され，正確な知識普及の重要性が強調されている．クリニックの利点の一つはアクセスビリティーのよさである．クリニックで行える家族支援の，第一番目として，迅速にただし正確な情報を提供するということであろう．

＊1：アンケートの詳細な項目については，全国精神保健福祉会連合会のホームページ（http://seishinhoken.jp/）にてダウンロードすることも可能である．

3 家族への個別支援

　当然のことながら家族支援は情報提供にのみとどまるものではない．クリニックでは個別支援として行いうるさまざまなサービスがある．

　たとえば，① 入院の適応に関する判断：慢性化している患者を抱えている家族の場合は緊急度の判断ができない場合も多い．② 支援からこぼれている場合やいくつかの機関（医療機関のみではない）をたらい回しにされている場合もある．そのような場合には，医療不信や行政の対応への疑念も強い．より具体的な次へとつなげる支援が必要とされる．③ 患者と家族の距離が近く，情緒的混乱を招いている場合には，家族が感情を吐露する場を提供することも必要であるので，そのような場を提供する．個別支援で対応できないときは，可能であれば家族教室などへの紹介も行う（詳細は後で述べる）．④ 家族自身にもメンタルの問題がある場合には支援していく対象は家族にも拡げられるべきである．

　これらは家族が安心できるために行われるものであり，家族支援の第二番目の重要な点は安心できる環境を作り出すことといえよう．

4 家族心理教育への参加を支援する

　家族に医学的知識や福祉施策などの情報を伝え，あるいは家族が本人にどのように対応すればよいのかといったことも，前節のように個別での対応である程度まではまかなえる．しかし情緒的混乱については個別での対応ではうまくいかないこともある．このような場合，情緒的混乱を何とか乗り越えて来た家族の知恵が有用となるので，集団の家族心理教育を導入することも多い．

　しかしながら，家族はこういった「機会」の提示にすぐに乗ってくるわけではない．他の家族たちという（未知の）集団にたじろぐことも多い．そこで必要性や意義を理解しやすいイラスト（図1）を用意し，家族心理教育が必要な家族へ，その導入の説明を行っている．実際にはイラストをともに見ながら以下のように説明する．

　お疲れさまです．今日はお話を聞いてくださりありがとうございます．今，もしかするとご家族として，巨大な迷路の入り口に立っているという状況に似ているかもしれませんね．迷路に入っていくと大きな壁が立ちはだかって進めなくてだんだん焦ってしまうかもしれません．落胆や不安に陥る時期が今の時期ですね．しかし，よく見ているうちに，壁だと思っていたところの隙間に道を見つけることもできるかもしれません．「こっちに行ったらきっと出口があるだろう」と歩き始めますがなかなか着きません．またまた焦るかもしれません．しかし，ここで，同じ状況を抱える家族の仲間がいると，勇気を出して一歩先に進むことができると思います．家族心理教育の参加をおすすめするのは，この巨大な迷路を上空から見るようになるためです．今の自分の状況に気づくためだといえます．どんなに巨大であっても上空から見れば，出

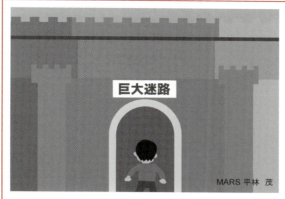

ご家族は，障がいを受容したり，他の子と比べたり．
今からどうしたらいいのか？
巨大迷路に入るような気持ちです．

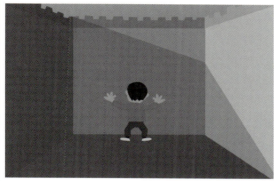

迷路に入ると…立ちはだかる大きな壁に，押しつぶされそうな自分に，当事者の気持ちを重ね，ご家族は真っ暗闇に入り込んだ気持ちになったりしたのではないでしょうか？

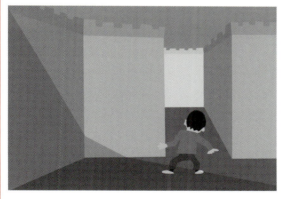

家族相談を受けること，同じ障がいをもつ仲間ができたことで，少しだけ道が見えてきて，出口があるのかも…と期待とともに不安も同居している時期ですね．

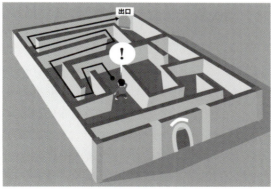

でも，実はどんなに巨大な迷路でも，上から見てみると出口ってどこに行けばいいのかがわかります．遠いか近いのか人それぞれではありますが，出口が見えることが希望になります．

図 1　グループワークってどんな効果があるのでしょう？

表 2　家族のための心理教育プログラム

1. 家族教室（基礎講座）　1回/月
   ① 病気について［医師］
   ② 家族として病気と付き合うために［看護師］
   ③ 精神科の薬について［薬剤師］
   ④ 社会資源・制度について［精神保健福祉士］
   ⑤ 家族のかかわりについて［臨床心理士］
   ⑥ シンポジウム［当事者］
2. 家族教室（わいわい講座）［専門職］　1回/月
   基礎講座では話しきれない新薬の話，タイムリーな話題，家族からのリクエストによるもの，の講座．家族自身のメンタルヘルスなどもテーマにする．
3. 家族相談会（リボンの会）「標準版家族心理教育インストラクター」
   FPE家族心理教育の普及ガイドラインに基づくグループワーク．
4. 疾患講座（統合失調症・うつ・発達障害）　各2回/年　［医師］
   家族教室に参加していない家族を対象に行う．
5. 家族SST　1回/月
6. 家族当事者研究　1回/月

口を探すことができますからね．今の状況を客観的にみて，対応の方法を見つけることを可能にすることが家族心理教育の強みですから，参加をしてはいかがでしょうか．

　当法人ではこのように教示しながら，適切なサービスが，それを求める家族へ届くようにと支援を行っている．一例として，当法人の家族心理教育のプログラムを示す（表2）．

5　家族支援の問題点や課題

　支援にはピットフォールもある．家族の支援の一つとして家族心理教育は有効な手立ての一つであろう．家族会活動や家族心理教育などでエンパワーメントされる家族の姿も散見される．おそらくそれは喜ばしいことであろう．しかし，はたしてそれらが家族の苦悩の軽減に寄与しているのかどうかも同時に検討しなければならない．たとえば「三た論法」になってはいないか．アイロニカルないい方になるが「三た論法」とは，「実施した」「治った」「だから効いた」というものであり，さらに「よかった」と「四た論法」となり一見もっともらしいが，そこでは医療者の自己満足の思考停止になってしまう．その支援には比較すべき対照群がなく，その実践や支援が本当に有効だったのかはわからない．一方で，家族心理教育の効果については，アメリカ連邦保健省薬物依存精神保健サービス部（SAMHSA）により科学的根拠に基づく実践プログラム（evidence-based practices：EBP）として薬物療法に匹敵する効果を示していると報告もされている[*2]．家族心理教育の要諦は情報伝達とグループワークを中心とした家族間交流の2つのセッションが重要であり，日本での今後の普及も望まれる．また，「教育」ということばのもつ暴力性にも敏感でなければならない．教育にはどこか上から目線的な印象が伴う．もちろん，医療者にはその感覚はないのだが，

＊2：これは日本精神障害者リハビリテーション学会監訳による「EBP実施・普及ツールキット」に詳しい（http://www.japr.jp/ebp.html）．

「教」え「育」てるというとき，医療者と家族の間の非対称性に鈍感であってはならない．「家族とともに」を旗印にするとき，この配慮はいっそうの重みをもつ．

家族の誰に説明をするかも大切なことである．家族と一括りにしがちな医療者の認識についても改める点は多い．先のアンケート調査では，「家族の中で本人の治療や回復，生活に関して意見が対立したり，考え方が一致せずに，苦労した」家族は，69.3％にのぼった．「家族に対する相談支援は特定の家族だけではなく，家族全員に対して必要だと思う」は，79.1％であった．このように家族の中での認識のズレはかえって混乱や苦しめる結果になることを想像することも必要である[2,5]．そして，最大の課題点は，家族への病状説明にはその時間と労力を費やしながらも診療報酬上の手当てがないことであろう．これでは「家族とともに」と思いながらも臍を噛む場面も出てくる．制度にかかわる問題でもあるので，一朝一夕の解決はないが，喫緊の課題である．

6 おわりに

家族はさまざまな苦悩を生きている．その苦悩はきわめて多様であり，一括りにして扱うことはとても困難である．支援が求められているとき，それぞれの家族のもっている苦悩をいかに支援できるだろうか．家族支援は，個別的あるいは集団的いずれのアプローチにせよ，具体的なものにならざるをえない．筆者はEBMを軽視する者ではないが，星野の「EBMは大集団に対するリサーチを統計学的に処理したものであって，個の違いは無視されて統計上の『ノイズ』でしかない．…（中略）…EBMによる精神医学の科学化は精神疾患の一面の情報を提供するであろうが，複雑な精神現象を解明するとはとても思えない」という文章[6]に強く同意する．この文脈での「ノイズ」は個別性のことであるが，畢竟，家族支援はこのノイズに耳を傾けることから始まり，ノイズからメロディーを紡ぐことになる．「ともに」楽器を奏でる演奏者が多くいるほうがメロディーは豊穣になる．家族支援の醍醐味はこの点にあるのではないか．ささやかなこの稿が，臨床上のヒントになれば幸いである．

文献

1) 白石弘巳．精神保健福祉における家族支援の方向性．精リハ誌 2011；15（2）：141-147．
2) 全国精神保健福祉会連合会．精神障害者の自立した地域生活を推進し家族が安心して生活できるようにするための効果的な家族支援等の在り方に関する調査研究報告書．2010．
3) Scott DS. The Process of Hoping in Families of People with Schizophrenia. Master Dissertation. University of Albert；1944.
4) 中井和代．家族の悩みと営み．こころの科学 1996；67：74-77．
5) 半澤節子．家族が求める支援とは．精神科看護 2011；38（4）：5-10．
6) 星野 弘．回復への共同作業に向けて出会いはどうあるべきか．統合失調症の広場 2013；創刊号：6-13．

F 診療所と精神障害者福祉

4 統合失調症の就労支援と精神科診療所

田川精二
くすの木クリニック
大阪精神障害者就労支援ネットワーク

1 はじめに

　全国のハローワーク調査によると障害者の年間就職件数は毎年増加．障害種別（身体，知的，精神）でみると，特に精神障害者の就職件数の伸びは大きく，2014年度には34,538件と身体障害者の28,175件を大きく上回り，年間就職件数が3障害で最も多くなった．もはや精神障害者の就職は難しいという時代ではないということである．しかし，喜んでばかりはいられない．2012年の障害者実態調査によると，身体障害者の平均就労継続期間は約10年，知的障害者では約7年9か月であるにもかかわらず，精神障害者は約4年3か月と最も短い．つまり，精神障害者は，就職はするものの仕事が続かないということ．職業生活をいかに継続するか，これをいかに支援するかが精神障害者就労の最も大きな現在的課題となっている．

2 NPO法人大阪精神障害者就労支援ネットワーク（JSN）

JSNの設立

　精神科診療所では就労についての相談をよく受ける．精神科診療所通院者の仕事への関心は高く，また働いている通院者も多い．そんななかで，"とても働けるはずがない"と思える重度の精神障害者が働いている現実に出くわし，たいへん驚くことも

田川精二（たがわ・せいじ）　略歴　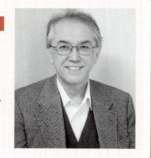

1951年大阪府生まれ．
1976年大阪大学医学部卒．
1980年八戸ノ里クリニック勤務を経て，1989年くすの木クリニックを開設する．
NPO法人大阪精神障害者就労支援ネットワーク理事長，（公社）日本精神神経科診療所協会理事，（公社）大阪精神科診療所協会理事，大阪府大東市障害者自立支援協議会副会長などを務める．

しばしばある．精神障害者の法定雇用率算入や新しい就労支援施策など状況の変化をきっかけに，大阪で数か所の精神科診療所を中心に精神障害者の就労支援をトータルに行う施設を作る計画がもち上がり，2007年5月NPO法人大阪精神障害者就労支援ネットワーク（JSN）が設立された．

2007年JSN門真の開設を皮切りに，翌年JSN茨木，2011年JSN新大阪と，精神障害者に特化した就労支援事業所を開設．2013年4月には，事務系の仕事に限定したJSN新大阪アネックスを開設した．いずれも，就労移行支援事業とジョブコーチ支援事業をその中心におき，障害の開示を原則とし，初期の見極めから，企業開拓，就労定着支援，職業生活継続支援などトータルに支援する．これまでの福祉事業所の多くは「そこに居ていただく」施設であるが，JSN事業所は就労を実現し「そこから出て行っていただく」施設なのである．2014年には，事務所などで使用するミネラルウォーター（アクアクララ）の事業所を譲っていただき，就労継続A型事業所とした．この事業所は，就労トレーニングに2年以上かかる方やJSNから就職したけれどもその後離職した方の受け皿などに活用している．ここでずっと働くのではなく，力をつけて再度就労する目的の就労継続A型事業所である．

JSNは2007年に設立されたが，2009年からは毎年30人を超える就職者が出，2015年3月までの約8年間に合わせて246人が就職した．就職者を病名別にみると，統合失調症圏が約50%，気分障害が約25%，神経症圏が約10%，広汎性発達障害が約15%．全員最低賃金を上回る賃金を得ており，職種も多様である．精神障害者は「すぐやめてしまう」といわれるが，メンバーは就職後現在までその7～8割が仕事を続けている．

JSNの仕組みと就労支援のポイント

JSNは一つの「統合失調症就労支援モデル」と考えてきた．とても働けそうにみえなかった統合失調症の方が，トレーニングのなかで「大化け」，たいへん元気になり，企業から信頼され，貴重な戦力になることもある．われわれが行ってきた医療や福祉はいったい何であったのかと考えさせられる．広汎性発達障害，社会恐怖，双極性感情障害もそれなりにJSN方式のトレーニングが機能する．しかし，他の気分障害圏などはもう一ひねり二ひねり工夫が必要と感じている．

ともあれ，就労を目指すためにはいくつかのポイントがある．

まずは【仕事をしたい強い気持ち】，次に【病気の治療～自己管理】，そして【生活の管理】．まず，「仕事をしたい」という強い気持ちが何より必要である．自分で自分の病気を管理しようという気持ちは仕事をするうえで大切であり，昼夜逆転や毎日夜更かし～朝が起きられないようでは仕事にならない．

そして，【職業準備性】．時間通りに出勤できるか，遅刻・欠勤の連絡，挨拶，指示の把握．覚えられないときはメモをとる，わからないことはちゃんと聞けるか等々．職業準備性の向上に向けた取り組みは，医療機関のデイケアや福祉作業所でも可能である．ただ，職業準備性が完璧でなければ働けないわけではないのはいうまでもない

ことであろう．

【企業実習】は，JSNのトレーニングの中心を占めている．皆が真剣に働いているまさにその仕事現場での実習．支援スタッフがジョブコーチとしてつき，作業内容や作業に向かう姿勢，指示の確認など，1つ1つ確認〜修正する．企業実習の終わりには，企業担当者，メンバー，支援者の三者で振り返りを必ず行う．企業担当者からメンバーの評価や修正すべき課題を話していただくが，メンバー本人が認識する評価・課題と大きく違うことがある．企業からみるとよくできている部分を，メンバーはまったくダメと考えていることも多い．企業実習には，実習企業の開拓，実習中のジョブコーチ的支援は最低限必要であり，医療機関や一般の福祉機関では現実的に難しい．

何か所かの職種の違う企業実習をこなせたら，メンバーと担当者が話し合い，職種や就業時間など大まかな就職先の内容を決定，ハローワーク他に協力を仰ぎながら【就職先を開拓】する．

就職の可能性がある企業が見つかったら，まず，【就職前実習】．就職前実習では，就労後を見据えてたいへん具体的な課題をメンバーとジョブコーチがこなしていく．このなかでジョブコーチは，メンバーが今後行うであろう仕事内容の把握はもちろん，職場の雰囲気，上司や同僚，おのおのの関係も把握し，就職後起こりうるであろう問題に対処できるよう準備する．就職前実習でのジョブコーチは，人的にも，時間的にもたいへんエネルギーが必要で，医療機関や福祉機関ではなかなか難しい．そして就職となるが，メンバーがしっかり【職場定着】するまで引き続きジョブコーチが支援する．

しかし，これはゴールではなくスタートにほかならず，支援はこれだけでは終わらない．いったん企業に定着しても，その後まったく問題なく働き続ける人はまれである．仕事内容の変更，上司の交代，部署異動や生活上の問題などをきっかけに調子を崩す人も多い．【職業生活の継続】を目指した，時に応じての支援を続けなければならない．職業生活継続への支援は，企業，医療機関との緊密な連携のもと，何かあればいつでも飛んで行ける支援を何年も続けていく覚悟が必要である．

JSNは上記したような支援をほぼすべて可能となるように設定されている．しかし，これらをJSNが単独でできるわけではなく，ほぼすべての支援で，医療機関を含むさまざまな機関との連携が必要となることを忘れてはならない．

3 就労支援を振り返って

JSNを振り返り，感じたことがいくつかある．1つは【9割近い出席率】．統合失調症を中心とする精神障害者も，やりたいことのためなら頑張れる…ということ．次に【トレーニング中，大きく調子を崩す統合失調症の人がほとんどいなかった】こと．開設当初，メンバーが次々調子を崩した際どうしようかと考えていたが，そんな心配は無用であった．「就労は病気を悪くする」といわれるが，本人の目標がはっきりしており，それに向かってしっかりとした支援を十分行えば，それほど調子は崩れない．

3つめは【自分の病気・障害・今の力量を知っている人の強さ】．こういう人は厳しいトレーニングでも揺るがない．医療者は本人に病気・障害についてしっかりと具体的に伝えることが大切と，改めて感じさせられた．4つめは【職業生活の継続】を支援することの重要性．諸機関と連携しながら，仕事を続けられるように支援することはたいへん大きな課題である．JSN の場合は精神科診療所の精神保健福祉士（PSW）を中心としたメディカルスタッフとの連携が重要な鍵となった．最後に，【JSN の精神科医】は直接メンバーにかかわらない．JSN スタッフが迷うことなく，思いっきり支援できるようにバックアップすることが医師の役割である．支援者が迷いながら支援をしていては就労支援はうまくいかない．この役割はとても大切であると思う．

4 統合失調症と精神科診療所と就労支援と…

多くの統合失調症の人たちが働きたい気持ちをもっていることは，いろいろな調査でも明らかである．そして就労支援と就労は，統合失調症の人たちとその生活を大きく変える可能性をもつ．まず，顔つきが違ってくる．たくましくなり，多少のことにも動じない．病状は安定し，個性的になってくる．しっかりとした支援のもとでの就労・就労支援はむしろ"治療的"と感じる．

しかし，JSN を設立した当時，親しい人たちから強い批判を受けた．いわく，① 精神障害者を無理矢理働かせるのか．② この厳しい市場経済社会で働く必要があるのか，社会参加で十分．③ 調子が悪くなったらどうする等々．私はとても驚き，ムキになって以下のようにやり返したことを覚えている．① だいたい本人にその気がないのに就労支援をしてもうまくいかないのは常識．働きたいと希望する人を一生懸命支援したこともないのに，何を言っているのか．② 自分の子どもがこの厳しい市場経済社会で就職が決まったことは喜びながら，精神障害者が働くのをなぜ止めるのか．誰が社会参加で十分だと決めたのか．その人の人生を決められるのはその人自身ではないのか．③ 調子が悪くならないように支援するのは当たり前のこと．しかし，"調子が悪くならないように"だけ考えることで，その人の希望を押しつぶし人生を変えてしまっていないか，胸に手を当て考えてみてはどうか，等々．

当時はそれほど意識しなかったが，このやりとりには精神障害者観の違いがみえていると思う．精神障害者は，その人丸ごと精神障害ではない．精神障害という重たい荷物を引きずりながら歩んでいる一人の社会人である．精神科診療所で長く統合失調症の診療をしていると，そのようにみえてくる．

もう一点．特に統合失調症の就労支援を考えるとき，デイケアや福祉施設では職業準備性の向上までが限界である旨，先に述べた．もちろん，例外的に精神科診療所単独で就労までしっかり支援できているところも全国にいくつかはある．しかし，一般的には良質な就労支援機関との連携が必要と思う．医療機関が立ち上げた就労支援機関でうまくいっていないところを山ほど知っている．医療機関の本来の目的は，病気の治療〜悪くさせないことであるから，どうしてもまずそちらに目が向いてしまい，

微妙なところで躊躇し逡巡してしまう．やはり，医療機関が抱え込むのではなく，就労支援機関と意見を戦わせながら，就労・職業生活の継続に向けてしっかり連携していくのが最もよい方法であると考えている．

5 おわりに

　精神科診療所で30年以上診療して，思うことがいくつかある．まず，長い経過の統合失調症を中心とした精神疾患に対し，「その場限り」の医療を繰り返すだけでは決定的に不十分であること．医療もその先の目標を念頭に，その後の治療を考えるべきではないかと思う．就労支援もこうした考えから，自然に出てきたといってもよいだろう．

　精神障害者であれ，誰にとってであれ，その「人生」はかけがえのない，ただ一つのものであり，それを決められるのは本人自身であること．精神障害者であれ，誰であれ，その「夢」や「希望」，やりたいことのためなら頑張れる．医療者は，狭義の治療にばかり目を奪われるあまり，その「夢」や「希望」や「人生」を押しつぶしてはいけないと考えている．

G 特殊領域

1 医療観察法へのかかわり
── 日常支援活動と医療観察法による医療は分かちうるか？

大石　豊
おおいしクリニック

1 はじめに

　当院の主たる業務は気心の知れた仲間たちと協働し，地域の現場に赴く直接的な支援活動である．その燃料は利用者らと分かち合う驚きや喜びである．

　拙稿が「特殊」領域に配置されてはいるが，われわれは対象者への関与をはなから特別扱いはしない．他の利用者への関与を考慮する際と同様，せいぜい「法の対象者であること」はそれぞれがもつ個別性を構成する一要素にすぎない．

　当院が法の通院医療機関として指定を受けたのは2013年12月であり，実際に支援する対象者数はいまだ希少である．対象者を塊として述べることは私には能わない．このこと自体が「特殊」なのだという指摘もまた一方では頷ける．

　かように入り組んだ結論と限界を示したうえで，なにゆえ当院が指定を受けるに至ったかに大半を費やすこと以上のものは本稿にはない，ことを枕として論を進める．

　なお，上でも下でも単に「法」と記せば医療観察法を指す．

2 当院概要

　在宅療養支援診療所の施設基準を届出している．外来患者はほぼおらず，70人程度の利用者に訪問診療を含む，在宅場面での関与を多職種チームで提供する．2015年1月より訪問看護ステーションを別事業所として独立させ看護師，作業療法士は原

大石　豊（おおいし・ゆたか）　略歴　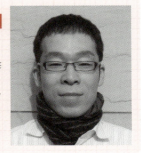

1967年大阪府生まれ．
1991年立命館大学理工学部卒．2003年奈良県立医科大学医学部卒．同大附属病院眼科研修医，2004年洛和会丸太町病院，洛和会音羽病院にてローテート研修医．2005年いわくら病院，2007年京都博愛会病院，2009年オレンジホスピタルの勤務を経て，2010年おおいしクリニックを開設．2015年医療法人驚喜会を設立，同理事長に就任．

則同所所属となっている．常勤・非常勤，直接・間接業務担当ら合わせ全16人の職員がいる．拠点は京都市南区にあり，JR京都駅は徒歩圏内，下町風情で近所付き合いもまだまだ残る地域である．

3 診療所開設まで

　文字通り曲がりなりにも2年の研修を終え，医師として3年目の2005年春から私は京都のとある病院で精神科医としての途に就いた．くしくも法施行前夜の時期と重なるが，今以上に無知であったし探究心もなかった．医局では法が話題に上ることはあったが私が法について意見することはなかった．私の印象ではあるが法を歓迎する雰囲気も医局にはなかった．

　研修医時代の繰り返しで早々と同院での勤務に不適応を起こした私は2007年春から別の病院へ移った．勤務のない曜日に高木[*1]の主催する支援チームに非常勤医師として加わることになったのはまったくの偶然であった．高木は呼び捨てにはできないほど，今も私の人生に多大な影響を及ぼし続ける恩師である．当時の私はチームの活動を高木の道楽かと斜に見ていたにすぎない．活動の中身を知らなかったのである．

　高木から事前に体系的な教育を受けたわけではない．最初に何かちょっとした呪文をかけられたのかもしれない．利用者やチームの仲間と一つの空間で同じ空気を吸う「即興芸術」のような体験を積み重ねていくにつれその活動のありように魅了されていく．

　トリエステ[*2]詣でをする日本の精神医療に関係する人々は自ら望んでこれを見たい，あれを知りたいと抱いてのことが多いのだろうか．2008年にまたも天から降ってきた機会にただ従い，私はかの地を訪れた．トリエステについて空っぽな頭であったのに私は言葉で受けた説明の大半をそこに収められなかった．確かに残るものをあげるとすれば，案内された部屋の扉はどこも開いていて説明を聞いていると狂気を帯びたように見える人や犬が不意に入ってくることがある，ジュゼッペ・デラクア[*3]は大きな男でマニュアルシフトの小さなフォードを運転する，ラファエロ[*4]と別れ際に抱き合って頬を合わせたときの彼の髭の感触，などである．

　2008年終盤から2009年にかけて，私にしては発展的に，また別の病院へ移った．そこで一人の医師が外来で丁寧に時間をかけて附属池田小事件の被害者遺族に対して診療しているのを知った．私は病院職員の仲間らとチームを構成し院外で支援活動を行うことを許されたがそこでは続けられなかった[*5]．

　2010年の精神神経学会において高木も倣ったあるケアマネジメントツールについてまとめたシンポジウムがあった．質疑応答で最初に出た質問はそのツールと法に関

[*1]：たかぎクリニックの高木俊介，精神科医．
[*2]：イタリアの北東部にある都市．フランコ・バザーリアによる精神保健改革の舞台の一場面となった地域としてつとに名高い．
[*3]：トリエステ精神保健局の前局長．当時は局長であった．
[*4]：そのとき案内してくれた小柄な壮年男性の看護師．行動通り対話と抱擁の重要性を繰り返し力説していた．
[*5]：もっぱら私理由による．

するものであった．そこでも後*6にもシンポジストの一人であった高木はその二者の結びつきに疑問を呈した．疑問では控えめすぎると本人から怒りを買うかもしれないが，再掲するので以後「高木の疑問」と呼ぶことにする．

　同年9月に私は独立して先の病院内チーム数名の仲間とともに診療所を開設する．高木のチームでの経験，トリエステでの感覚，最後の勤務先での試みと失敗が交わり結実して私をスタートラインに立たせた．

4 日々の活動のなかで法に近づいてしまうジレンマ

　障害がどう「重度」かを，こちらでモノサシを用意して机上で当てはめ検討している段階では，本当のところはよくわからないという意味で私にとってそれは幻を追いかけるようなものである．活動が動き出し地域との相互作用が起こり循環し混ざり合い生き生きとした動的な平衡に達して時を経ると，一人利用者の障害軽重だけでは測れない「多面的状況の困難さ」に出会うことになる．

　科学的な観測はその影響がないに越したことはなく，現象に影響を与えないよう振る舞いつつも無視できない誤差が生じるならばそれを織り込んで読み解くことが求められよう．

　われわれの活動ではそうはいかない．むしろ利用者が主人公を演じる人生劇の一幕に現れる脇役として現場で積極的に関与するからこそ，狂気を部分として相対化し狂気を纏うことは人生を彩るシーンたりうる見方をもつことができる．

　この劇は利用者はじめ登場人物の思惑を反映はするが，シナリオはなく一度限りであることに注意する．やり直しはきかず，現在進行しつつあり，終わったことをなかったことにもできず，不確かさに満ち満ちている．

　利用者がひとりぼっちで困難さを抱えているのでは最初からない．同じ社会に暮らす他者の困難は自分の困難でもあるのだ．

　多面的状況の困難さというものの一隅でとりわけ法が意識された2例を示す．例の意義を損なわない程度に内容を暈し改変している．

【例1】法施行前に家族の一人をバットで撲殺し，長期措置入院，長期医療保護入院を経て退院．すぐに治療を中断し再燃，バットを持って戸外を歩いているところを警察保護され3か月を待たずに再び医療保護入院となった．退院後の関与を見据え入院中から接触を開始する場合．

【例2】夫婦ともに利用者であった．一方が他方を庖丁で刺殺．諸般の事情からいったん医療保護入院となるも長期化，精神保健福祉法の趣旨に照らし同入院形態が適切でないと判断され別の病院に鑑定入院となり1年後に法の審判が申し立てられた場

---

*6：高木俊介．ACTは脱施設化を促進できるのか？―理念なきACT導入を危惧する．精神神経学雑誌　2011；113（6）：630．

合．なお一連の入院中にもわれわれは本人との接触を続けた．

　これらに限らず，深刻な人的被害はなかったものの物損他該当行為に及び警察介入となり措置入院や措置診察を経て医療保護入院となった歴のある利用者は少なくない．また利用者の同居家族が他の指定医療機関においての通院処遇中である場合もある．

　法が厳然とあるなか，われわれが案じた想定は単純なことである．すなわち利用者への関与が始まり，どこかの時点で彼が法の対象者となったときに法の指定を受けていなければ相当期間，関与が中断する．彼とわれわれの困難であると認識しながら手出し口出しできない困難の上塗り状態が出現することと同値である．

　これを是とする理由はさまざまな立場からいくらでもあげられるだろう．私に関していえば，指定を受ける要件が難しいのではないかという思い込みに加え高木の疑問によって思考停止していたことが大きい．

　2013年10月の指定医研修会に参加した私は，ある講義の終わりの質疑応答で壇上の法律家に問うた．われわれの活動のうちで自己欺瞞が最も煮詰まる瞬間の作業であるところの病院への移送についてである．事後的に負う可能性のある法的責任の範囲は想像していた以上のものではなかったが，だからといって良心の呵責が軽減することもなかった．これも多面的状況の困難さの一面であり本稿論旨にも密接に関係するのだが紙数が尽きてしまうので今回は割愛する．

　同研修会の別の講義で私の思い込みが氷解し，ベッドをもたない診療所が京都府内で指定を受けた例のないことも併せて知り，高木の疑問は実践で明らかにするしかないと決断するまでにはほとんど時間を要しなかった[*7]．

5　指定の先にあるもの

　2013年12月5日に当院は指定を受ける．

　それより後の日で同じ年の同じ月にデラクア夫妻が来日する．京都で夫妻を歓待する宴席が設けられ私もそれに連なり再会した．彼はその年春に18年間務めたトリエステ精神保健局長の座を退き，長年求めてきた司法精神病院閉鎖のためのキャンペーンで全国行脚をこなした直後であった．彼らが責任をもつ地域ではすでに早くから司法精神病院に収容される者が減り，ついにはいなくなったのでそうした施設の存在は実質形骸化していたのに．

　さかのぼって2003年8月28日に大阪地裁で出された附属池田小事件の判決における量刑理由の最後の部分を振り返る．

[*7]：2015年度にはACT全国ネットを退会したため，高木の疑問の前提がわれわれについて「字面上」はすでに消滅している．

「…異例ではあるが，最後に裁判所の所感を述べたい．事件の刑事上の責任はすべて被告人が負うべきだが，裁判所は，子供たちの被害が不可避であったはずはないとの思いを禁じ得なかった．二度とこのような悲しい出来事が起きないよう，再発防止のための真剣な取り組みが社会全体でなされることを願ってやまない．」

この時点で法はまだなく，この所感他事件にまつわる諸々が法の成立に所与されたものであることは否定できないが，単に法のありなしや法の良し悪しを求めているだけではないようにも，私には読める．

問題や対象を定義しそれに適した法や制度，プログラムやツール，セラピーやスキルを鋭く研磨し洗練する作業は専門技術者として必要なことであろう．頭のなかに棚ができ物事を整理しやすくなり事態に迷わず対処しやすくなるかもしれない．全国津々浦々均一で質の保たれたサービスを与えるものと与えられるものの立場がはっきりするようになるだろう．どこにも影がないどこまでも澄んで見渡せる景色が続くようになるかもしれない．

しかしはたしてそれらで包み込まれ閉じた世界に住み，与えられた役割を全うする人々は生きた感じがするのだろうか？　初めに「支援」活動と書いたがより正確には「そもそも人が人を支援するとはいかなることなのかを毎日問う」活動と書くべきであった．

多面的状況の困難さとは既存の人為的なシステムや構造では把握しきれない外側までのことをも含む．

われわれは現場で起こる予期できないドタバタに立ち会い，巻き込まれ，都度「そこにあるものを使い」，手機で風呂敷を織って，それでは包みきれず，ボタボタと大事なものをたくさん落としてしまう．そして利用者と後になって思い出し静かに嘆いたり馬鹿笑いしながら懐かしんだりしている．

そこでは生きている感じが確かにする．今，われわれの目の前にある狂気はともにありさえすればいつか驚きや喜びに転じうることを経験上「肌で」知っているからだ，としかいいようがない．

この活動の延長線上で法の存在自体を問えるほどの何事かを成しえるのかは現時点では全然わからない．とりあえず，これがわれわれのあり方である．

ここまで辛抱強く読み進めていただいた読者へは「治療上の工夫」になどまったくふれぬままその手前の話しに終始し筆を擱くことになり申し訳ない限りであるが，私のもつ技術的なことなどたかが知れている．それ以外のことも含め，もし実際にお会いできれば誠実にお伝えすることを約束して本稿を閉じることにする．

G 特殊領域

2 自傷他害と診療所（自殺と暴力）

三家英明
三家クリニック

1 はじめに

　診療所精神科医として長く地域での診療活動に携わってきたこともあって，統合失調症の人たちのことを書いたり，話したりする機会が増えた．昨今は，統合失調症という疾患やそれに伴う生活のしづらさを抱えながらも，デイケアやさまざまな就労支援機関の利用や当事者同士の交流を通じて，チャンスを得てリカバリーを果たしていく人たちも増えた．彼らの経験に学ぶことができた私たちも元気と勇気を与えられるとともに，チームで関わり，地域の関係機関との連携を通じて，見通しをもって患者さんに向かい合うことができるようになったと実感を込めて語れるようになった．35年前，統合失調症圏の人たちを地域で支えたいと診療所を始めた頃には，こういう日が来ることは想像もつかなかったことである．

　しかし，今日，こうしてリカバリーを目指して，望む生活を手に入れ，地域社会で生きがいをもって暮らす人たちが増えていく一方で，私たちの力も及ばず，苦境からの出口も示すことができずにいるうち，苦しい闘病生活のなかで挫折を繰り返し，やがて自ら命を絶った人たちがいる．また，家族との葛藤から，苦し紛れに家族に対して暴力的な振る舞いを続けてしまう人たちもいる．そして，彼らの苦しみに巻き込まれ，翻弄されて，理不尽にも出口のないトンネルに押し込められて社会からも孤立した日々を送る家族もまた数多くおられる．

　今回，本項の執筆依頼を受けてから，これまでに関わってきた多くの患者さんや家族のことが次々と想起されてきた．今日，希望をもって，回復の手立てをいろいろと

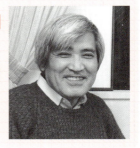

略歴

三家英明（みつや・ひであき）

1947年滋賀県生まれ．
1972年関西医科大学卒．同年関西医科大学病院精神神経科に入局後，藍野病院，芸西病院，藤戸病院，藍野病院社会復帰センター，保健所精神保健嘱託医等での勤務を経て，1981年三家クリニック（現 医療法人三家クリニック）を開設．社会福祉法人みつわ会理事長を務める．
共著書として『街角のセーフティネット―精神障害者の生活支援と精神科クリニック』（批評社，2009）．

準備できる時代になっただけに，そうした望みのもてる道を，ともに歩むことができなかった人たちが，私に強く問いかけてくる．彼らに対して最良の方法で関わることをしてきたのか，最悪の事態に至る前に工夫できたことがもっとあったのではないかと改めて問い直させられてしまう．

診療所精神科医は，通院者の思いに寄り添おうとするものであるが，それは，彼らの夢や希望に向けられた思いだけではなく，彼らの絶望感や苦悩，孤立感，また家族の怒り，やりきれなさにも寄り添うことを強いられた存在である．

2 往診での経験から

統合失調症についての誤解や偏見はまだまだ根強く存在している．一般の人からは，統合失調症の人は突然暴れたりする怖い存在のように思われていたりすることもある．精神科医になって44年になるが，この間，統合失調症の患者さんと日々接していて危機感を抱くような暴力に遭遇したことなどない私は，そのことを話して，それがまったくの偏見であることを理解してもらっている．

あるとき，往診の経験のない精神科医の先生から，統合失調症の方に往診するのは危険と隣り合わせで怖くはないんですかと問われたことがあった．私は，開業以来，ためらいなく患家を訪れることを続けてきたが，私への暴力行為に遭遇したことはほとんどないし，そうしたことは心配していないと答えると怪訝な顔をされていたのを思い出すが，実は，20年以上前に一度だけ，危険を感じ，恐怖感にさらされたことがあった．デイケアに通ってきていた30歳代の統合失調症の男性だったが，いつの間にか，足が遠のいて通院しなくなった．やがて，母親が相談に来て，薬を届けても会おうとせず，「帰れ！」と怒鳴るばかりだというため，訪ねたのであった．物腰も柔らかで穏やかな青年で，通院していた頃の彼との関係は悪くなかったので，玄関先ででも少し話せばと思って訪ねたのであった．しかし，玄関で声をかけるや否や，いきなり，ワーッと叫び声が聞こえ，ドドドッと奥の間から走り出てくる気配がして，玄関が開くや否や木刀のようなものを振りかざして飛び出してこられた．すごい形相で，通院中の彼の面影はなかった．まったく予想もしなかった展開で逃げ帰るよりほかなかった．その後も彼は家族の訪問も拒み続け，家族はそっと差し入れを続けたりしていたが，ある日，家族が訪ねると餓死のような状態で亡くなっていたとのことであった．

彼の場合，怠薬もあって，病状が悪化して，家族否認妄想的な発言がうかがわれるようになり，やがて，家族への攻撃的な言動が増し，家族は家を離れ，別居するようになったのであったが，診察場面での穏やかな本人の言動やデイケアでの態度からは，家族との間でそれほど深刻な事態が進行しているとは想像しえなかったのである．

3 忘れられないもう一つの経験から

　高校生の頃から家庭内暴力が出現．大学中退後，働き始めるが長続きせず，その頃から被害妄想をきたし，自ら警察に保護を求め精神科病院に入院．退院後，家庭内暴力は相変わらずで，警察介入にて2度目の入院．その頃，家人は自宅を離れ，避難していたが，本人に母親の居場所が知られてしまい，再び同居することとなったものの，母親に抱きついたり，母親の寝ているところに上から乗るなどするため，1年ほどで再度避難して別居していた．34歳のとき，本人が近医への通院を希望し，当院受診となったが，しかし受診は不定期で，まもなく病的体験に支配されてスナックで大暴れをして，緊急措置入院．退院後も2度にわたって警察に保護され，措置入院を繰り返した．最後の入院で，入院期間が3か月に近づいた頃，退院前カンファレンスが開催され，入院中から当院の訪問看護ステーションや地域の福祉施設のスタッフが面会を開始，他機関との調整をしながら関わることになった．前回と同じ轍を踏まないように，病院側と協議を重ね，地域での受け入れ体制を十分に整えたうえで，退院してもらおうと考えていたのだが，なぜか突然に主治医から退院許可が出てしまい，帰宅してきたのである．退院当夜，慌てて往診すると，普段は人懐っこい笑顔を見せて応じる彼が，固く険しい表情で，灯りもつけずに玄関先に突っ立っていた．流涎もひどく，呂律も回らず，会話もまともにできない過鎮静状態で，どうして退院の判断が出たのかと驚かされた．病的体験もまだ活発な様子で，往診や連日の訪問看護で見守るが，怠薬もしており，話しかけても陰うつな表情で，ほとんど話さず，重苦しい気分が伝わってくるばかりであった．退院してほっとした様子も見られず，心配していたところ，退院して10日もたたないうちに車に飛び込まれてしまった．

　連絡を受けた訪問看護ステーションのスタッフが慌てて自宅を訪れると，すでに家族が訪れて片づけを始めており，「こんな形でしか家族が再会できないのはつらいです」と悲しさと無念さを帯びた表情で語られたその言葉を，今も忘れることができないでいるという．

　担当スタッフは，彼が初めて当院を訪れた際，開口一番，「父と仲直りしたいので，クリニックから電話をしてほしい」と頼まれたり，退院してきた2日後，自宅に訪問すると，荒れ放題の部屋のなかから探し出したというアルバムが開いた状態で机の上に置いてあり，そこには，彼が幼い頃，家族と仲睦まじく笑顔で一緒に写る幸せそうな写真があったのを知っていたからである．

4 診療所で何ができるか

　私が関わった2人の統合失調症の患者さんについて書かせてもらった．2人ともに家族に対する執拗な攻撃的言動，暴力により，家族が家を出て避難せざるをえなくなるという究極の困難な事態に至ってしまった点で共通しているが，残念ながら，このような事例はほかにも経験され，関わる医師としてこうした事態に至る前に，なんと

か防ぎえないものかと苦慮されることが多い．2例目はすでに当院が関わる前に，究極の事態を迎えていたが，1例目は，当院が関わるなかで，究極的な事態が起こってしまったのである．先述のように，診察場面では，患者さん自らが行っている家族への攻撃的な言動，暴力について話してくれることは少ないし，語られても過少な報告であることが多い．また，診察やデイケア場面で，対人関係での穏やかな言動からは，進行している事態を把握しがたいことが多い．したがって，家族が相談に来ても，すぐに対応策を講じることを怠ってしまい，後手に回ることも少なくない．外来診療を行っていく際に，現実の家族関係に気を配って治療を進めていかなければならないのは当然であるが，そのつもりでも，得る情報が偏ってしまい，面談はしていても，家族への先入観や予断に影響されて，事実の把握，事態の深刻さを見逃してしまうことも起こりがちである．昨今，診療所によっては，守秘義務を盾に家族との面談を拒否されるところがあるが，はたしてそれでよいのかと危惧せざるをえない．家庭内で暴力沙汰となり，警察が呼ばれて来たときには，本人はきわめて冷静にふるまうことから，警察も単なる親子喧嘩という認識で，その場を収めて帰ってしまうことが多いが，本人や家族の生活や人生に関わって仕事をしている私たちが，起こっている難儀な現実に直面しようとせず，その場限りの対応になってしまってはいけないであろう．

当院では家族ぐるみでの対応が求められる困難な事例では，医療福祉相談室や訪問看護ステーションなどと多職種チームで関わっている．家族がしんどい状況にSOSを出して来れば，本人，家族の双方を支援しながら，家族が追い出されてしまう前に，本人が自立のために家を離れることを提案して，その援助をすることも少なくない．究極の困難な状況に至る前に，両者にしっかりと関わって，双方の生活が安定したものとなる道を探らなければならないと思う．

私が開業した頃とは，精神科の敷居はずいぶんと低くなったはずであるが，最近，統合失調症はじめ，ややこしそうな事例は受付の段階で断り，門前払いする診療所もあると聞いている．地域の一般科での精神疾患患者の受診拒否もみられるなか，町の精神科医が果たすべき役割はきわめて重要なはずである．困難事例とは対象そのもののもつ難しさではなく，私たちがまだ対処の仕方，支援策を見出せていない課題の多い事例ということであり，まずは受け入れ，地域全体で支援策を考えていけるようなネットワークづくりが求められている．

生活現場にある精神科診療所は，地域に開かれた存在として，地域の関係機関のネットワーク，地の利を生かした顔の見える関係のなかで，困難事例と呼ばれる人たちを地域でサポートしていく役割を担わなければならないと考えている．

G 特殊領域

3 統合失調症と診断書

佐々木青磁
おびひろメンタルクリニック

1 はじめに

統合失調症の外来診療に際して，種々の診断書・書類の作成を要請されることは日常的に経験することである．統合失調症に限らず他の疾患においても，経済的な不安や負担が過重であったり，本来保障されるべき権利が活かされない状況は，症状の改善を妨げたり悪化を招く場合があるのは容易に想像できるであろう．

統合失調症の治療には薬物療法，精神療法，生活支援，家族支援，リハビリテーションなど，種々の治療法があるが，症状の改善・安定化ならびに安心して療養を継続するためには，障害年金診断書をはじめとする「患者の利益となる診断書類」の活用も非常に重要と考えられる．

統合失調症の診療にかかわる診断書類は多岐にわたるが，本項では重要かつ作成する頻度の高い，障害年金診断書，自立支援医療・精神障害者保健福祉手帳診断書，傷病手当金診断書，運転免許に関する公安委員会提出用診断書，主治医の意見書（ハローワーク提出用）について述べる．

2 障害年金診断書

 年金制度の目的

年金制度の目的は高齢になったり（老齢年金），一家の働き手が亡くなったり（遺

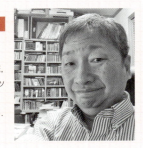

佐々木青磁（ささき・せいじ）　　　略歴

1961年北海道生まれ．
1986年旭川医科大学医学部卒．精神科医として旭川医科大学病院精神科神経科，遠軽学田病院，市立釧路総合病院精神神経科，北海道立緑ヶ丘病院を経て，2008年おびひろメンタルクリニックを開設．
共著書として『精神医学（精神保健福祉士養成テキストブック1）』（ミネルヴァ書房，2008）がある．

族年金），疾病・障害で生活に支障をきたすようなとき（障害年金），国民全体で困っている人を支え合うということであり，日本国憲法において保障された制度である．日本国内に住んでいる20歳以上60歳未満のすべての国民は，国民年金への加入が義務づけられており，すべての国民が被保険者となる国民年金のほか，会社員や公務員が加入する厚生年金保険があり，2階建て構造になっている．日本年金機構がこの国民年金と厚生年金保険の業務運営を担っている．

支給額

　障害基礎年金，障害厚生年金の2種があり支給額が異なる．自営業者，無職者は障害基礎年金のみであり，民間に雇用されている人は障害基礎年金に障害厚生年金が，官公庁に雇用されている人は障害基礎年金に障害共済年金が加算されていたが，2015年10月1日からは厚生年金制度と共済年金制度が統一され厚生年金に一元化となった．障害基礎年金1級は2016年3月現在で，81,258円/月，同2級は65,008円/月，同3級は不支給，障害厚生年金は在職中の平均給与額や在職期間によって金額が決まる．

障害年金を受給するための3要件

　障害年金を受給するためには，「保険料納付要件」「初診日要件」「障害認定日要件」の3つの要件を満たす必要がある．

◆保険料納付要件

　初診日の前日において原則3分の2以上の保険料を納付している必要がある．時限措置として2026年4月1日前まで，直近1年間の保険料の未納がなければ可である．この要件を満たすかは患者側で年金機構に問い合わせてもらうことになる．

◆初診日要件

　初診日とは「初めて医師または歯科医師を受診した日」をいう．初診日に加入していた年金制度（国民年金，厚生年金，共済年金）で障害年金（障害基礎年金，障害厚生年金，障害共済年金）の種類が決まる．それにより障害年金受給額が異なるし，初診日が同定できなければ，障害年金を受給すること自体が困難となる．したがって，初診日の記録を残しておくことは重要である．医師法24条で診療録の保存義務は最終受診から起算して5年と定められている．しかし，精神疾患の場合，初診から長期間を経て確定診断に至ることも多く，転院などで医療機関が変更になっていた場合など，前医での診療録が破棄されており初診日が特定できないという事態も起こりうる．そういった事態を避けるためにも診療録は可能な限り永久保存とするのが望ましい．

　従来，国民年金，厚生年金加入者（民間人）は初診日を証明することが必要であったのに対し，共済年金加入者（国家公務員，一部の地方公務員）は，本人が申し立てた日を初診日とするという「官民格差」が存在していた．しかし，被用者年金の一元化により，共済年金が厚生年金に統合されたことを契機に，国民年金および厚生年金について，本人の申し立てのみではなく，第三者証明がいるなど条件つきであるが，

初診日の確認を柔軟に対応することになった[1].

◆障害認定日要件

障害認定日とは，原則的には初診日から1年6か月経過した日を指し，その時点で障害の状態にあると確認されることが，障害年金受給の要件となる．また，20歳前に初診日がある患者は20歳に達した日，初診日から1年6か月たった日のどちらか遅いほうが障害認定日となる．

請求方法

基本的に患者が持参した障害年金診断書に記載すればよい．しかしながら患者の利益を考えるなら，そのような「待ち」の姿勢ではなく，「いつの時点で請求可能となるか？」と念頭におき，積極的に「障害年金が請求可能な時期になりましたが申請しますか？」と患者に問うぐらいが望ましい．

請求方法には「本来請求」「遡及請求」「事後重症請求」の3種類がある．順に「障害認定日から1年以内に請求」「過去に遡って年金を請求」「初診日から1年6か月の時点では症状は軽症であったが，事後に重くなって請求」という場合である．

本来請求は初診日から1年6か月たった時点から行うことができ，通院中にその時点に達したのであれば，診断書裏面の「日常生活能力の判定」「日常生活能力の程度」も患者および家族などから聴取し判断は比較的しやすい．一方，遡及請求は過去に遡って請求することになり，現時点と過去（初診日から1年6か月を経過した時点以後3か月以内）の両者について「日常生活能力の判定」「日常生活能力の程度」を判断し，記載することとなる．ここで問題となるのは「過去」の時点についての判断は難しい場合があるということである．通常の診療で，毎回,「適切な食事」「身辺の清潔保持」「金銭管理と買い物」などの「日常生活能力」を確認してはいないであろう．確かに症状のみならず患者の生活の状況・能力を把握しておくことも重要であるが，不確かなことに関して判断を強いられるという場合が現にあり，書類作成上，頭を悩ますこともしばしばである．

診断書記入の実際

どの級に該当するかに大きく影響するのは診断書裏面の「日常生活能力の判定」と「日常生活能力の程度」の欄である．前者では単身生活を想定した場合に「適切な食事」「身辺の清潔保持」「金銭管理と買い物」「通院と服薬の　要　不要」「他人との意思伝達及び対人関係」「身辺の安全保持及び危機対応」「社会性」の7項目に対して「できる」「おおむねできるが時には助言や指導を要する」「助言や指導があればできる」「助言や指導をしてもできない若しくは行わない」から当てはまるものを選択する．

能力は連続性のあるものであり，動揺性に変化することもあり，クリアカットに断定するのに困難を覚える場合も多い．断定するのが困難ということは，医師の裁量の余地が大きくなるということでもあった．筆者もそうであるが多くの医師が,「迷ったら重い方」を選択してきたのが実状ではあるまいか．このことを患者に告げておく

ことは診断書を受け取った患者が自己評価を下げないためにも重要である．また裏面下段では「予後」を記すが，この欄に「予後不良」と一言のみ記された診断書を多く見かける．「著明な改善は困難である」「長期に療養を要する」と記すのでも十分である．診断書にも治療的な配慮は必要と筆者は考える．

2015年5月，「障害年金を申請しても不支給とされる人の割合に都道府県により最大6倍の格差がある」「同じ障害の状態であるにもかかわらず等級が違うことがある」と報じられた[2]．それをふまえて厚生労働省は是正のためのガイドラインを2016年夏より導入することを決めた．ガイドラインのなかでは前述の「日常生活能力の判定」を選択した項目によりスコアリングして統一基準とするとある[3]．地域による格差が縮小するのは，公平であるべき制度の運用としては望ましいことである．しかしながら，ガイドラインが適用されると受給のハードルが高くなることが懸念される．施行に際しては支給停止は見送られたが，新規申請が認められづらくなったり，1級から2級への降級が予想され，今後も注視していく必要がある．

3 自立支援医療・精神障害者保健福祉手帳診断書

精神保健福祉法第5条に規定する統合失調症などの精神疾患を有する患者に対して，通院医療費の自己負担額を軽減する制度である．

利用者負担が過大なものとならないよう，所得に応じて1か月あたりの上限額を設定し，これに満たない場合は1割を自己負担とする．ICD-10で，F0〜F3，Gに該当する患者，および精神医療に一定以上の経験を有する医師が「重度かつ継続して医療を要する」と判断した患者が適応となる．

「自立」しているか否かにかかわらず，利用可能な制度なので「自立支援医療」という名称は不適切であり，旧来の「通院医療費公費負担制度」のままでよかったのではないかと筆者は考える．

初診時からこの制度を勧める医療機関もあるようだが，初回は「診たて」「治療法・対処法」などの説明を受けるだけでも情報量が多かったり心理的負担になる可能性もあり，同制度を伝えるのは過負荷になる場合もあると想像され，筆者は適応のある患者には数回の受診後に説明することを心がけている．継続通院が必要な患者が経済的負担から医療中断に至らないためにも重要な制度である．

所定の診断書に必要事項を医師が記載する．継続利用する場合は2年に1度診断書の更新が必要となる．

また自立支援医療診断書の書式は記載欄によって，精神障害者保健福祉手帳診断書も兼ねており（都道府県，政令市によって書式に相違あり），この手帳を取得することにより，障害者雇用枠の利用，税金の控除や公共料金の割引，生活保護の障害加算，ホームヘルパーの派遣などの福祉サービスなどを受けることができるようになる．他に自治体独自のサービスを付加しているところもあるので，医療者側が地域で受けられるサービスに知悉していることも大事である．初診から6か月を経てから申請可能

となる．

　これらは全国共通の制度であるにもかかわらず都道府県や政令市によって書式が微妙に異なったり（たとえば北海道では用紙サイズはA3で自立支援医療と手帳を兼ねているが，三重県ではA4で自立支援医療単独の書式であった），前医とまったく同じ記載をしても等級が変わるということを筆者は経験しており，患者の利益を損なわないように全国で共通した基準の導入が望まれる．

4　傷病手当金診断書

　国民健康保険以外の保険（協会けんぽ，健康保険組合など）に加入していて，疾病のため一定期間働けない場合に支給対象となる．① 労災でないこと（業務外の疾病であること），② 就労できない病状であること，③ 連続する3日間を含み4日以上就労できなかったことが支給条件となり，同一疾病に対して最長1年6か月を限度とし，標準報酬日額の2/3が支給される．退職した後も適用されるがその場合は，退職前から受給を開始しておく必要がある．この制度は実際に就労不能期間（月単位で区切ることが多い）が過ぎてから請求するものであり，事前に予測して請求するものではない．事業所によっては制度を患者に知らせないところもあり，有職患者が長期に仕事を休む場合には，筆者は当該制度が利用できないか確認するよう患者に伝えている．

5　運転免許に関する公安委員会提出用診断書

　従来，各都道府県公安委員会による診断書と運転免許の可否に係わる運用基準は，「○○年程度であれば症状が再発するおそれはないと認められる」などと，本来不可能である将来予測を記すことが必須であった．同基準は2012年8月に改正され，「特記事項」欄に「一般的な再発リスク以上のリスクはない」旨を記せば免許の更新は可能となった[4]．しかしながら，この欄に今後予想される経過を記載しなければ公安委員会は定期的に症状の確認をすることとなった．現に筆者は6か月後に診断書の提出を求められた．結局，再発予測をしなければ6か月ごとの確認を求められるということになり差別的待遇が持続しているといわざるをえない．

　また，運転能力は視力などと同様に公安委員会側で可否を判断するのが妥当であり，個々の医師が判断すべき事項ではないのではないかという根本的問題も指摘しておきたい．

6　主治医の意見書（ハローワーク提出用）

　通常，自己都合退職の場合，支給されるまで3か月＋7日の待機期間が設けられる．しかし，退職の時点で医療機関に通院している場合などは「特定理由離職者」[5]に該当し，この3か月の待機期間が免除され支給開始が早くなる制度がある．

この制度を知らないがために,「無収入の期間が3か月もあるのなら辞められない」と劣悪な職場環境でも我慢してしまう患者が非常に多い.

この制度を利用することで,「すぐ支給開始になり,90日支給されるのなら最初の1か月はゆっくり休養し(ある程度の就活は必要),2〜3か月かけてゆっくり条件のよいところを探す」ことが可能になる.

具体的には,前職から離職票が送付された後,それを持ってハローワークに行き,「現在通院している」旨を担当者に告げる.担当者は「主治医にこの書類に記入してもらうように」と「雇用保険法13条・15条・20条にかかる証明書」という書式が渡される.それを主治医が記入し,再度ハローワークに提出することで完了となる.

離職者のほとんどがこの制度を知らない印象を受ける.「ブラックな職場を辞めたいんだけど,収入を得ないと…」と躊躇している方の背中を(よいほうに)押す場合も多いので,臨床医は知っておくべき制度である.

7 おわりに

以上,患者に益する各種診断書類について記した.それらを適正に利用する,しないで患者の病状やQOLに影響するのは日常の診療で普通に経験することである.多くは申請主義をとっているので患者が制度自体を知らずにいることがままある.適応のある患者にとっては制度を利用することは「権利」であるのだから,権利を行使できるよう医療従事者側が伝えていくことは重要である.

地方の公立病院など主治医が短期間で何度も変更になり,受給の要件は満たしているのに,制度の存在自体を知らずにきたという患者の話を時々聞く.筆者もそうであったが,諸制度に関してきちんとレクチャーを受けたことがない.これら諸制度に関しては大学教育あるいは卒後初期の研修に必修にすべきと考える.

文献

1) 安部敬太.初診日認定の取り扱い変更と年金相談実務.ビジネスガイド 2016;816:125-135.
2) 東京新聞 2015.1.15 「精神・知的障害 客観診断難しく年金不支給率に地域差」
3) 等級判定のガイドラインについて(資料).精神・知的障害に係る障害年金の認定の地域差に関する専門家検討会(第8回)
   http://www.mhlw.go.jp/file/05-Shingikai-12501000-Nenkinkyoku-Soumuka/0000111680.pdf
4) 日本精神神経学会.患者の自動車運転に関する精神科医のためのガイドライン.
   https://www.jspn.or.jp/uploads/uploads/files/activity/20140625_guldeline.pdf
5) 特定理由離職者の範囲.
   https://www.hellowork.go.jp/member/unemp_question02.html#q4

II

気分障害

A 総論

1 うつ病スペクトラムと DSM-5 診断カテゴリー

中川敦夫[*1], 大野 裕[*2]
*1 慶應義塾大学臨床研究推進センター
*2 大野研究所

1 はじめに

　伝統的に精神疾患は，その疾患が一つの疾患として実在するかどうかを完全に説明できないため，典型的な症状の集合体を有する一群（カテゴリー，類型あるいは症候群）に呼称をつけ「○○と呼ぶ」という約束事のもと診断分類が行われている．しかし，こうしたカテゴリー診断では，目の前の患者がどの程度，ある診断に当てはまっているのかを明瞭な境界線をもたないなか検討されるため，個々の臨床医の研修歴やその臨床医が拠り所としている理論，また臨床経験によっても異なってくることはよく知られている．しかし，目の前の患者の診断について臨床医同士が討議し意見交換したり，それぞれの体験を理解し合いその後の臨床，教育，研究にいかしたりするためには，お互いに共有できる診断または診断分類は必要となってくる．こうした背景から，精神疾患の境界を明確に区分し，秩序立った体系をつくるために操作的診断基

中川敦夫（なかがわ・あつお）　略歴

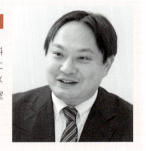

1999年慶應義塾大学医学部卒業後，同大学精神神経学教室に入室．桜ヶ丘記念病院にて精神科臨床研修後，2004～06年コロンビア大学医学部精神医学教室 Division of Neuroscience に Research Fellow として留学．2011年国立精神・神経医療研究センタートランスレーショナルメディカルセンター臨床研究教育研修室長，同センター認知行動療法センター認知行動療法研究室長を経て，2013年4月より慶應義塾大学臨床研究推進センター教育研修部門長・特任講師．

大野　裕（おおの・ゆたか）　略歴

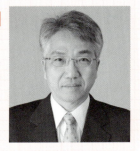

1950年愛媛県生まれ．
1978年慶應義塾大学医学部卒．同大学精神神経科で研修を受けた後，コーネル大学，ペンシルベニア大学留学を経て，2002年慶應義塾大学教授，国立精神・神経医療研究センター認知行動療法センター長を経た後，現在は大野研究所所長．

準が注目され，世界保健機関（World Health Organization：WHO）のICD（国際疾病分類：International Classification of Diseases）や，アメリカ精神医学会のDSM（精神障害の診断・統計マニュアル：Diagnostic and Statistical Manual of Mental Disorders）が作成された．しかし，臨床場面では，目の前の患者をどれか一つのカテゴリーに振り分けるのは困難な場合も少なくなく，アメリカNIMH（National Institute of Mental Health）では新機軸として定量化された生物学的指標に基づき分類を試みたディメンジョン方式を用いた診断体系のResearch Domain Criteria（RDoC）[1]の構築に向けた研究が現在進められている．もう1つの動きは，スペクトラム概念である．仙波[2]は，スペクトラム概念とは「一連の疾患が実際は複数の下部疾患からなっており，しかもそれぞれは症状あるいは原因において連続的に重なり合っているもの」と説明し，自閉症スペクトラム，統合失調症スペクトラム，強迫スペクトラム，双極スペクトラムなどいくつかのスペクトラムが近年提唱されている．DSM-5[3]の特色としては，スペクトラム連続性を意識した章立ての順番となっていることである．

本項では，うつ病概念の変遷を振り返り，うつ病スペクトラムについてDSM-5を例に下位分類の特徴について述べる．

2 うつ病概念の変遷

うつ病概念が歴史上最初に用いられたのは紀元前5世紀のヒポクラテスによる「メランコリア（melancholia）」である．メランコリアとは黒胆汁を指し，これが過剰になると，元気がなくなり，身体愁訴を引き起こすと考えられていた．その後，うつや躁は医療の世界から無視され続けたが，近世の18世紀に入り，身体的な原因を欠きその原因が心理的なものとして神経症がKarenにより定義づけられ，メランコリーは神経症と区別されるようになっていった．そしてKraepelinが登場し，現在の抑うつ症候群の原形である躁状態とうつ状態を一括りにした「躁うつ病」という一元論的疾患概念を提唱した（1913年）．一方，うつ相と躁相を繰り返す者，抑うつ相のみしか示さない者がいるという観察から単極性（unipolar）／双極性（bipolar）の極性に基づく二分法をLeonhardらは採用した．1966年AngstとPerrisはうつ病（単極性うつ病）と躁うつ病（双極性障害）の差異を遺伝研究から見出し，二元論的疾患概念がうつ病概念の主流となっていった．アメリカ精神医学会の操作的診断基準である『精神疾患の診断・統計マニュアル第3版（DSM-III）』（1980年）にて「気分障害（mood disorders）」という名称が登場し，この気分障害のなかに「うつ病性障害（depressive disorders）」と「双極性障害（bipolar disorders）」が含まれ，二元論は踏襲された．しかし2013年のDSM-5の改訂からは，「気分障害」がなくなり，「抑うつ障害群（depressive disorders）」と「双極性障害および関連障害群（bipolar and related disorders）」の2つは独立した．この背景は，双極性障害が抑うつ性障害と比べて統合失調症に近いという知見が集積されてきたため，連続性スペクトラムを意識し，気

分障害を一括りにするのではなく，双極性障害を抑うつ性障害から区分すべきという議論に基づく．

　Kraeplinは精神障害を成因別に「内因性（外からの成因によらず素因により自発的に発症したもの）」「心因性（いわゆる病前性格や環境が強く関係したもので，神経症性や反応性を含む）」「器質因性（いわゆる身体疾患や薬剤によるなど症状性も含む）」に区分した．成因論の区別は原則排除したDSMの診断分類体系では，DSMうつ病では「内因性」「心因性」は一括りにされ，その差異は重症度の違いによって還元されている．

診断カテゴリー

伝統的診断

　1961年Tellenbachは「内因性」「心因性」の二分法から距離をとり，病前性格としての「メランコリー親和型性格」の特性（秩序愛をその本質とし，自己への要求水準が高く，献身的で他者配慮に優れ，几帳面で責任感が強く，仕事熱心という特徴）をもつ者が，周囲からの評価や庇護が破綻するという状況が絡むとうつ病が発症する，という文脈でうつ病の発症過程を説明し，これがわが国のうつ病の中核群として認識されてきた．わが国では，病前性格と発症状況によるうつ病の類型分類の細分化が研究され，1975年の笠原・木村分類（性格，発症状況，治療反応性，経過，発症年齢，病前適応，体形の7つの軸に基づく気分障害の病型）が知られている．

　近年，わが国では外来受診するうつ病患者の増加に伴い，「メランコリー親和型性格」を有しない軽症抑うつの受診が増えてきているといわれ，こうした一群に対する研究が進められてきた．1977年「逃避型抑うつ」（プライドは高いが，困難な状況に合うとあっさりと抑制を中心とした抑うつに逃避する特徴を有する），1991年「現代型うつ病」や1995年「未熟型うつ病」（依存性が強く未熟なパーソナリティ傾向をもち，他者配慮に乏しく，自己愛性で自責の念が感じられない特徴を有する），2005年「ディスチミア親和型うつ病」（回避的パーソナリティが基本にあり，規範を嫌い，常道的にやる気のなさを訴える）など多くの類型分類がある．しかし，これら多くの抑うつの類型分類が提唱されてきたが，その境界も不明瞭でいまだ研究の段階にあるものが多く，それらの治療に関するエビデンスの蓄積は十分ではない．さらに，マスコミ用語である「新型うつ病」など医学的知見の明確な裏打ちもなく広まったものもあり，臨床場面は混沌とした状況が続いている．

操作的診断：DSM

　第二次大戦後のアメリカ精神医学界では精神分析学が主流を極め，症状の解釈や心理的な原因の探索に力点がおかれるなど，この時期のアメリカの精神科医学は診断にあまり重きをおいていなかった．このため，精神科医ごとに診断のバラつきは大きく，

治療効果の判定もあいまいであった．1950〜60年代の向精神薬の登場によって精神病水準患者の治療について道筋が立ったことや，1970年代にはアメリカとイギリスの精神疾患診断の比較研究により診断一致率が低いことから，より信頼性の高い精神科診断基準が求められる気運が高まり，アメリカのセントルイスグループと呼ばれるFeighner, Robins, Guzeらを中心としたワシントン大学のネオ・クレペリン学派の学者がFeighner's criteriaを1972年に発表し，それを改変したResearch Diagnostic Criteria（RDC）（1978年），それを基盤にしたアメリカ精神医学会DSM-III（1980年）が発表された．以降，DSMは改訂を重ね，DSM-III-R（1987年），DSM-IV（1994年），DSM-IV-TR（2000年），そして2013年にDSM-5が発表された．

4 うつ病スペクトラム：DSM-5抑うつ障害群を例に

　連続性スペクトラムを意識したDSM-5の章立てでは，双極性障害および関連障害群，抑うつ障害群，不安症群/不安障害群（anxiety disorders）の並び順になっている．DSM-5の抑うつ障害群は，以下の8つの下位分類の順に並べられている：（双極性障害に近いものから），1．重篤気分調症，2．うつ病，3．持続性抑うつ障害（気分変調症），4．月経前不快気分障害，5．物質・医薬品誘発性抑うつ障害，6．他の医学的疾患による抑うつ障害，7．他の特定される抑うつ障害，8．特定不能の抑うつ障害．このうち重篤気分調節症，持続性抑うつ障害（気分変調症），月経前不快気分障害，特定不能の抑うつ障害の4つの下位分類がDSM-5から新しく追加されたものである．

抑うつ障害群の下位分類

◆重篤気分調節症

　重篤気分調節症（disruptive mood dysregulation disorder）は，主に12歳までの子どものためにつくられた診断分類であり，言語的・行動的に表現される感情の爆発が頻回である状態で診断される．特にアメリカにおいて，感情の爆発が問題となった小児の症例に双極性障害の診断のもと薬物療法を中心とする治療が行われ，1990年代から双極性障害の患者数は数倍から数十倍に増加し，大きな問題となった．また，この疾患群が双極性障害のカテゴリーでなく抑うつ障害のカテゴリーに区分されたのは，疫学調査によってこの疾患群の子どもたちが，成人期に双極性障害ではなく抑うつ障害群や不安症群に移行することが示されたからである．有病率は不明であるとされつつも，6か月〜1年有病率は2〜5％と推定されている．鑑別診断としては双極性障害，反抗挑発症，注意欠如・多動症（ADHD），自閉スペクトラム症（ASD），間欠爆発症などがあげられる．併存症がきわめて多いのも特徴であり，そのなかでも最も多いのは反抗挑発症とされる．

◆うつ病（DSM-5）/大うつ病性障害

　うつ病（major depressive disorder）は，持続的な抑うつ気分，興味または喜びの喪失，倦怠感などの心的感情や身体感情のみならず，不眠や食欲低下など身体症状を

表 1 死別反応と抑うつエピソードの比較

	悲嘆	抑うつエピソード
主要な感情	空虚感・喪失感	持続的な抑うつ・幸福や喜びを期待する能力の喪失
症状の出現様式	数日から数週で弱まりながら波のように繰り返し生じる	持続性で特定の考えや関心に影響されない
肯定的な情動やユーモアの関与	あり	なし
思考内容	故人の考えや思い出	自己批判・悲観的内容
自己評価	保たれる 自己批判が存在する場合は故人に関連すること（たとえば，もっとお見舞いに行けばよかった，愛情を伝えればよかったなど）	無価値観・自己嫌悪
希死念慮	故人に結びつくこと	苦痛に耐えられず死を選ぶ

　も含む多様な臨床徴候より特徴づけられる精神疾患である．DSM-5の診断基準では抑うつ気分または興味・喜びの喪失のいずれか，またはその両方の中核症状と，4つ以上の精神・身体症状が，2週間以上ほとんど毎日持続し，そのために著しい苦痛もしくは顕著な社会・職業等の機能障害を引き起こしている場合にうつ病と診断される．

　DSM-5の大うつ病性障害診断基準はDSM-IVと大きな変更点はない．しかし，DSM-IVにおいて2年を超えた際につける「慢性」という特定用語がなくなり，「持続性抑うつ障害」に分類された．さらにDSM-IVにおいて除外基準であった，死別反応が削除された．これは死別によってうつ病の症状が生じる一群は，うつ病の既往や家族歴を有するものが多くうつ病が生じやすいこと，そして死別によって生じたうつ病でも薬物療法の効果があることなどが根拠とされている．ただし，これは正常な反応を医療の対象とし，過剰診断を招くと批判が多く，これをうけてDSMでは，脚注という形でこの両者の区別について示している（表1）．大うつ病性障害の鑑別診断としては，双極性障害，他の医学的疾患による気分障害，物質・医薬品誘発性抑うつ障害または双極性障害，ADHD，適応障害，正常な悲嘆反応などがあげられる．

◆**持続性抑うつ障害（気分変調症）**

　持続性抑うつ障害（persistent depressive disorder［dysthymia］）は，DSM-IVの気分変調症にDSM-IVで定義された抑うつエピソードが2年以上持続する慢性の大うつ病性障害を統合したものである．持続性抑うつ障害のバリエーションとしては，うつ病が持続性抑うつ障害に先行するものもあれば（持続性抑うつエピソードを伴う），先行する2年以上持続性抑うつ障害はあったが，現在は抑うつエピソード（うつ病）を満たすもの（間欠性抑うつエピソードを伴う，現在エピソードあり）などがある．このように2年以上うつ病の基準症状を満たす場合，持続性抑うつ性障害の診断が優先されることを意味している．これは，慢性の大うつ病性障害は，慢性経過をたどらない大うつ病性障害と比較し，発症年齢が低く，併存症が多く，家族集積性も高いことから気分変調症の特徴と違いがない知見が示されたからである．持続性抑う

つ障害は，大うつ病性障害に比べて治療反応性に乏しく，虐待など幼児期のネガティブなライフイベントとの関与も指摘されており，いわゆる治療抵抗性の一群である．特に早発例（21歳以前発症）ではパーソナリティ障害群や物質関連障害が併存するリスクが高い．鑑別診断として，うつ病，精神病性障害に伴う抑うつ症状，他の医学的疾患による抑うつ障害・双極性障害，物質・医薬品誘発性抑うつ障害・双極性障害，パーソナリティ障害があげられる．

◆月経前不快気分障害

月経前不快気分障害（premenstrual dysphoric disorder：PMDD）はDSM-IVでは「特定不能のうつ病性障害」に分類され，巻末付録「今後の研究の基準案」に記載されていた概念であるが，本疾患が特異的かつ治療反応性のある形態の抑うつ障害であると判断され，DSM-5では「抑うつ障害群」のなかの下位分類の一つとして独立した疾患となった．

月経前不快気分障害は月経周期における気分の不安定性，いらだち，抑うつ，不安などの症状が月経の開始前に存在し，月経開始後の数日で改善し，月経終了後に最小化もしくは消失することを本態とする．診断には，患者の回想する症状ではなく，2か月間の前方視的な症状評価によって確認することが必要である（ただし，診断はこの確認に先立ち暫定的に下されてもよい）．月経のある女性における12か月有病率は1.8〜5.8％といわれ，初潮の後であればどの時期でも発症しうる．また閉経が近づくにつれ症状が増悪することもあるが，閉経後には症状は消失する．またストレス，対人関係での外傷体験，季節の変化，女性的に振る舞うことへの社会文化的側面，特に女性的行動に関する社会的役割などが月経前不快気分障害の発病と関連した環境因子とされている．鑑別診断としては，月経前症候群（PMS），月経困難症，双極性障害，うつ病，持続性抑うつ障害，ホルモン療法の使用があげられる．

◆物質・医薬品誘発性抑うつ障害

物質・医薬品誘発性抑うつ障害（substance/medication-induced disorder）は，薬物・向精神病薬の摂取により引き起こされる抑うつ症状を特徴としている．物質の使用中止により，その物質の半減期や離脱症状にも影響はうけるものの，通常数日から数週間以内に症状は改善する．もし，予測より4週間以上症状が持続する場合には，抑うつ症状を引き起こす他の要因を探す必要がある．物質であればアルコールや麻薬類など，医薬品であれば，抗ウイルス薬，心血管作動薬，副腎ステロイド，経口避妊薬，性腺刺激ホルモン薬，インターフェロンなどが起因となりうる．起因薬物の使用中止が原則であるが，実施困難な場合が多い．また他の抑うつ障害との合併や自殺リスクの増加，薬物療法への治療反応が悪いことなどが治療において問題となる．

◆他の医学的疾患による抑うつ障害

他の医学的疾患による抑うつ障害（depressive disorder due to another medical condition）は，身体疾患が抑うつ症状を引き起こすときにこの診断名がつけられる．誘因となる身体疾患に関しては，脳卒中，ハンチントン病，パーキンソン病，頭部外傷，神経内分泌疾患（例：クッシング病，甲状腺機能低下症）などがあげられる．鑑

別診断としては，抑うつ気分を伴う適応障害があげられる．

◆他の特定される抑うつ障害

他の特定される抑うつ障害（other specified depressive disorder）は，抑うつ症状があり臨床的に意味のある機能障害を伴っているものの，抑うつ障害群の診断基準のいずれにも完全には満たさない場合にその特定の理由を添えて診断が下される．「他の特定される」という用語を使用して以下3つの特定できる症状例が示されている：1. 反復性短期抑うつ（毎月1回2～13日のうつエピソードが12か月以上にわたり存在），2. 短期間の抑うつエピソード（4～13日の抑うつエピソード），3. 症状不足の抑うつエピソード（抑うつ感情とその他1つの症状が2週間以上持続する）．

◆特定不能の抑うつ障害

特定不能の抑うつ障害（unspecified depressive disorder）は，上述の「他の特定される抑うつ障害」とほぼ同様の内容であるが，自殺企図後の救命救急室などや，診察回数がまだ少なく情報収集が十分でない段階において暫定的な診断名としてこの診断がつけられる．たとえば初診で抑うつ症状を呈する患者を診るとき，一次性のうつ病なのか，アルコール性の抑うつなのか薬物の副作用によるものなのかは，情報収集が十分でないとその判断はできないことも多い．このような状況下では，臨床像がはっきりするまでは，性急な診断を行って不必要な情報提供を行い患者や家族を混乱させ，また不適切な治療を実施しないためにも治療初期では暫定診断を下す意義がある．しかし，この特定不能の診断を下すことは，それで十分と妥協するのではなく，包括的な評価を進め，適切な診断に至るよう努める．

抑うつ障害群の特定用語

特定用語（specifier）では従来のメランコリアの特徴を伴う，非定型の特徴を伴う，精神病性の特徴を伴う，緊張病を伴う，周産期発症，季節型に加えて，不安性の苦痛を伴う，混合性の特徴を伴うがDSM-5から新しく加わった．

◆不安性の苦痛を伴う

これは診断名の前につける特定用語であり，緊張感や落ち着かない感覚，心配事による集中困難，恐ろしいことが起こりそうな恐怖，自己コントロールの喪失感のうち2つ以上の症状を伴うときに記載する．この特定用語を有する患者は，自殺リスクが高いこと，罹病期間の長さ，社会復帰への困難さなどとの関連が示されている．

◆混合性の特徴を伴う

DSM-IVでは躁病エピソードと大うつ病エピソードの両方の診断基準を満たす状態を「混合性エピソード」と定義していたが，臨床的にほとんど使用されないことが多く，本特定用語となった．抑うつエピソードに加えて，気分高揚，自尊心の肥大，多弁，観念奔逸，活力・活動の増加，まずい結果になる活動への熱中，睡眠欲求の減少などの躁症状のうち3つ以上の症状が伴ったときにこの特定用語を使用する．

この特定用語が生まれた背景は，1980年後半にAkiskalが双極性スペクトラムの概念を提唱したことで，難治性のうつ病に双極性を見つけることが流行し，双極性障

害の過剰診断を生んだためといわれている．DSM-5 では，抑うつエピソードに関連する混合性の特徴は，双極Ⅰ型障害または双極Ⅱ型障害に発展する大きなリスクファクターであることがわかっており，治療計画および治療反応をフォローアップするうえでこの特定用語の存在に注意することは，臨床的に大切であると示されている．

5 おわりに

　本項では，うつ病概念の変遷を振り返り，うつ病スペクトラムについて DSM-5 を例に下位分類の特徴について述べた．臨床場面では，目の前の患者をどれか一つの診断カテゴリーに振り分けるのは困難な場合も少なくない．それゆえ，DSM では「他の特定される抑うつ障害」が設けられ，また近年，診断カテゴリーの境界を緩め，症状あるいは原因において連続的に重なり合っているものをグループ化するスペクトラム概念も登場している．しかし，DSM-Ⅳ 作成委員長を務めた Frances[4] は，安易な診断による診断のインフレに警鐘を鳴らしていると同時に，臨床医が適切な診断を行うための工夫を述べている．診断面接とは患者との協働によって実施されるものであるため，診断面接の第一歩は関係性の構築が重要とし，面接は機械的に行うのではなく，共感的態度をもって進め，同時に情報提供と疾患教育も行わなければならないとしている．また，経過のなかででも新たな情報を得られれば常に診断を見直すことが重要とし，初診時診断だけの情報を絶対視してしまうと，それ以降に聴取された「診断」に合致しない臨床徴候は無視され続けるリスクを警告している．しかし，診断することに慎重になりすぎてしまうと，治療の開始が遅れるという逆の問題が生じることから，臨床医としてのバランスを保ちながら診断を行うことが重要であるとも述べている．

文献

1) Cuthbert BN. The RDoC framework : Facilitating transition from ICD/DSM to dimensional approaches that integrate neuroscience and psychopathology. World Psychiatry 2014 ; 13 (1) : 28-35.
2) 仙波純一．双極スペクトラム概念の問題点を考える．精神経誌 2011 ; 113 (12) : 1200-1206.
3) American Psychiatric Association. Diagnostic and Statistical Manual of Mental Disorders, 5th ed. American Psychiatric Publishing ; 2013／日本精神神経学会（監），髙橋三郎，大野　裕（監訳），染矢俊幸ほか（訳）．DSM-5 精神疾患の診断・統計マニュアル．医学書院；2014.
4) Frances A. Saving Normal : An insider's revolt against out-of-control psychiatric diagnosis, DSM-5, big pharma, and the medicalization of ordinary life. Harper Collins ; 2013／大野　裕（監），青木　創（訳）．〈正常〉を救え—精神医学を混乱させる DSM-5 への警告．講談社；2013.

A 総論

2 気分障害の薬物療法
——現状と課題

野村総一郎
六番町メンタルクリニック

1 気分障害の分類と向精神薬の効果

本項ではあくまで実用性を重んじて，気分障害に対する薬物療法を整理したい．まず気分障害の各類型に対する各向精神薬の有効性を表1にまとめた．気分障害の診断分類については前項「1．うつ病スペクトラム，診断カテゴリー」に詳しいが，表1ではより簡略化して，「うつ病」「双極性障害」「神経症性抑うつ」の3つに分類してある．これは伝統的な病因論を基盤としているが，操作的分類とも大きな矛盾はなく，膨大なメタ解析や系統的レビューのデータも生かしやすい分類かと思われる．

2 気分障害各類型への薬物療法

● 薬物療法に対する基本的な姿勢

いうまでもなく，精神科治療にあっては薬物療法と精神療法は同じ比重で重要である．ただ，これはすべてのケースに必ず薬物を投与するということを意味しない．後述するように，軽症うつ病や神経症性抑うつの場合，薬物をまったく用いないこともある．しかし，たとえそのような場合であっても，状態変化によっては薬物療法が必要になることは十分にありうる．また，薬物療法を行うこと自体が精神療法的な意味

野村総一郎（のむら・そういちろう）　　略歴

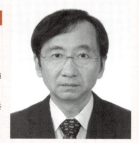

1949年広島県生まれ．
1974年慶應義塾大学医学部卒，1985年テキサス大学医学部ヒューストン校神経生物学教室，1986年メイヨ医科大学精神医学教室，1988年藤田保健衛生大学精神医学教室助教授（医学博士），1993年国家公務員等共済組合連合会立川病院神経科部長，1997年防衛医科大学校教授，2012年防衛医科大学校病院病院長，2015年一般社団法人日本うつ病センター副理事長，六番町メンタルクリニック所長．
著書に『人生案内―ピンチをのりきる変化球』（日本評論社，2013），共編著に『多様化したうつ病をどう診るか』（2011），『抑うつの鑑別を究める』（2014），『標準精神医学 第6版』（2015）〈以上，医学書院〉がある．

表 1 各診断分類への向精神薬の効果

	類縁のものとして分類されることが多い病型	抗うつ薬	気分安定薬	非定型抗精神病薬	精神療法（CBT, 対人関係療法など）
うつ病	大うつ病 メランコリー型うつ病	◎	△	△	○
双極性障害	双極スペクトラム	△	◎	○	○
神経症性抑うつ	気分変調症 ディスチミア型	×	×	×	○

◎有効（適用薬物）,○おそらく有効,△難治性などにある程度有効,×無効（可能な限りエビデンスの結果に準拠）.
CBT：認知行動療法.

をもつこと，また精神療法の後押しが薬物療法の効果を高めるなど，両者は常に有機的なつながりをもっている．たとえばアドヒアランスを高めることには精神療法的な方向づけが必須である．このような意味で，精神療法と薬物療法は車の両輪ととらえられるのである．

うつ病の薬物療法

◆軽症うつ病への考え方

　うつ病の場合，重症度により薬物の用い方が異なってくる．かつての考え方では，「軽症と中等症では原則同じ薬物選択を行い，重症になると鎮静を目的とした三環系抗うつ薬の投与や抗精神病薬などの追加を行う」という考え方が主流であった．最近の治療ガイドラインによれば「中等症と重症は原則同じ薬物療法とし，軽症の場合，薬物療法は必ずしも用いる必要はなく，休息の勧め，情報提供，軽い運動，支持的精神療法を主体とする」という考え方が，世界的に主流となっている．これは多くのメタ解析で，軽症の場合には抗うつ薬の効果とプラセボの効果に有意差がみられなかった[1]ためである．この場合，「軽症」の定義が重要となってくるが，DSM-5でいえば，「A基準の症状5〜6項目くらいしか該当しない」というレベル以下を目安として考える．

　ただ軽症であっても経過を診ているうちに中等症以上の水準に悪化することも多いので，注意深い観察が必要である．また中等症への悪化を防ぐ意味で，軽症であっても最初から抗うつ薬を予防投与するという考え方もありえないことではなく，事実軽症でも抗うつ薬の有効性を示すメタ解析も存在する[2]．また日本ではプライマリ・ケア医を中心に，スルピリドの少量投与を推奨する意見も根強く存在するが，これを支持するエビデンスは強くはない．これらの所見をふまえるなら，軽症うつ病の薬物選択はガイドラインを重視しつつも，ある部分は医師の裁量権で決断するということではないかと思われる．

◆中等症うつ病

・基本的な抗うつ薬の用い方

　中等症レベルのうつ病では抗うつ薬の使用を躊躇してはいけない．あらゆるメタ解

析やレビューでの抗うつ薬の有効性が示されているからである．その使用法については，① 治療開始前のていねいな説明，② 低用量から開始，③ 有害作用に注意しつつすみやかな増量，④ 十分な最終投与量の投与，⑤ 十分期間効果判定を待つ，ことである．寛解維持期には，⑥ 十分な継続療法・維持療法，⑦ 薬物療法の終結を急ぎすぎないことがポイントである．特に投与初期にはアクティベーション症候群（不安，焦燥，興奮，易刺激性，攻撃性，衝動性，精神運動不穏など）が出現することがあるので十分注意する．抗うつ薬は単剤で使用し，多剤併用は行わないことを基本とする[3]．

- 第一選択の抗うつ薬は何か？

抗うつ薬のうちでは何を第一選択するかについては，各薬物間で有効性に明確な差が出てはいない．三環系抗うつ薬と選択的セロトニン再取り込み阻害薬（selective serotonin reuptake inhibitor：SSRI），セロトニン・ノルアドレナリン再取り込み阻害薬（serotonin noradrenaline reuptake inhibitor：SNRI）あるいはミルタザピンの間にも臨床的に有意味の差があるわけではない．たとえば精神運動制止が強いケースでは○○を，焦燥が強ければ○○を選ぶ，といった特性があるわけではない．せいぜいあるとしたら，不眠や興奮が強ければ鎮静的なミルタザピンが用いられる，といったレベルであろう．三環系抗うつ薬についても積極的に選ぶ根拠となる臨床指標があるわけではない．

一方，副作用の面では各抗うつ薬はかなり異なっており，薬物選択はむしろ副作用パターンの違いに基づいて決めるべきかもしれない．たとえば，不整脈があれば心電図のQT延長が報告されるエスシタロプラムは用いにくいであろうし，高齢の男性で前立腺肥大が想定されるような場合にはSNRIは禁忌であろう．したがって，当然のことではあるが，各抗うつ薬の副作用特性に精通しておくことがうつ病治療の最大のポイントともいえよう．

- 第一選択の効果が不十分な場合

第一選択の抗うつ薬が無効であった場合は，① 抗うつ薬の全面変更，② 気分安定薬または非定型抗精神病薬の追加，の2つの可能性がある．第一選択薬がまったく無効であったり，副作用で使用できなくなった場合には①を，多少なりとも有効で副作用が認容範囲内である場合には②を用いる．①だとすると，SSRIでだめならSNRIにする，といった化学作用が異なるものに変更すべき，という考え方があるが，実はこれを積極的に支持するエビデンスは乏しい．ここでも，副作用と絡んだ患者の特性で薬物を選ぶのがよいのではないかと思われる．一方，②の場合，非常に多くの研究データがあるが，臨床現場で決定的なものは少ない．たとえばリチウムの付加は最も有効データが多く，有力な方法であるが，もちろんこれは保険適応ではなく，血中濃度の測定や副作用の多さから実際上非常に用いにくい．ラモトリギンも最近期待が高まっているが，副作用としてのスティーブンス-ジョンソン症候群の問題からうつ病に対しては用いにくい現状がある．

非定型抗精神病薬アリピプラゾールは抗うつ薬の併用に保険適応もあり，追加薬として最も考えうるかもしれない．ただアカシジアが高い確率で生じ，使いやすいとは

いいにくい．後は抗うつ薬同士の併用が考えうる選択肢となるが，SSRIとSNRIの併用はセロトニン症候群のリスクがあり，使用すべきではない．ミルタザピンと他の抗うつ薬，特にSNRIとの併用はエビデンスもあり，臨床的にも用いやすいので，有力な可能性となるかもしれない．

◆**重症うつ病**

操作的診断では症状の数が多いときに「重症うつ病」とされるが，臨床的にはただそれだけではなく，症状による職業的機能，社会活動，人間関係が著しく阻害され，自殺が差し迫っているような場合に重症と考える．重症うつ病ではSSRIやSNRIよりも三環系抗うつ薬を積極的に用いるべきという見解[4]もあり，特にわが国では入院治療のケースで用いられる場合が多いようである．興奮，焦燥，精神病症状の併発があり，強力な鎮静を要する場合には，保険適応外ではあるがリスペリドン内用液やオランザピン口腔崩壊錠の使用を行うことも多い．さらに緊急対処が必要な重症うつ病では，修正型電気けいれん療法（modified electroconvulsive therapy：m-ECT）の選択を躊躇すべきではない．

●双極性障害の薬物療法

◆**基本的な考え方**

アメリカ精神医学会の診断基準DSM-5では，うつ病と双極性障害はまったく異なる疾患として峻別すべきものとされている．この背景には「双極性は精神病性」「うつ病は非精神病性」という考え方がDSM-5に導入されたことにあるともいわれるが，その適否はともかくとして，薬物に対する反応性については両者でかなり違いがあることは間違いない．たとえば，うつ病相時の症状は双極性とうつ病性では区別しにくいのに，治療法の考え方はまったく異なる．また病相を予防するための維持療法についての考え方も異なっている．双極性の治療では，この点を理解してうつ病治療とは発想を切り替えて行う必要があるが，一言でいえば，双極性の治療はどの場合も気分安定薬が中心となる，と思ってよいであろう．これらを含めて，日本うつ病学会の治療ガイドライン[5]に基づいて，①躁病相の治療，②うつ病相の治療，③正常状態を維持するための維持療法，の3つに整理して具体的に述べたい．

◆**躁病相の治療**

最もエビデンスがあるのはリチウムである．第一選択薬としての位置づけは動かしがたいようにもみえるが，リチウムには重大な副作用や催奇形性があり，有効濃度と中毒濃度の差が小さく，かなり複雑な血中濃度モニターによるチェックが必要なことなど，問題点が多い．これらの問題点があってもリチウムを使用すべきケースはどのような場合なのかを押さえておく必要がある．一般には多幸感，爽快気分を呈する典型的躁状態に有効とされる一方，不機嫌，焦燥，躁うつ混合状態を呈すケースには反応がよくないとされる．またリチウムの欠点として，臨床効果の発現が遅い点があげられるが，即効性が要求される場合には非定型抗精神病薬とリチウムの併用が推奨される．特にオランザピンやクエチアピンなどの鎮静作用をもつ薬物は有用である．

リチウムが反応しにくい場合にはバルプロ酸が次の選択肢であろう．特に攻撃性，不機嫌，情緒不安定などを示したり，病相が頻発する場合（いわゆる rapid cycler）には有用である．ただ頻度は少ないものの，バルプロ酸は血小板減少，顆粒球減少などの副作用を示したり，眠気，肥満，脱毛などが生じることもまれならずあるので，使いやすいとはいいにくい薬物である．これらを考えると，非定型抗精神病薬の単独使用に期待したくなるが，まだエビデンスが少なく，今後の検討課題といえよう．

◆うつ病相の治療

双極性障害であってもうつ病相には抗うつ薬を使用するというのが，日本での伝統的な考え方であったが，先に述べたようにこれは大きく変化してきている．「双極性のうつ状態には気分安定薬の単剤投与で治療する．抗うつ薬（特に三環系抗うつ薬）の単剤投与は避ける．どうしても抗うつ薬を使用したければ，気分安定薬または非定型抗精神病薬と併用する」という考え方が現在の主流となってきた．ただ，現在保険適応があるのはオランザピンのみである．古くからの臨床データがあるリチウムが保険適応でないというのも奇妙だが，実際には抗うつ薬＋リチウムという併用療法が日本ではまだ多いのではないかと思われる．また，双極性障害うつ病相に対しても，抗うつ薬を慎重に用いれば良好な効果が得やすいという見解もある[6]．ただ，後述する維持療法のことを含めて考えると，今後はラモトリギンの単独投与が主流となっていく可能性もある．ただ，周知のごとくラモトリギンは重篤な薬剤性過敏症症候群（重篤な皮膚障害）のリスクがあり，その使用法に精通することが大事である．

◆維持療法

再発・再燃予防のための治療が維持療法である．維持療法が必要なのは，①躁病相を繰り返す，②一度でも重症病相がある，③重症うつ病相の反復，④家族歴がある場合などであろう[5]が，実質的には双極性障害のほとんどすべてのケースがこれらに該当すると思われ，エビデンス上からも1〜2年は維持療法を行ったほうが再発しにくいとされる．維持療法としての選択肢だが，データに基づけばリチウムの優位性は動かせない．ただ，その意義は既述のリチウムの問題点もあって，時代とともに低下していることも事実である．今後はラモトリギンがその効果の確実性から主流になっていくのではないかと思われる．その他，オランザピン，クエチアピン，アリピプラゾール，バルプロ酸なども有効性が確認されている．ただ，維持療法は長期にわたって行わねばならないものであり，副作用があると使いにくい．その点でも，皮膚障害以外に副作用の少ないラモトリギンは有力であろう．

ここで多少考えねばならないのは，維持療法のある時期に抗うつ薬を使用することの適否である．日本うつ病学会のガイドラインには「維持療法としての抗うつ薬は推奨されない」と明記されている[5]．しかしうつ病相の頻度と重症度により判断すべきとも思われ，抗うつ薬の併用にはある程度の柔軟性があってもよいと考えるのが筆者の見解である[6]．ただし頻回に病相を繰り返すような場合は，抗うつ薬によって不安定化する可能性があり，好ましくない．また日本では多剤併用が成される土壌が依然として存在することを考えると，ねらいのはっきりしない漫然とした抗うつ薬の併用

は好ましくないことはいうまでもない．

文献

1) Fournier JC, DeRubeis RJ, Hollon SD, et al. Antidepressant drug effects and depression severity : A patient-level meta-analysis. JAMA 2010 ; 303 : 47-53.
2) Gibbons RD, Hur K, Brown CH, et al. Benefits from antidepressants : Synthesis of 6-week patient-level outcomes from double-blind placebo-controlled randomized trials of fluoxetine and venlafaxine. Arch Gen Psychiatry 2012 ; 69 : 572-579.
3) 日本うつ病学会（監），気分障害の治療ガイドライン作成委員会（編）．大うつ病性障害・双極性障害治療ガイドライン．医学書院；2013. pp43-59.
4) Anderson IM. SSRIS versus tricyclic antidepressants in depressed inpatients : A meta-analysis of efficacy and tolerability. Depress Anxiety 1998 ; 7 (Suppl 1) : 11-17.
5) 日本うつ病学会（監），気分障害の治療ガイドライン作成委員会（編）．大うつ病性障害・双極性障害治療ガイドライン．医学書院；2013. pp81-114.
6) 野村総一郎．双極性障害の治療，エビデンスと個人的見解．精神神経誌 2013 ; 115 : 323-330.

B 外来でのケア

1 気分変調症の診断と外来ケアの工夫

坂本暢典
南草津坂本診療所

1 気分変調症の概念

● DSMとICDの概念

　気分変調症（dysthymic disorder）は，1980年のDSM-IIIにおいて導入された概念である．DSM-IIIにおいて，大うつ病の診断基準を満たさない軽症のうつ状態が，2年以上慢性に持続する状態に，気分変調症という名称が与えられ，気分障害の一つ，すなわち「うつ病類縁の状態」[1]と扱われることとなった．一方，伝統的診断においては，このような状態は，神経症性うつ病として神経症圏のものとして扱われたり，抑うつパーソナリティ障害としてパーソナリティ障害圏のものとして扱われてきた．

　その後の研究で，慢性軽症のうつ状態の経過中に大うつ病が生じる症例の存在することが明らかとなり，1987年のDSM-III-Rから，このような症例には重複うつ病（double depression）という概念が用いられるようになった．さらにその後，軽症のうつ状態のみが持続する症例はむしろ少数であり，多くの症例は重複うつ病の経過を呈することが明らかとなった[2]．また，大うつ病で始まり，十分な寛解に至らず，慢性化する症例も存在し，その症状は気分変調症と変わらないことも注目された[3]．

　このような研究を受け，2013年のDSM-5[4]においては，気分変調症は，持続性抑うつ障害（気分変調症）（persistent depressive disorder〈dysthymic disorder〉）という概念に改められ，従来の慢性軽症のうつ状態のみの続く気分変調症に加え，重複うつ病や大うつ病が十分改善せず軽いうつ状態が慢性化する症例も含め，2年以上持続するうつ状態すべてを含む概念となり，「慢性」の抑うつに焦点があたり，「軽症」という特徴は重視されなくなった．

坂本暢典（さかもと・のぶみち）　　　　　　　　　　　　　　略歴

1954年兵庫県生まれ．
1979年京都大学医学部卒．名古屋市立大学，尾西病院，北野病院，滋賀県立精神保健総合センターなどを経て，2001年南草津坂本診療所を開設．

一方，ICD-10では，気分変調症は，持続性感情障害の下位概念となっているが，もう一つの下位概念は軽躁状態と軽うつ状態を繰り返す気分循環症であり，「抑うつ」よりも「軽症」というポイントに焦点があたっている．

伝統的診断の必要性

このような概念の移り変わりをみても，気分変調症の概念は，今日もなお概念としての十分な安定性を得られているとはいえないと思われる．疾病論的なとらえ方については，神経症性，人格性，うつ病性のいずれに扱うべきか，必ずしも十分な合意が形成されているわけではない．また，状態像的なとらえ方についても，「慢性」を重視すべきか，「軽症」を重視すべきかについても，はっきりとした結論は出ていない．さらに慢性軽症の抑うつが気分変調症の症状の基本であるが，そもそもこのような慢性軽症の抑うつのみで推移する症例は多くはないとの批判もある．

このようなことから，筆者は，日常臨床においては，気分変調症を単一の疾患ととらえるのではなく，「慢性軽症の抑うつを中心とした」状態像と理解するべきであり，その状態像の背景にどのような疾患が存在するのかを考えていくという伝統的な診断が必要であると考えている．本項では，症例を簡単に提示しつつ，気分変調症についての伝統的診断を考えるうえのヒントをいくつか記してみたい．

2 発達障害が背景にあるのではないか

症例1：24歳，女性，医療専門職

学校時代は問題なく学業をこなしていたという．しかし，就職してから，先輩から厳しい指導を受けることが多く，気分が落ち込みがちになった．特に，2年目になりある程度責任をもって仕事をするようになってから，ミスも多く，自信をなくしていき，仕事を休んでしまう状態となった．

2年目の終わり頃に精神科を受診．初診から3か月程度は適応障害として，職場のストレスについて面接で取り扱っていたが，集中力の障害が中心であることが少しずつ明らかとなっていった．このため，3か月目に注意欠如・多動性障害（attention-deficit/hyperactivity disorder：ADHD）の診断のためCAARS（Conners' Adult ADHD Rating Scales）を行ったところ，高得点であったため，アトモキセチンの使用を開始した．投与開始後1か月過ぎから，抑うつ気分などの症状は安定傾向となり，以前より集中して本も読めるようになった．投与開始後3か月目の現在，職場を移る方向で活動を続けている．

この症例は，一見したところは適応障害にみえたが，面接を続けてみると，現場で同時に複数の課題の処理にあたるときに問題が生じることが明らかとなってきた．このことからADHDを疑い，通院開始後3か月目からのアトモキセチンの使用によっ

て抑うつ気分は改善傾向となっている．

　この症例のように，慢性の抑うつの背景にADHDが存在する症例もある．また，適応の障害の背景に広汎性発達障害（自閉スペクトラム障害）があると理解できる症例もまれではない．これらの発達障害の可能性はいつも念頭においておく必要がある．

3 高齢者では背景に軽症のパーキンソン症候群が存在していないか

● 症例2：78歳，女性

　76歳時に両腕のしびれが始まり，脊柱管狭窄症と診断された．この頃から気分の落ち込む日が多くなった．さらに，6か月前に小脳梗塞を発症．その後「眠れない」「イライラする」「体がだるく，手足がしびれる」と執拗に訴えるようになり，神経内科でプレガバリンなどを投与されたが，改善はなかった．このため精神科を受診．
　初診時，イライラの訴えと，振戦・軽度の筋強剛を認めた．この症状パターンからパーキンソン症候群に随伴するイライラ・抑うつと考え，アマンタジン100 mg/日を投与したところ，2週間程度で疲労感やイライラなどの自覚症状は急速に改善し，以後安定している．

　この症例では，軽度の振戦と筋強剛を伴う慢性のうつ状態にアマンタジンが著効している．イライラ感を訴える，50歳以上の慢性軽症のうつ状態—特に女性の場合—には，アマンタジンが著効するこのような症例も，少なからず存在すると考えられる．

4 パニック障害などの不安障害の慢性化による抑うつの可能性もあるのでは

● 症例3：25歳，男性

　不眠・抑うつ気分を主訴に来院．気分が落ち込んでいて，毎朝会社に行きたくないと思うと訴える．訴えは，抑うつ中心であったが，病歴を確認してみると，次のような経過であった．約2年前，前に勤めていた会社で人事異動があり，異動の3か月後，車に乗っていて，なんらきっかけなく，急に汗が出てきて，心臓がドキドキして，顔がほてってきた．このことがあってから，車に乗るときや建物の2階以上の高いところに上がるときに，怖い感じがするようになった．その後，ここ4～5か月不眠・気分の落ち込み・頭のボーとする感じ・意欲の低下などが強くなってきて，こういう症状が出ていては，仕事も行けなくなりそうなので，今回受診することとした．
　このような訴えから，パニック障害に続発するうつ状態と考え，抗不安薬を投与するとともに，不安な状況に立ち向かうよう指導を行い，症状は速やかに改善に向かった．ただ，断続的服薬は長期間にわたって続いている．

この症例では，初診時主訴は，抑うつ気分であったが，病歴聴取により，パニック発作から症状が始まっていることが明らかとなり，抗不安薬と不安に立ち向かう指導により比較的速やかな回復が得られている．パニック障害などの不安障害が慢性化すると，意気消沈（demoralization）と呼ばれる二次的抑うつが生じ，それが慢性に経過する場合も多い．慢性軽症の抑うつをみたときには，パニック発作や不安障害の症状がないか注意することも必要である．

5 環境に対する適応の問題が大きいかもしれない

 症例4：35歳，男性

　抑うつ気分を訴え受診．翌日に過呼吸発作で救急受診するなど，神経症的症状も認めていた．ただ理工系の技術者で，企業の保健師からも職場での評価は高いと聞いており，適応の問題は大きくはないと考え，内因性のやや軽症のうつ病として，薬物中心の治療を行った．しかし，治療開始後も症状の波は治まらず，長期にわたりうつ状態による休職を反復していた．結局，初診から7年後に自ら退職を決意．ところが，退職して，以前から考えていた自営の仕事を始めたところ急速に抑うつ気分は改善し，安定して就業できるようになり，その後徐々に投薬も減量し，治療終了となった．

　この症例は，慢性軽症のうつ状態が時に大うつ病に悪化する持続性抑うつ障害と理解して長期間治療してきた症例である．しかし，会社を退職すると急速に回復し，会社に対する適応の問題が中心にあったことが明らかとなった．このように，臨床場面で，適応の問題か，内因性のうつ病であるのかの鑑別はしばしば困難であり，内因性のうつ病とみえても，適応の問題が隠れていることもまれではなく，反応的・心因的な要因にいつも目を配る必要がある．

6 軽症の内因性うつ病と理解するべき症例も当然ある

 症例5：44歳，女性

　幼少より母親と折り合いが悪く，短大卒業後は，10年程度のひきこもりの時期があるという．この頃は電車に乗ることに不安が強かったという．その後就労するようになったが，初診の2年半前から勤めていた会社の仕事がきつく，だんだん元気がなくなって，1年前に退職．その後もすっきりしないまま，半年前から別の会社に行ったが，やはり続かず，退職することになった．これまで，性格的な問題と思って受診してこなかったが，長引くので病院に来てみたという．
　初診時に，うつ病であるとの断定はできないが，とりあえず軽症の内因性うつ病と理解して抗うつ薬を服用するよう提案した．患者は初診日には決心がつかなかったが，

1か月後に投薬を希望して再受診し，アモキサピン10 mg/日の服用を開始した．その結果約2～3週間で，体が動きやすくなり，睡眠時間も少なくなって，活動性が急速に回復していった．約6か月間服薬を継続した後，就労には至っていないが，病気はもうよくなったと考えて，自ら治療中断した．しかし，翌年の同じ時期にまた動きにくくなったと受診し，再び投薬を開始し，現在改善傾向を認め，経過観察中である．

この症例では，家族との葛藤や若い頃のひきこもりなどから，心因的要因や人格上の要因などが想定されたが，抗うつ薬が著効して，活動性が回復した．そして，いったん回復した後，翌年の同じ時期に特に誘因なく軽症のうつ状態が再燃し，再び投薬によって改善してきている．

この症例のように一見したところは，内因性うつ病とは思えなくとも，結果的には投薬の効果の高い内因性と理解できる軽症のうつ状態も存在している．他の診断に基づく介入が考えにくいときには，抗うつ薬を試みてみることも重要な選択肢と思われる．

7 おわりに

以上のように，気分変調症と診断できる慢性軽症のうつ状態には，軽症内因性うつ病・適応障害・不安障害・発達障害・器質的疾患を背景にしたうつ状態などさまざまの性質のものがあると考えられる．このため筆者は，「気分変調症」のみの診断に満足するのではなく，背景に存在する疾患についての伝統的診断を考えていくことが重要であると考えている．

文献

1) Akiskal HS, Bitar AH, Puzantian VR, et al. The nosological status of neurotic depression. Arch Gen Psychiatry 1978 ; 35 : 756-766.
2) Klein DF, Schwartz JE, Rose S, et al. Five-year course and outcome of dysthymic disorder. Am J Psychiatry 2000 ; 157 : 931-939.
3) Dunner DL. Current therapeutic approaches for dysthymic disorder. Expert Rev Neurotherapeutics 2003 ; 3 (1) : 119-125.
4) American Psychiatric Association. Diagnostic and Statistical Manual of Mental Disorders, Fifth Edition, DSM-5. American Psychiatric Association : 2013.

B 外来でのケア

2 躁うつ病の外来ケアの工夫

澁谷治男
国分寺メンタルクリニック

1 はじめに

　われわれのすべての精神活動そして行動は緩やかに動揺している気分の影響を強く受けている．うつ病性障害では悲観的で自信がなく，興味や楽しみをもてず，不安，精神運動制止そしていろいろな身体症状が出る．基本症状は抑うつ気分である．しかし，双極性障害の基本症状は，多くの患者さんを診ていると気分の障害ではなく「意」の障害のようにみえる．

　私が診ているある双極性障害の男性はうつ病相にあっては終日ぼんやり無気力に過ごしている．体を動かすことができずひたすら横になっている．食事，入浴そして排泄も妻の介助なしではできない．妻不在のときは失禁となる．消えてしまいたいと思うが体が動かないので実行できないという．思考も感情も固まっているようにみえ意志意欲が極端に萎縮している．躁病相では意欲は膨張して考えも行動も活発になり爽快感に満たされる．

　すべての精神疾患において意志意欲の症状を改善することは難しい．双極性障害の治療も困難がつきまとうが，意志意欲を本来の丁度よい状態にコントロールすることおよび病相の再発再燃を予防することが治療目標になる．

澁谷治男（しぶや・はるお）　略歴

1941年静岡県に生まれる．
1967年金沢大学医学部卒．その後，東京医科歯科大学医学部付属病院精神・神経科入局．国立精神・神経センター武蔵病院そして神経研究所，NIMH，東京医科歯科大学医学部，独立行政法人国立病院機構花巻病院を経て，2008年に国分寺メンタルクリニックを開設，院長．花巻病院名誉院長．

2 双極性障害の早期適正診断の困難さ

 早期適正診断の大切さ

　DSM-5では双極性障害は躁状態を伴うⅠ型と軽躁状態を伴うⅡ型に分けられる．明らかな躁病エピソードが確認できれば双極性障害の診断は容易である．軽躁病エピソードは本人も家族も病気とは認識しないことが多く双極性Ⅱ型障害の診断は難しい．しかし，双極性障害のうつ病相に抗うつ薬の効果が乏しいこと，遷延しがちであること，自殺や自傷行為が多いことからうつ病性障害から区別して双極性障害であると早期に確実に診断することが重要になる[1]．鑑別に迷うときには近赤外線トポグラフィー（near-infrared spectroscopy：NIRS）検査も参考になる．

　初めから躁病相で発症することは少なく，現実には双極性障害の確定診断までに長い時間がかかっている[2]．精神科を受診してから双極性障害と診断されるまで平均4.6年を要している．4年以上かかったものが46％であったという．このように確定診断まで長時間を要する理由として，一つは軽躁・躁病相の出現がうつ病相の出現よりも約9年遅いこと，双極性Ⅰ型障害では病相期の68％がうつ病相でⅡ型においては93％がうつ病相であり躁病相の期間が短く気づかれにくいことがある[3]．この結果，単極性うつ病，不安障害，統合失調症などと誤診されることが多いという．

　私自身はうつ病相遷延例を適応障害と誤診しやすい．

◆症例：50歳代，男性，会社員

　以前に母親の病気のために介護休暇を取ったことがあった．その結果，自分は出世コースから外れてしまったと考えていて人事異動の時期は何度も期待と失望を経験した．X年4月には東京本社の営業職についた．客観的には栄転であったのだが，上司は自分より若くまた未経験の業務であったので，会社は自分を退職させるためにそのポストに据えたのではないかと疑った．不安，緊張，抑うつ感，不眠，体調不良などを訴えて同年5月に当院を受診した．診断は適応障害（混合性不安抑うつ反応）としアルプラゾラムとゾルピデムを処方した．しかし，その後も倦怠感が強く仕事に対する意欲も乏しく営業活動中にこっそり駅のベンチで何時間も休むことが多くなった．このためにセルトラリンを加えたが状態の改善はなかった．年末の人事異動では希望するポストへの異動はなく数日間はひどく気分が落ち込んだ．しかし年長の優しい上司が来たことで仕事は楽にできるようになった．翌年4月にはテンションが次第に高くなり，自身の業務成績を自慢して大声で言葉多く語った．会社に対する不平は一言もなく，居心地の良いところであると満足していた．双極性感情障害軽躁病と診断した．この2か月後には抑うつ的になり，ふたたび周囲に対して過敏であり不満と自信喪失が目立ってきた．身体症状も出現してたびたび欠勤となった．

　この症例では上司との関係，そして自分は適切に処遇されていないと悩み，業務遂行が困難になった．適応障害と診断して抗不安薬を処方したが効果は乏しかった．し

かし，上司が変わることですべてが好転したかのように活動性と爽快感が戻ってきた．それは傍目には不自然で行きすぎた爽快感であり，双極Ⅱ型障害と診断できた．その後，原因もなくふたたび抑うつ状態に入り遷延した．この症例は抑うつ状態にあっても内側に自信を秘めていて自責的ではなく，周囲への不満と攻撃性があった．それが会社復帰への妨げにもなった．

双極性障害の関連因子

Jet-Study[2]によると大うつ病エピソードを呈する448例の外来患者を対象にして双極性障害の有病率と関連因子を調べると，「抗うつ薬による躁転」「抑うつ性混合状態」「過去1年間のエピソード回数が2回以上」「大うつ病エピソードの発症年齢が25歳未満」「自殺企図」，の5項目が双極性障害に有意な関連因子として検出できたという．

また，Takeshimaら[4]は双極Ⅰ型障害を除いた199例の抑うつエピソード連続症例を調べて，双極Ⅱ型障害および類縁疾患（軽躁持続が4日未満）を予測する因子として以下の5因子を抽出した．①第1度親族の双極性障害，②初発年齢が25歳未満のうつ病，③反復するうつ病エピソード，④循環気質，⑤混合性うつ病．このうち1つ以上の因子があれば特異性は73.1％，2つ以上あれば特異性97.5％で双極性障害および類縁疾患と予測できるという．

スクリーニングテストの活用

できるだけ早くうつ病性障害ではなく双極性障害であると適正に診断するためには上記の研究成果を参考にしながら過去の気分の高揚，テンションの高まりや精力的に活動したエピソードを聞き出す必要がある．患者にとって軽躁状態は物事が順調で成果が上がり頑張れた時期でもあり病的と気づくことは難しい．この気づきのために，初診時に「躁病エピソード・スクリーニングテスト」[5]を使うと簡単かつ有効である．9項目の質問があり，第1問で「はい」そして第2問以下で3項目以上で「はい」があると92〜93％の高い特異性で躁病を検出できるという．このスクリーニングテストを問診材料にして過去の躁状態を確認ができることが多い．

うつ病相の特色

双極性障害において初発病相の2/3はうつ病性障害といわれている．診察室では目の前の抑うつ状態を診て双極性障害のものであるのかうつ病性障害であるのか判断を求められる．鑑別は困難であるが私自身の経験からは双極性障害のうつ病相は以下のような特色があるように思える．
①悲哀感や寂寥感よりも精神運動抑制が目立つ．
②病相期が遷延しがちである．うつ病相のなかにあっても軽快と増悪を頻回に繰り返している．
③しばしば不機嫌，攻撃性を伴っている．

④ 現実吟味能力が低い傾向がある．
⑤ 抗うつ薬の効果が乏しい．

3 双極性障害の治療

　日本うつ病学会の「双極性障害治療ガイドライン」（2012年3月31日　第2改訂）がある[6]．「ガイドライン作成にあたっては精度の高い研究論文やメタアナリシスをレビューしてそれらのエビデンスを根拠に，双極性障害の専門家が合議の上で最適と考えられる治療手順をまとめた」と記述されている．素晴らしいガイドラインでそれに追加する意見はない．ガイドラインは躁病エピソードの治療，大うつ病エピソードの治療，維持療法に分けて記述している．

躁病エピソードの治療について

　躁病エピソードの急速な出現・悪化やその結果生ずる損失や社会的信用の失墜を防ぐために急ぎ鎮静化することが最優先となる．軽躁状態の治療は気分安定薬で可能と考えるが，躁状態に対しては非定型抗精神病薬を副作用に注意しながら使用する．鎮静化するために次々と増量する．それにもかかわらず多動，攻撃性，粗暴行為を抑えられず社会的生命に大きな被害が起こりそうなら入院治療となる．私は主にオランザピンを躊躇なく使用しているが入院に至らず外来治療だけで躁病相を乗り切れることが多い．

大うつ病エピソードの治療について

　双極性障害の病相期の大部分がうつ病相であること，うつ病相は遷延しがちであること，治療困難な制止症状が主症状であること，治療反応性が悪くかつ抗うつ薬により躁転の危険があること，自殺企図の9割以上はうつ病相で認めるなど抑うつ状態の治療には課題が多い．抗うつ薬の有効性が疑問視されていて効果的な治療薬も限られている．しかし，双極性障害の治療の眼目はこのうつ病相から早くそして軽いうちに社会的活動ができる状態へと回復させ，それを維持することにあると考える．

　私自身はラモトリギン（躁うつ病抑うつ状態に保険適応外）を用いることが多い．維持量に向けて漸増中の75〜100 mg/日で抗うつ効果をしばしば認める．他にクエチアピン（適応外），あるいはオランザピン，アリピプラゾールを用いる．アリピプラゾールの1.5〜3 mg/日の少量投与で制止症状の改善をみることも多い．気分安定薬であるリチウム（適応外），バルプロ酸ナトリウム（適応外）も併用する．気分安定薬がどれほどうつ病相に効果があるのか日常臨床では実感は乏しいが再発再燃防止の目的で併用している．

　抗うつ薬の使用は，効果の点からそして抗うつ薬による躁転の可能性から近年は疑問視されている．特に「三環系抗うつ薬の使用は推奨されない」とされている．双極性障害うつ病相と診断できたときに選択的セロトニン再取り込み阻害薬（selective serotonin reuptake inhibitor：SSRI）やセロトニン・ノルアドレナリン再取り込み阻害薬（serotonin noradrenaline reuptake inhibitor：SNRI）を単独で使用することはないが，うつ病相が頑固に続くと窮余の策として抗うつ薬を併用している．印象ではあるがそれによりアリピプラゾール少量投与の効果が出やすいとの感じもある．

維持療法について

躁症状や抑うつ症状改善の治療から再発再燃防止に力点をおく維持療法に移る．双極性障害は再発を繰り返す病気であり，双極性Ⅰ型障害では5年間に約9割の患者が再発するという．患者は再発する疾患をもつゆえに心理社会的なハンディキャップを抱えている．そのストレスが再発再燃につながる．反対に寛解状態をできるだけ長く維持できれば自信の回復と社会適応の改善に結びつく．維持療法はできるだけ長期間にわたり続ける．やがていつ維持療法を終了するかという課題が出てくるが，私は「双極性障害ガイドライン」に沿った治療態度をとっている．すなわち，① 重症の躁病エピソードが一度でもあった場合，② 2回以上の躁病エピソードがあった場合，③ 重症の抑うつ状態を繰り返している場合，④ 躁うつ病の家族歴がある場合は維持療法を中断することなく続けることを勧める．それほどの重症の病相期をもたず，かつ長期間寛解状態にある場合は結婚，妊娠そして転居などのライフイベントに直面したときに，個々に維持療法を継続するか終了をするかを決めている．

双極性障害の維持療法に有効な薬としてリチウム，ラモトリギン，オランザピン，アリピプラゾール，クエチアピンがあげられている．リチウムは有効な気分安定薬であり，患者にはリチウム中毒について十分に説明して慎重に使用している．定期的な薬物血中濃度の測定は服薬遵守のチェックにもなる．気分安定薬により確かに全般的に改善する印象はあるが，外来で診ている限りでは再発再燃の予防効果を実感する機会は少ない．気分安定薬それぞれがもつ副作用を考慮しての薬剤選択になる．

4 ラモトリギンの使用経験から

ラモトリギンは双極Ⅰ型障害患者で気分エピソードの再発再燃までの期間を延長した[7]．またうつ病相の再発再燃をリチウムやプラセボと比較し有意に長く抑えるといわれており，私自身は病相期そして維持期においてラモトリギンを使用することが多い．

双極性障害128例にラモトリギンを使用した印象は以下の通りである．バルプロ酸ナトリウムを服用していないケースでは維持量200 mg/日を目標に，バルプロ酸ナトリウム服用例では100 mg/日を目標にして漸増した．投与法は最初の2週間はラモトリギン25 mgを隔日に服用，次の2週間は連日服用とし，その後も2週間に25 mgずつ増量することを原則とした．投薬前に副作用について十分に説明して発疹が出た場合は主治医に連絡するとともに皮膚科受診を指示した．9例は維持量到達前に未受診となり脱落した．16例（12.5％）に発疹その他の副作用が出て継続投与を中止した．

副作用出現は服薬2～57日目（中央値24日）であり，そのときの服用量は12.5～75 mg（中央値25 mg）であった．重大な副作用と判断した症例は3例で，1例は24日目25 mg服用中に微熱，上半身全体に及ぶ融合性の発疹が出現した．粘膜症状はなかったが皮膚科で入院治療を受けた．1例は服薬4日目に発熱，倦怠感，水疱瘡様の発疹が出現した．1例は14日目に無菌性髄膜炎様症状が出た．いずれも副作用出現早期に服薬を中止して大事には至らなかった．ラモトリギンの副作用出現率は一般にいわれているより高いのかもしれない．数値で示すことはできないがラモトリギンの有効性は明らかである．何例かは100 mg前後の量で抑うつ症状の改善を自覚した．リチウムが主に双極性障害の躁状態を改善するのと対称的に抑うつ状態を改善するとの印象がある．遷延していた抑うつ状態から解放されて本来の生活に戻った症例が多い．著明な効果がなくなお抑うつ状態にある症例でも気分の動揺の幅が小さくなったとの感想をよく聞く．最近は反復性うつ病性障害で抑うつ状態が遷延している症例にもラモトリギンは試みる価値があると考えている．

　双極性障害は意志意欲の障害であり，うつ病性障害とは異なった治療態度を求められる．適切な治療を進めるためには，特に双極性Ⅱ型障害の早期の適正な診断が必要であること，ラモトリギンが双極性障害の遷延するうつ病相にそして再発再燃の防止に期待できる薬であることを述べた．

文献

1) 白川　治, 井上　猛, 大坪天平ほか. 双極性障害の早期適正診断/治療の重要性. 臨床精神薬理 2015；18（5）599-612.
2) Inoue T, Inagaki Y, Kimura T, et al. Prevalence and predictors of bipolar disorders in patients with a major depressive episode：The Japanese epidemiological trial with latest measure of bipolar disorder（JET-LMBP）. J Affect Disord 2015；174：535-541.
3) Judd L, Akiskal HS, Schettler PJ, et al. A prospective investigation of the natural history of the long-term weekly symptomatic status of bipolar disorder. Arch Gen Psychiatry 2003；60：261-269.
4) Takeshima M, Oka T. A comprehensive analysis of features that suggest bipolarity in patients with a major depressive episode：Which is the best combination to predict soft bipolarity diagnosis？ J Affect Disord 2013；147：150-155.
5) Kameyama R, Inoue T, Uchida M, et al. Development and validation of a screening questionnaire for present or past（hypo）manic episodes based on DSM-IV-TR criteria. J Affect Disord 2013；150：546-550.
6) 日本うつ病学会治療ガイドライン：Ⅰ. 双極性障害 2012（2012年3月31日　第2回改訂）
7) 小山　司, 樋口輝彦, 山脇成人ほか. Lamotrigineの双極性Ⅰ型障害に対する臨床評価　気分エピソードの再発・再燃抑制を指標としたプラセボ対照二重盲検比較試験. 臨床精神医学 2011；40：369-383.

C 診療の実際

1 難治性うつ病の治療戦略

永田利彦
なんば・ながたメンタルクリニック

1 はじめに

アメリカで行われた大うつ病性障害を対象としたアルゴリズムの実証的な研究であるSTAR*D（the Sequenced Treatment Alternatives to Relative Depression）の結果は衝撃的であった[1]．どの抗うつ薬や増強療法，認知行動療法にも有意な差がなかっただけではなく，最初のcitalopramによる治療では，1/3程度しか寛解に至らず，寛解に至った症例の多くも，1年以内に再発した．さらに，最近の国際的な多施設共同研究であるiSPOT-D（International Study to Predict Optimized Treatment in Depression）研究[2]では，どの薬剤か（escitalopram, sertraline, venlafaxineの3剤），大うつ病性障害の亜型分類（不安性の苦痛，メランコリアの特徴，非定型の特徴）と治療転帰は何ら関係せず，寛解率はSTAR*Dよりさらに低率であった．

DSM-III[3]と選択的セロトニン再取り込み阻害薬（selective serotonin reuptake inhibitors：SSRI）の登場によって起きたパラダイムシフトは，確かにうつ病治療に対するスティグマを取り除いた功績が大きいものの，数々の弊害も生んでいる[4]．本項では，難治性うつ病という切り口からこれらの問題に取り組んでみたい．

2 うつ病は治りやすい病気という幻想

抗うつ薬の登場によってうつ病は薬物療法によって治療可能な，治りやすい病気であるという「幻想」が生じた．しかし1980年代に行われたNIMHの多施設共同研究[5,6]

永田利彦（ながた・としひこ） 略歴

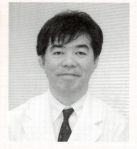

大阪生まれ．1985年大阪市立大学医学部卒，1990年同大学大学院医学研究科修了．1991年大阪市立大学医学部神経精神医学教室助手，1994年同講師，1995～96年ピッツバーグ大学精神科客員助教授（Visiting Assistant Professor of Psychiatry）を経て，1999年大阪市立大学大学院医学研究科神経精神医学准教授．2013年なんば・ながたメンタルクリニック開院，2015年医療法人壱燈会理事長，現在に至る．

では，発症後1年以内に回復したのはわずか50％程度で，約21％はうつ病が2年以上持続した．チューリッヒ・スタディ[7]では，1979年から25年間追跡し，経過良好（エピソード数が4回未満）であったのはわずか27％で，13％が慢性に経過し，13％が自殺してしまった．

一方，現代のうつ病は不安障害，アルコール関連障害，パーソナリティ障害などの多くの併存症を有するという点で「複雑化」しており[1]，これら過去の研究結果とは治りにくさの性質が異なる．以下，この視点から論ずる．

3 難治性うつ病とは何か

一般的には難治性うつ病は「治療抵抗性うつ病」（treatment-resistant depression）のことを指す．実は治療抵抗性うつ病の定義は定まっておらず，この種の研究で知られるSoueryら[8]によると15種類以上もある．その主なものの1つであるThase & Rushモデル（1997）[9]ではSSRIより三環系抗うつ薬，モノアミン酸化酵素阻害薬（monoamine oxidase inhibitor：MAOI），さらに両側頭性電気けいれん療法（electroconvulsive therapy：ECT）というヒエラルキーがある．したがって，難治性うつ病への治療戦略は身体に基礎づけられると仮定される内因性うつ病への身体的治療に終始することが多く，SSRIからセロトニン・ノルアドレナリン再取り込み阻害薬（serotonin noradrenaline reuptake inhibitors：SNRI），三環系抗うつ薬への変更，リチウム，甲状腺ホルモン，ドパミン作動薬による増強療法，第二世代抗精神病薬の追加，抗うつ薬同士の併用療法としてSSRIやSNRIとミルタザピンの併用療法，三環系抗うつ薬とミアンセリンの併用療法，ECTが考慮される．しかし，不安障害，パーソナリティ障害にECTは無効で，併存症によって「複雑化」する現代の難治性うつ病の治療戦略としては適していない．

このようななか，Parkerら[10]だけが難治性うつ病の原因としてパラダイムフェイラー（意訳すれば診立て違い）を論じている[8]．その研究では，双極性，メランコリア，器質性の見落としもあるが少数で，不安障害など他に主となる精神障害が把握されていないのが大多数であった[10]．

4 パラダイムフェイラーの背景にあるパラダイムシフト

1970年代までのストレス-不安-ベンゾジアゼピン系薬剤というパラダイムから，ストレス-うつ病-SSRI，不安障害-SSRI，さらにアメリカでSSRIがジェネリック医薬品となるや双極性障害-第二世代抗精神病薬へのパラダイムシフトが起こり[4]，あまりにも商業主義的であると非難されてきた[11]．

しかし，このパラダイムシフトはリスク社会の到来という社会背景を無視しては理解できない[12,13]．すなわち，先進国，発展途上国では，第一の近代化，第二の近代化という，第一次産業から第二次，第三次産業への産業構造変革のなかで，正規雇用か

ら非正規雇用へのシフトとともに貧困リスク，格差社会が世界規模で起きており[13]，その危機は原発事故の放射能汚染のように国境を越えて全世界を席巻しているのである[12]．さらにヨーロッパでは近代化はゆっくりと訪れたが，東南アジア諸国では近代化が短期間で起こり（圧縮された近代化と呼ばれる），急速な高齢化社会の到来と人口減少という，さらなる苦難を投げかけている．不安障害やパーソナリティ障害の併存の増加は，このようなリスク社会の到来と無関係ではない．

このように現在のうつ病は不安障害やパーソナリティ障害の併存によって複雑化しているのに[2]，パーソナリティ，気質まで目配りした研究は少ない．Parker[14,15]は，うつ病性障害が単一の障害ではないこと，大うつ病性障害メランコリア型をまず分け，非メランコリア型を自記式の質問紙を用いてパーソナリティや気質により8つに分類することを提案している[14,15]．しかし，細分化されすぎて実臨床での有用性は疑問である．何より，パーソナリティや気質という自我親和性の高いものを自記式の質問紙で分類する限界がある．そこで操作的診断基準によって打ち捨てられたプロトタイプ診断を見直そうとする動きがある．Thompson-BrennerとWestenは多数の精神科医，心理士に，実際に自分の治療している摂食障害（神経性過食症）患者数例を摂食障害の症状だけではなくパーソナリティ障害の症状とされる部分を含めて評価してもらい，分析した結果，高機能/完全主義，抑制的/過剰コントロール，感情統制障害/コントロール不能の3群に分かれることを見出し，高機能群は予後がよく，他の2群は治療に工夫が必要であった[16]．その結果は，パニック障害[17]，気分変調性障害[18]を対象とした研究でも同様であった．非メランコリア型うつ病がいわゆる「神経症性うつ病」であることを考えると，このプロトタイプを神経症圏で診断横断的に共通するものとして非メランコリア型うつ病にも適応できる．

本項ではこれ以降，社交不安スペクトラム（幼少時の行動抑制-全般性社交不安障害，抑制的/過剰コントロール），境界性パーソナリティ障害スペクトラム（感情統制障害）の2つのスペクトラム・プロトタイプを紹介する．これらはうつ病の専門家たちが「多くの難治性うつ病が紹介されてくるが，本当はパーソナリティなのに」と嘆いているのと一致する．

5 社交不安プロトタイプ，幼少時の行動抑制-全般性社交不安障害

大うつ病性障害に不安障害を併存すると難治性であることは，今や論をまたないが[19]，社交不安障害の多くがいまだ見過ごされ続けている．ニューヨークのとある総合病院精神科を初診した患者を対象に通常通りの診察を行った場合と，半構造化面接によって必ずチェックした場合を比較したところ，社交不安障害の診断率は2.1％と32.7％と最も大きな開きがあっただけではなく，最も多い診断であった[20]．

その原因には，社交不安障害，すなわちスピーチ恐怖症との誤解がある[21]．社交不安障害の概念はアメリカの診断基準改訂のたびに，パフォーマンス恐怖症から全般性の社交不安障害へと，1対1の対人相互関係の障害と拡大し，現在では，回避性パー

ソナリティ障害とも重なり合うようになった[21]．全般性の病理が主となるなか，全般性の亜型は廃止され，パフォーマンス限局型の亜型が新設されたが，その有病率は低い[21,22]．

典型的な全般性の社交不安障害では，子どものときから怖がりで行動抑制（childhood inhibition）という気質を有する．Kagan[23]は，生後4か月にアルコール綿を嗅がせるなどの刺激に高反応で怖がりの気質をもった赤ちゃんは，21か月で見知らぬ女性や物体に驚き，31か月に普通でない服装をした見知らぬ女性を怖がり，そして7歳，11歳とその気質が継続していくことを明らかにした．そして，この幼少時の行動抑制が，その後の不安障害発症の危険因子であることがわかってきた[23]．全般性社交不安障害では，幼少時から「怖がり」の気質を有し，青年期に至っても，その「怖がり」の気質のために，親密な仲間関係を築くより回避に向かいだし，その結果，対人相互関係への不安を強め，全般性社交不安障害となる．しかし，この時点で受診に至ることはまれで，大うつ病性障害[24]や摂食障害[25]となり受診に至る．思い返せば，「同級生」「同僚」との対人相互関係が苦手であることは，わが国では対人恐怖の時代から指摘されていた．

全般性の社交不安障害を伴う大うつ病性障害患者は，人目ばかりを気にしている，ただただよい人であり，従順なよい患者である．定式通りまず休息療法を行うと，対人相互関係から待避できるので，治療初期には改善する．しかし，全般性の社交不安障害が改善していないので，復職（復学）するとすぐに再燃，再発に至る．ここで難治性うつ病治療のガイドラインに沿ってSSRI以外の社交不安障害治療に無効な抗うつ薬への変更や増強療法を行っていると休職，退職という事態に陥ってしまう．それを防ぐには治療開始のなるべく早い時期に，治療側が全般性の社交不安障害の存在に気がつくことである．治療可能であることを説明し，休息終了後，不安なことをあえて行うことの必要性を何度も話し合い，実行に移していってもらう．そして不安なことを行うことで，不安，抑うつが多少増悪しても薬剤への変更や増強療法に移らないで根気よく治療することが重要である．

6 境界性パーソナリティ障害プロトタイプ-双極性スペクトラム

最近，大うつ病性障害と考えられていた症例の多くに非定型の特徴や双極性Ⅱ型が認められると主張されている[26]．さらにsoft bipolarの概念は広範囲で[27]，気分の上下の表現にswing, fluctuation, labileの3つがよく使われており，従来のswingだけでなく，labileとしか表現できないような気分の小刻みな揺れまでも含めるが，この表現は，一般的に境界性，演技性，自己愛性などのパーソナリティ障害の気分易変性の記述に用いられる．

この境界性パーソナリティ障害は社交不安障害同様，非常に新しい精神障害である．本来，「精神病」と「神経症」の「境界」であり[28]，正常との境界ではない．プレゼン恐怖症が正常範囲かどうか微妙であるのとは異なり，自傷や自殺未遂は1回でも病

理があり，必ず対処が必要であるが[29,30]，この手首の表面を切るという行為の歴史はわずか50年足らずなのである[30]．

　感情統制障害を病理とする境界性パーソナリティ障害スペクトラム[28]を，それを双極スペクトラム障害と「誤診」することは，「多少しか効果がない」第二世代抗精神病薬などを生涯にわたって継続することを意味する．一方，近年，境界性パーソナリティ障害が，従来信じられてきたのに比べてずっと予後がよく，治療可能であることが知られるようになった[31]．そこで，できるだけ早くパーソナリティ障害を基盤とする感情統制障害を見つけ治療に導入することが必要である[32,33]．

　双極性障害とパーソナリティ障害を基盤とする感情統制障害の鑑別の詳細は別の論文に譲るが[32,33]，双極性障害は双極II型障害を含めて「特定のパーソナリティスタイルやパーソナリティ障害と関係しない」とされている[32]．一方，境界性パーソナリティ障害スペクトラムでは，うつ病のような急性の精神障害を生じる以前から，自傷，自殺未遂を行っていたことが多い[34]．

　気分安定薬，なかでも有効血中濃度に達したリチウムの双極性障害に対する有効性は多くのエビデンスにより確立している．一方で境界性パーソナリティ障害への薬物療法が補助的なものであり，第二世代抗精神病薬が衝動性に対しても一定の効果があるが[35]，対症療法である．本質的な改善は，その人はそのままでよいのだと肯定を行った（validation）上，衝動性などの病理に特化した弁証法的行動療法[36,37]や精神分析的精神療法といった精神療法的アプローチを長期的視点で行うことである．経験では，パーソナリティ障害が主診断であることを告知し，簡単なセルフコントロールのワークシートの実施[37]だけでも改善に向かいだす．反対に薬物療法だけに頼ってしまうと，なかなか治療終結できないばかりか，多剤大量療法に陥りやすく，出口のない迷路に入り込む結果になりかねない．

7　おわりに

　不安障害やパーソナリティ障害を併存する大うつ病性障害は，従来診断の「神経症性うつ病」にあたり，多くの臨床家が苦手意識をもつ領域であった．しかし，これほど，不安障害やパーソナリティ障害の有病率が上昇しては，「病気ではない」と避けて通れない．だからといって「神経症性うつ病」を「内因性うつ病」や「躁うつ病」として治療を行うことは，単に難治性うつ病を作り上げているにすぎない．薬物療法をはじめとする身体的治療に加えて精神療法的なアプローチも必須となっている．精神科臨床は，社会構造の激変のなか，われわれの想像をはるかに超えるスピードで変わっていっており，より困難な状況に向かっている．それでも，治療側は，この困難を逃げずに患者さんと真摯に向かい合い，どう乗り越えていくのかを考えるしかない．

文献

1) Trivedi MH, Rush AJ, Wisniewski SR, et al. Evaluation of outcomes with citalopram for depression using measurement-based care in STAR*D : Implications for clinical practice. Am J Psychiatry 2006 ; 163 : 28-40.
2) Arnow BA, Blasey C, Williams LM, et al. Depression subtypes in predicting antidepressant response : A report from the iSPOT-D trial. Am J Psychiatry 2015 ; 172 : 743-750.
3) American Psychiatric Association. Diagnostic and Statistical Manual of Mental Disorders, 3rd ed. American Psychiatric Press ; 1980.
4) Horwitz AV. How an age of anxiety became an age of depression. Milbank Q 2010 ; 88 : 112-138.
5) Keller MB, Shapiro RW, Lavori PW, et al. Recovery in major depressive disorder : Analysis with the life table and regression models. Arch Gen Psychiatry 1982 ; 39 : 905-910.
6) Keller MB, Shapiro RW, Lavori PW, et al. Relapse in major depressive disorder : Analysis with the life table. Arch Gen Psychiatry 1982 ; 39 : 911-915.
7) Angst J, Kupfer DJ, Rosenbaum JF. Recovery from depression : Risk or reality? Acta Psychiatr Scand 1996 ; 93 : 413-419.
8) Souery D, Pitchot W. Definitions and Predictors of Treatment-resistant Depression. In : Kasper S, Montgomery SA (eds). Treatment-resistant Depression. Wiley-Blackwell ; 2013. pp1-20.
9) Thase ME, Rush AJ. When at first you don't succeed : Sequential strategies for antidepressant nonresponders. J Clin Psychiatry 1997 ; 58 (Suppl 13) : 23-29.
10) Parker GB, Malhi GS, Crawford JG, et al. Identifying "paradigm failures" contributing to treatment-resistant depression. J Affect Disord 2005 ; 87 : 185-191.
11) Moynihan R, Henry D. The fight against disease mongering : Generating knowledge for action. PLoS Med 2006 ; 3 : e191.
12) Beck U. Risikogesellschaft : Auf dem Weg in eine andere Moderne. Suhrkamp ; 1986／東　廉, 伊藤美登里（訳）. 危険社会―新しい近代への道. 法政大学出版局 ; 1998.
13) Furlong A, Cartmel F. Young People and Social Change (Sociology and Social Change). Open University Press ; 1997.
14) Parker G. Classifying depression : Should paradigms lost be regained? Am J Psychiatry 2000 ; 157 : 1195-1203.
15) Parker G, Manicavasagar V. Modelling and managing the depressive disorders : A clinical guide. Cambridge University Press ; 2005.
16) Thompson-Brenner H, Westen D. Personality subtypes in eating disorders : Validation of a classification in a naturalistic sample. Br J Psychiatry 2005 ; 186 : 516-524.
17) Powers A, Westen D. Personality subtypes in patients with panic disorder. Compr Psychiatry 2009 ; 50 : 164-172.
18) Huprich SK, Defife J, Westen D. Refining a complex diagnostic construct : Subtyping Dysthymia with the Shedler-Westen Assessment Procedure-II. J Affect Disord 2014 ; 152-154 : 186-192.
19) Silberman EK, Weiss KJ. Treatment-Resistant Depression or Misdiagnosed Anxiety Disorder? J Nerv Ment Dis 2016 ; 204 : 67.
20) Zimmerman M, Chelminski I. Clinician recognition of anxiety disorders in depressed outpatients. J Psychiatr Res 2003 ; 37 : 325-333.
21) Nagata T, Suzuki F, Teo AR. Generalized social anxiety disorder : A still-neglected anxiety disorder 3 decades since Liebowitz's review. Psychiatry Clin Neurosci 2015 ; 69 : 724-740.
22) Crome E, Grove R, Baillie AJ, et al. DSM-IV and DSM-5 social anxiety disorder in the Australian community. Aust N Z J Psychiatry 2015 ; 49 : 227-235.
23) Kagan J. The Human Spark : The science of human development. Basic Books ; 2013.
24) 永田利彦. 現代のうつ病と社交不安障害（SAD）. 臨床精神薬理 2010 ; 13 : 723-730.
25) 永田利彦, 山田　恒, 村田進哉ほか. 摂食障害における社会不安障害. 精神医学 2007 ; 49 : 129-135.

26) Akiskal HS, Maser JD, Zeller PJ, et al. Switching from 'unipolar' to bipolar II. An 11-year prospective study of clinical and temperamental predictors in 559 patients. Arch Gen Psychiatry 1995；52：114-123.
27) Akiskal HS, Mallya G. Criteria for the "soft" bipolar spectrum：Treatment implications. Psychopharmacol Bull 1987；23：68-73.
28) Stone MH. The spectrum of borderline personality disorder：A neurophysiological view. Curr Top Behav Neurosci 2014；21：23-46.
29) Gunderson JG. Clinical practice. Borderline personality disorder. N Engl J Med 2011；364：2037-2042.
30) Paris J, Lis E. Can sociocultural and historical mechanisms influence the development of borderline personality disorder? Transcultural Psychiatry 2013；50：140-151.
31) Gunderson JG, Stout RL, McGlashan TH, et al. Ten-year course of borderline personality disorder：Psychopathology and function from the Collaborative Longitudinal Personality Disorders study. Arch Gen Psychiatry 2011；68：827-837.
32) Parker G. Clinical differentiation of bipolar II disorder from personality-based "emotional dysregulation" conditions. J Affect Disord 2011；133：16-21.
33) 永田利彦．境界性パーソナリティ障害 vs. 双極性障害．精神科 2013；23：600-605．
34) Nagata T, Kawarada Y, Kiriike N, et al. Multi-impulsivity of Japanese patients with eating disorders：Primary and secondary impulsivity. Psychiatry Res 2000；94：239-250.
35) 永田利彦，和田　彰，山田　恒ほか．繰り返し自傷症候群への olanzapine の有効性．臨床精神医学 2004；33：1609-1615．
36) Linehan MM. Cognitive-behavioral Treatment of Borderline Personality Disorder. Guilford Press；1993／大野　裕（監訳），岩坂　彰，井沢功一朗，松岡　律ほか（訳）．境界性パーソナリティ障害の弁証法的行動療法―DBT による BPD の治療．誠信書房；2007．
37) Marra T. Depressed & Anxious：The dialectical behavior therapy workbook for overcoming depression & anxiety. New Harbinger；2004／永田利彦（監訳），坂本　律（訳）．うつと不安をのりこえるマインドフルネス―人生を積極的に生きるための DBT（弁証法的行動療法）セルフヘルプブック．明石書店；2011．

C 診療の実際

2 気分障害の診断・治療に役立つ最近の脳機能検査法をめぐって

功刀 浩
国立精神・神経医療研究センター神経研究所疾病研究第三部

1 はじめに

　気分障害の脳科学的研究は長足の進歩を遂げているにもかかわらず，その診断はいまだに問診によって行われ，脳機能検査が切り札となるまでには至っていない．しかし，近赤外線スペクトロスコピィ（near-infrared spectroscopy：NIRS）検査は，2014年4月より保険適応となり，統合失調症，双極性障害，大うつ病のうつ状態における鑑別補助に用いられている．さらに，核医学的検査や機能的MRI（fMRI）画像などの脳機能イメージングによって，気分障害に関与する脳領域についての知見が集積されてきている．脳脊髄液の生化学的研究は，生きたヒトの脳機能を分子から探るためには唯一といえる手段であり，モノアミン代謝産物に関する検討は古くからなされているが，プロテオミクスなどの最新技術によって，新たな分子が見出されつつある．ストレス応答において重要な役割を果たす視床下部-下垂体-副腎系（hypothalamic-pituitary-adrenal axis：HPA系）を中心とした内分泌機能検査は，診断への応用可能性について古くから期待されてきた．気分障害では，種々の認知機能障害をきたすこともわかってきており，認知機能検査は臨床上有用である．ここでは，以上のような検査法を中心に概説する．

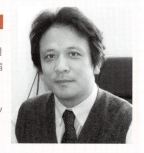

功刀　浩（くぬぎ・ひろし）　略歴

1986年東京大学医学部卒．1994〜95年ロンドン大学精神医学研究所にて研究．1998年1月帝京大学精神神経科講師．2002年5月より国立精神・神経医療研究センター　神経研究所　疾病研究第三部長．早稲田大学・山梨大学客員教授，東京医科歯科大学連携教授．
専門：生物学的精神医学，バイオマーカー，栄養学的研究．
著書：『精神疾患の脳科学講義』（金剛出版，2012），『図解 やさしくわかる統合失調症』（ナツメ社，2012），『研修医・コメディカルのための精神疾患の薬物療法講義』（編著．金剛出版，2013），『こころに効く精神栄養学』（女子栄養大学出版部，2016）ほか，著書・翻訳書多数．

2 脳画像検査

● 近赤外線スペクトロスコピィ（NIRS）検査

　NIRS検査は，うつ状態の鑑別診断補助として，2009年4月より厚生労働省より先進医療の承認を受け，2014年4月には保険適応となり臨床応用されている．NIRS装置をクリニックに備え置くことは可能であるが，測定器が高価であること（ただし，MRIなどの脳画像装置に比較すれば安価ではある），測定に時間やマンパワーを要すること，判読するには一定のトレーニングが必要であることなどの要件をクリアする必要があることから，NIRSを実施している大学病院などの施設を紹介する場合が多いのではなかろうか．筆者が勤務する国立精神・神経医療研究センター病院では，2014年度に258件の検査が行われた[1]．

　NIRSは，近赤外光を用いて生体のヘモグロビン濃度を計測し，それにより局所の脳血流量を推定し，測定部位の機能についての情報を得る．これは，神経活動が局所脳血流を増やす機構を備えていることに基づく．NIRSの測定は，測定プローブを頭蓋表面に装着し，言語流暢性課題などの課題施行中の酸素化ヘモグロビンの上昇パターンをみることで，うつ状態の鑑別を行う（図1）．Takizawaら[2]による673人のうつ状態患者（大うつ病，双極性障害，統合失調症）と1,007人の健常者を対象とした大規模な多施設研究によれば，前頭部の酸素化ヘモグロビンの重心値（時間）で判別力が高く，大うつ病の74.6%が診断的中し，双極性障害と統合失調症では85.5%が的中したという．NIRSの原理や特徴，測定法，判別法などの実際は福田（監修）のモノグラフ[3]に詳しい．

　NIRSは簡便にかつ非侵襲的に施行することができる長所がある．問題点としては，脳のごく表面の機能しかみることができないこと，頭皮の皮膚血流の影響を受けることなど測定原理上の問題に加えて，精神疾患によって課題中の酸素化ヘモグロビンの上昇パターンが異なるメカニズムが不明である点があげられよう．今後，脳内の生化学的変化などとの関連についても明らかにしていく必要があるだろう．

● その他の脳画像所見

　NIRS以外の脳画像所見を用いた気分障害への応用は，除外診断に用いる以外は，今のところ研究段階にとどまっている．局所脳機能（活動）をみる方法として糖代謝を指標にした陽電子断層撮影法（positron emission tomography：PET）によるものや局所脳血流をみる単一フォトン断層撮影法（single photon emission computed tomography：SPECT）などがある．

　PET研究のメタアナリシスによれば，大うつ病では右側の膝下部と膝前帯状回の糖代謝（活動性）の亢進が報告されている[4]．うつ病では膝下部前帯状回の活動が上昇しており，治療によって活動が減少することは治療法にかかわらず一致して報告されている．うつ病では扁桃体の過活動の関与が示唆されているが，膝下部前帯状回と

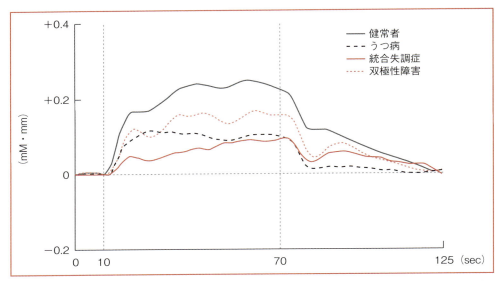

図 1 うつ状態の鑑別診断補助に用いられる言語流暢性課題中の前頭部の酸素化ヘモグロビンの変化
10〜70秒の間に課題が施行される．健常者，うつ病，統合失調症，双極性障害の平均波形を示す．

(Takazawa R, et al. Neuroimage 2014[2] より改変)

扁桃体との間には線維連絡があり，治療によって前者の活動性が治まると，後者の活動性も減少するのではないかと考えられている．

　PETだけでなくSPECTによる研究も加えた13研究に関するメタアナリシスでは，大うつ病患者は，健常者と比較して両側の視床枕核の活動が上昇していたと報告されている[5]．同じ論文のなかでfMRIを用いて情動刺激に対する反応をみた24研究に関するメタアナリシスも行われ，負の情動刺激（悲しい顔の表情を見せる，つらい場面を想像するなど）に対する反応において，大うつ病患者は健常者と比較して，扁桃体，島，背側前帯状回の反応が亢進しており，背側線条体と背外側前頭前皮質の反応が低下していた．視床枕から扁桃体には，単シナプス性の線維が投射しており，個体にとって脅威となる状況下で，すばやく反応するように準備する機能があり，情動注意や情動意識において重要な役割を果たすと考えられている．島も背側前帯状回も視床枕との間に双方向性の線維結合がある．以上から，うつ病患者におけるベースラインの視床枕の活動上昇は，負の刺激情報に対して強く反応する準備状態にあることが示唆される．

3 脳脊髄液マーカー

　脳脊髄液は，生体の中枢神経系の分子動態をみることのできる唯一といってよい試料である．血液と脳内は脳血液関門で厳密に分けられており，その組成は一部の分子を除いてまったく異なっていると考えてよい．関連することとして，2012年より脳脊髄液中のリン酸化タウ・総タウが認知症やクロイツフェルト-ヤコプ病の診断として保険収載されたが，これらの分子は血液中にはほとんど検出されない．同様に，精

神疾患においても脳脊髄液中の分子に病態を反映するマーカーが見出される可能性は高いと考えられる．

● モノアミン代謝産物

　モノアミン代謝産物は，気分障害のモノアミン仮説に基づいて古くから検討されてきた．今のところ一致した結論が得られておらず，日常臨床で使用可能なマーカーとしては確立していない．筆者らは，大うつ病患者と健常者の脳脊髄液中のモノアミン代謝産物，すなわちセロトニン，ノルアドレナリン，ドパミンの代謝産物である 5-hydroxyindoleacetic acid（5-HIAA），3-methoxy-4-hydroxyphenylglycol（MHPG），homovanillic acid（HVA）を比較し，診断，症状スコア，薬物などとの関連を詳細に検討した．その結果，うつ病患者では重度になるに従って 5-HIAA と HVA が低下するが，5-HIAA は抗うつ薬服用によって低下するため，バイオマーカーとしては使いにくい（うつ病による低下なのか抗うつ薬による低下なのか不明）．しかし，HVA はマーカーとして臨床的に有用であると思われた[6]．

● フィブリノーゲン

　近年，プロテオミクスやメタボロミクスなどのオミクスによりハイスループットの分子解析技術が進み，それによるバイオマーカーの検討も進められている．筆者らは，脳脊髄液のプロテオミクス解析を行い，そのトップヒット分子としてフィブリノーゲンがうつ病患者の一部で異常高値を示すことを見出し，フィブリノーゲン値が高い患者はそうでない患者と比較して，脳の MRI 拡散テンソル画像において神経ネットワークの低下があることを明らかにした[7]．脳内のフィブリノーゲンの上昇は，ミクログリアを活性化し，活性酸素種の上昇（酸化ストレス）を引き起こし，軸索傷害をもたらすことが示唆されており，うつ病類型化に有用な新しいバイオマーカーであると考えている．実用化するためには，今後，さらなるエビデンスの蓄積を要するが，バイオマーカーとして有用であれば，神経炎症やフィブリノーゲンを標的とした治療に結びつくことが期待される．

4　視床下部-下垂体-副腎系（HPA 系）など内分泌機能検査

● HPA 系の検査

　典型的なうつ病（メランコリー型）の多くは，慢性的なストレスが誘因となって発症する．ストレス応答では HPA 系が重要な役割を果たすことから，HPA 系がうつ病のバイオマーカーとなる可能性については古くから検討されている．その詳細は他に譲るが，HPA 系の負のフィードバックをみる検査としてデキサメタゾン（DEX）抑制テストがある．うつ病患者にこのテストを行ったところ，メランコリー型うつ病において"非抑制"（コルチゾール分泌の抑制が不十分であること）を示す者が多く，

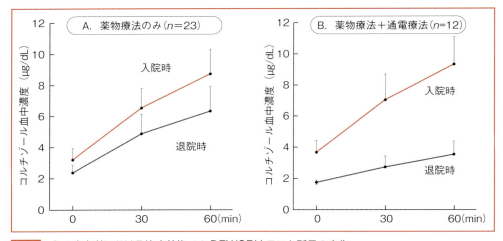

図2 うつ病患者における治療前後でのDEX/CRHテスト所見の変化
エラーバーは標準誤差を示す．

(Kunugi H, et al. Neuropsychopharmacology 2006[10] より改変)

診断に有用ではないかと考えられた．しかし，1980年代に多数の研究が行われた結果，感度が高くなく（うつ病の40〜50％），うつ病でなくとも非抑制の者が少なくないことがわかり，臨床で実用するには至っていない．

その後，デキサメタゾン（DEX）と副腎皮質刺激ホルモン放出ホルモン（CRH）負荷を組み合わせたDEX/CRHテストが行われるようになり，感度が比較的高いと報告された（入院うつ病患者の70〜80％が陽性）[8,9]．入院時と退院時でDEX/CRHテスト結果を比較した日本の多施設研究によれば，入院時には健常者と比較してHPA系が亢進しており，薬物療法のみの患者であれ，通電療法も行われた患者であれ，退院時にはDEX/CRHテスト結果が改善していたことから（図2），HPA系の亢進は状態依存性マーカーであることが示された[10]．

ただし，最近の外来患者を対象とした研究では，うつ病におけるHPA系の亢進は入院患者のようにはっきりした所見が得られていない．これにはうつ病の異種性が関与していると考えられる[11]．つまり，入院患者，特に通電療法を受けるような重度のうつ病は典型的なメランコリー型うつ病が多く，HPA系の亢進を呈する場合が多いが，外来のうつ病患者は軽症，慢性，非定型うつ病など，種々の病態を含んでおり，これらはHPA系の亢進を示さない場合が少なくない．また，慢性疲労症候群や線維筋痛症，心的外傷後ストレス障害（posttraumatic stress disorder：PTSD）などの病態はうつ病類似の症状を呈するが，HPA系はむしろ過剰に抑制されているという報告が多い．したがって，DEX/CRHテストなどのHPA系の検査は，診断マーカーというより，経過判定指標やうつ病の亜型分類に有用であると考えられる．過剰抑制をみる場合には，低用量（0.25 mgないし0.5 mg）のDEX抑制テストを用いた報告が多い．

以上のようにHPA系の検査は有望であるものの，日常臨床で汎用する検査としては成立しておらず，さらなる検討が必要である．

甲状腺機能検査，テストステロン測定

一方，内分泌学的検査のうち，甲状腺機能検査やテストステロンの測定はすでに日常臨床において有用であり，甲状腺機能低下症に伴ううつ状態の合併や，"男性更年期障害"といわれうつ病と類似の症状を示す加齢男性性腺機能低下症候群（LOH〈late onset hypogonadism〉症候群）の指標となる．ただし，テストステロン低値は一部のうつ病の亜型マーカーであるという考え方もある．

5 認知機能検査

気分障害において認知機能が低下することが少なくないことは，よく知られている[12,13]．特に，双極性障害において低下が著しい症例が少なくない．患者の認知機能を把握しておくことは，統合失調症のみならず，気分障害においても社会復帰指導をする際，鍵となる情報となる．気分症状などが改善しても認知障害が著しい時期では，社会復帰しても任される仕事に圧倒されてしまい，再発してしまうケースが多い．また，精神症状は患者の訴えによるため，社会復帰を焦っている患者の場合には，症状を寡少に報告する場合があるが，認知機能検査では能力以上に答えることができないので，客観的な重症度をみるうえでも有用である．

認知機能検査としては，記憶，注意・集中，実行機能などを測定するが，標準値に関するデータベースが整っているという観点から，ウェクスラー知能検査やウェクスラー記憶検査を行うのが実用的であろう．筆者らの教室で収集した気分障害患者と健常者のウェクスラー記憶検査のデータを図3に示す．大うつ病は非寛解患者において若干の認知機能低下があり，双極性障害の非寛解期には認知機能障害が比較的強いこ

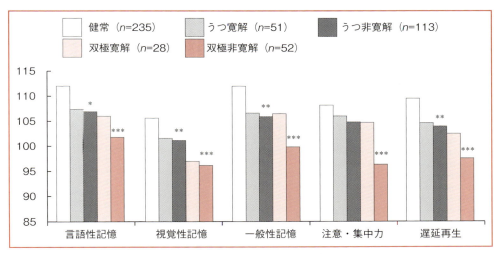

図3 気分障害患者における寛解/非寛解別のウェクスラー記憶検査所見
*：$p<0.05$，**：$p<0.01$，***：$p<0.001$．

（住吉太幹ほか．精神科臨床 Legato 2015[13] より）

とがわかる.

なお,老年期の気分障害と認知症との鑑別には長谷川式やmini-mental state examination(MMSE)なども有用である.

文献

1) 国立精神・神経医療研究センター. 2014年度病院年報. 2015.
2) Takizawa R, Fukuda M, Kawasaki S, et al ; Joint Project for Psychiatric Application of Near-Infrared Spectroscopy (JPSY-NIRS) Group. Neuroimaging-aided differential diagnosis of the depressive state. Neuroimage 2014 ; 85 Pt 1 : 498-507.
3) 福田正人(編). 精神疾患とNIRS. 中山書店;2009.
4) Sacher J, Neumann J, Fünfstück T, et al. Mapping the depressed brain : A meta-analysis of structural and functional alterations in major depressive disorder. J Affect Disord 2012 ; 140 : 142-148.
5) Hamilton JP, Etkin A, Furman DJ, et al. Functional neuroimaging of major depressive disorder : A meta-analysis and new integration of base line activatio and neural response data. Am J Psychiatry 2012 ; 169 : 693-703.
6) 功刀 浩. うつ病の病態仮説と分子マーカー. 精神科診断学 2015;8:16-20.
7) Hattori K, Ota M, Sasayama D, et al. Increased cerebrospinal fluid fibrinogen in major depressive disorder. Sci Rep 2015 ; 5 : 11412.
8) Heuser I, Yassouridis A, Holsboer F. The combined dexamethasone/CRH test : A refined laboratory test for psychiatric disorders. J Psychiatr Res 1994 ; 28 : 341-356.
9) Kunugi H, Urushibara T, Nanko S. Combined DEX/CRH test among Japanese patients with major depression. J Psychiatr Res 2004 ; 38 : 123-128.
10) Kunugi H, Ida I, Owashi T, et al. Assessment of the dexamethasone/CRH test as a state-dependent marker for hypothalamic-pituitary-adrenal (HPA) axis abnormalities in major depressive episode : A Multicenter Study. Neuropsychopharmacology 2006 ; 31 : 212-220.
11) 功刀 浩, 堀 弘明, 沼川忠広ほか. 視床下部-下垂体-副腎系とうつ病〜最近の展開. 日本神経精神薬理学雑誌 2012;32:203-209.
12) Porter RJ, Robinson LJ, Malhi GS, et al. The neurocognitive profile of mood disorders-A review of the evidence and methodological issues. Bipolar Disord 2015 ; 17 (Suppl 2) : 21-40.
13) 住吉太幹, 功刀 浩, 松尾幸治ほか. 気分障害における認知機能障害. 精神科臨床Legato 2015;1:36-43.

C 診療の実際

3 児童期の気分障害圏治療の現状と課題

猪子香代
猪子メンタルクリニック

1 子どもの不機嫌

子どもの双極性障害について診断や治療が過剰に行われている可能性についての懸念のために，重篤気分調節症という診断名がDSM-5[1]で新たに設けられた．これは，いらいらした気分が持続し行動の制御がきかない状態を繰り返している子どもたちを対象にしている（表1）．

1998年から2003年くらいのアメリカの文献をみると，子どもの双極性障害はとても広く考えられている．そしてまた，議論されてきた．

それは，主に，慢性でいらいらした気分の子どもたち，多動で気分の変わりやすい—泣き出したり怒り出したり，その両方であったりといった子どもたちのことである．確かにこういう子どもたちはいる．"mixed mania" とされたり rapid-cycling bipolar disorder とされたり，双極性障害と考えられた．しかし，反対意見もあった[2]．

これは，大人になって双極性障害と診断された人が，子ども時代に不機嫌であったり不安であったり，気分や情緒が不安定であったことも関連があるだろう[3]．また，子どもの気分障害は，それまでも，持続期間の短さから，rapid-cyclerといわれてきた．慢性のいらいら感をもっている子どもは，持続期間のきわめて長い誇大感や高揚した気分がはっきりしないだけの躁状態もしくは軽躁状態なのかもしれない．

これらの子どもたちに，双極性障害の治療をすること，精神安定剤を処方することは，治療としては行われていた．

不機嫌な子どもたちを双極性障害と考えたときに，その子どもたちは，時に，はっ

猪子香代（いのこ・かよ） 略歴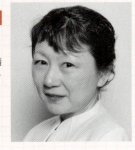

1958年愛知県生まれ．
1982年東京女子医科大学卒．同年，東京女子医科大学病院小児科，1985年名古屋大学病院精神科．名古屋大学医学部児童精神科，東京都精神医学研究所を経て，現在は猪子メンタルクリニック院長，東京女子医科大学小児科非常勤講師．
近著に『子どものうつ病』（慶應大学出版会，2012）がある．

表 1 重篤気分調節症の症状

A．言語的（例：激しい暴言）および／または行動的（例：人物や器物に対する物理的攻撃）に表出される，激しい繰り返しのかんしゃく発作があり，状況やきっかけに比べて，強さまたは持続時間が著しく逸脱している．
B．かんしゃく発作は発達の水準にそぐわない．
C．かんしゃく発作は，平均して，週に3回以上起こる．
D．かんしゃく発作の間欠期の気分は，ほとんど一日中，ほとんど毎日にわたる，持続的な易怒性，または怒りであり，それは他者から観察可能である（例：両親，教師，友人）．

(American Psychiatric Association. Diagnostic and Statistical Manual of Mental Disorders：DSM-5. 2013[1] より)

きりとした躁状態もしくは軽躁状態の時期をもつ可能性もある．また，その他の病態になる時期もある．気分変調症，うつ病，反抗挑発症，素行症などである[2]．

不機嫌な子どもたちを双極性障害と考えているときは，そういう子どもたちは，「いやな刺激に対しては爆発した怒りや泣き叫びで返すという過剰な反応がある．それとともに，過覚醒－多動で注意散漫がある．症状は慢性で社会的な機能を損なわせている．限定した状況への反応で起こるのでなく2つ以上の状況で起こる」とされた[2]．しかし，反論は根強くあった．子ども時代の不機嫌は，大人になってからの，うつ病との関係がいわれるようになった[1,4]．DSM-5では，双極性障害と抑うつ障害が区別されて，重篤気分調節症は，抑うつ障害群の一つとされた．慢性の不機嫌な子どもたちを双極性障害ととらえるべきではないということが強調された．DSM-5に診断名が新しく現れたといっても，これまでの慢性の不機嫌を双極性障害と考えるということへの否定で，これから，この診断名の予後や治療を考えていくというのが現状ではないだろうか．合併する注意欠如・多動症やうつ病，不安を注意深くみることが必要で，重篤気分調節症だから，慢性の不機嫌だから精神安定剤だという時代は終わったという警鐘ではないだろうか．

2 子どもの双極性障害

子どもの躁状態，軽躁状態の特定には，問題が多い．特に躁状態，軽躁状態の持続期間，そして躁の特徴的な症状―気分の高揚，誇大感のあることの確認は難しい[2]．子どもの躁状態，軽躁状態の定義と最小持続期間については意見が一致しない[5]．前思春期の子どもの躁状態は大人のものよりも持続期間が短いといわれる．反対に持続期間が長いということも考えられる．前方視的な継時的な躁症状をもつ子どもたちの観察が重要である[2]．

子どもの場合，注意欠如・多動症と躁状態，軽躁状態は，症状が重なる（表2）．注意欠如・多動症の子どもは，診断基準の症状項目にはないが，穏やかな子どももいるものの，多くの子どもが感情が不安定で，いらいらしている．注意欠如・多動症の症状は，ある時期に特定して起こるものではない．躁状態，軽躁状態とは経過が違う．エピソードとして特定の時期に起こっているか，発達によって症状が変化しているだけの発達障害の注意欠如・多動症と考えるかということで鑑別できる．躁状態，軽躁状態に特徴的な症状―高揚した気分と誇大感も，注意欠如・多動症から鑑別するのに

表 2 注意欠如・多動症と躁状態，軽躁状態の症状の重なり

注意欠如・多動症 (attention-deficit/hyperactivity disorder)	躁状態／軽躁状態 (mania/hypomania)
● しゃべりすぎる 　(often talks excessively) ● 走り回るまたは高い所に登る 　(often runs about or climb excessively) ● じっとしていない 　(is often "on the go") ● 気が散りやすい 　(often easily distracted)	● しゃべり続けようとする切迫感 　(pressure to keep talking) ● 精神運動焦燥 　(psychomotor agitation) ● 注意散漫 　(distractibility)

適切かもしれない．しかし，いらいら感は親はわかるが，うつ気分はわからないのと同じように，誇大感も親はわからないでいることが多い．親は，子どもはいらいらしている，動き回っているとだけ思っているだろう．誇大感や高揚した気分も，子ども自身に尋ねてみないとわからないだろう[2]．子どもの躁状態については，気分の高揚，誇大感といったことを特定するのは難しい．不機嫌状態といったことのほうが経験する．子どもたちは，怒りっぽい，いつも怒っている，そして自尊心が肥大したようなことを言う．うつ病の子どもも，いらいらとした気分でいて焦燥と不安が強いこともある．慎重に子どもの気分を訊いてみるが，難しいことが多い．

児童期の双極性障害は，また，注意欠如・多動症を伴うことが多いといわれている[3,6]．鑑別すべきなのか，合併していると考えるべきなのか判断しなくてはいけない．

3 子どものうつ病と双極性障害

若年者のうつ病のうち，20％はのちに躁病エピソードをもつ．それらのリスクとなるのは，① うつ病が急に発症する，抑制が強い，精神病症状がある，② 家族歴がある，特に双極性障害の家族歴がある，③ 抗うつ薬で治療したときに躁状態または軽躁状態になったことがある，といったことである．

外来で出会った子どもたちが，いらいらした気分の強い「うつ病」，怒りの強い「うつ病」，うつ気分がはっきりしない抑制の強い状態，感情の不安定さ，過眠，過食を伴う「うつ病」，自分が楽しいと思えることには没頭する「うつ病」，激しい自殺企図のような特徴をもっているときに，双極性障害を考える必要があるだろう．

彼らの病歴から双極性障害を考えるときは，うつ病相になる以前の状態が意欲的に活動していた，何度も「うつ状態」を経験しているが普通以上の成果をあげる時期がみられた，うつ病相の間にも一時的に爽快な気分の時期がみられるといったときである．

双極性障害は，発病前に不安や不機嫌もよくみられる[3]．不安や「うつ」への治療だけを考えていると，うまくいかない症例を経験する．これらの症例の一部は双極性障害のうつ病や不安の時期なのだろうか．児童では，経過のなかに躁状態や軽躁状態を特定することが難しい．不安の強い不登校児が，急に勉強に過度の意欲をみせる．

学校生活には適応していくが，この状態が長く続かないという症例を経験する．意欲的すぎて学校に戻っていく不登校児に，この状態が彼らの目指す状態と考えてよいのだろうか．急に交代する状態は軽躁状態の可能性はないだろうか．

4 おわりに

児童期の気分障害圏の治療には，長く議論され結論に至っていない問題がたくさんある．子どものうつ病に抗うつ薬を使うべきかどうかという議論がある．使うならば，何が最適かということも含めて[7]．

2003年パロキセチンの臨床試験（小児の大うつ病，強迫性障害，社会不安障害の患者を対象に行った）で，有効性がみられず，自殺関連事象が多いと報告された．抗うつ薬の投与の初期に副作用が出やすく，少量から初めて，ゆっくりと増量していくことが勧められる[8,9]．

このように，多くの課題を抱えている分野であるが，将来ある子どもたちの予後を左右する臨床である．一人の子どもを診たからといって，それがなかなか次の子どもの経験となっていかない．一人ひとりの子どもは，違った気質，違った生育歴，違った家族をもち，違った地域社会，違った学校，違ったスポーツクラブなどに属している．最新の知識を得て，一人ひとりの子どもの前に誠実に居ること．ただそれを続けるのみである．

文献

1) American Psychiatric Association. Practice parameter for the assessment and treatment of children and adolescents with bipolar disorder. Diagnostic and Statistical Manual of Mental Disorders : DSM-5. American Psychiatric Publishing ; 2013.
2) Leibenluft E, Charney DS, Towbin KE, et al. Defining clinical phenotypes of juvenile mania. Am J Psychiatry 2003 ; 160 (3) : 430-437.
3) McClellan J, Kowatch R, Findling RL ; Work Group on Quality Issues. Practice parameter for the assessment and treatment of children and adolescents with bipolar disorder. J Am Acad Child Adolesc Psychiatry 2007 ; 46 (1) : 107-125.
4) Roy AK, Lopes V, Klein RG. Disruptive mood dysregulation disorder : A new diagnostic approach to chronic irritability in youth. Am J Psychiatry 2014 ; 171 (9) : 918-924.
5) Biederman J, Klein RG, Pine DS, et al. Resolved : Mania is mistaken for ADHD in prepubertal children. J Am Acad Child Adolesc Psychiatry 1998 ; 37 (10) : 1091-1096 ; discussion 1096-1099.
6) Tillman R, Geller B, Bolhofner K, et al. Ages of onset and rates of syndromal and subsyndromal comorbid DSM-IV diagnoses in a prepubertal and early adolescent bipolar disorder phenotype. J Am Acad Child Adolesc Psychiatry 2003 ; 42 (12) : 1486-1493.
7) Cipriani A, Zhou X, Del Giovane C, et al. Comparative efficacy and tolerability of antidepressants for major depressive disorder in children and adolescents : A network meta-analysis. Lancet 2016 Jun 7.
8) Boylan K, Romero S, Birmaher B. Psychopharmacologic treatment of pediatric major depressive disorder. Psychopharmacology (Berl) 2007 ; 191 (1) : 27-38.
9) Choe CJ, Emslie GJ, Mayes TL. Depression. Child Adolesc Psychiatr Clin N Am 2012 ; 21 (4) : 807-829.

C 診療の実際

4 うつ病の認知行動療法の実際

岡嶋美代
千代田心療クリニック
なごやメンタルクリニック

1 はじめに

　うつ病と診断されて，無床の精神科クリニックを受診する人々は，差し迫った自殺の危険のような緊急性は低く，医療保護入院などは適用にならない．一方で，ベックうつ病尺度（Beck Depression Inventory：BDI）のような重症度スケールでは軽くても，慢性化しているケースがよくあり，数年以上通院を続けながら，休学・休職を繰り返し，社会から孤立してしまっていることがある．医師の勧めに従い，定期的に通院し，服薬コンプライアンスはよいのだが，よくて現状維持，悪くて再発・再燃を繰り返すようなケースである．一般的なカウンセリングやうつ病に関する心理教育，さらには通常の認知行動療法（cognitive behavioral therapy：CBT）が施行されても反応しない．この種の患者群に対しては他の不安症，特に強迫症の合併がないかを調べるようにしている．強迫性をチェックした40例について解説する．典型的な症例をもとに，初回面接での症状の維持要因の見立てと，介入課題の立て方を解説する．

2 初回面接時の強迫性のスクリーニング

　2015年4月から12か月間に，主治医からの紹介状の診断名が強迫症ではなくうつ病や抑うつ状態であった40人（女性24人）についてパドゥア・インベントリー[1]を施行した．健常人の平均値は30〜40点[2]であるが，35人がカット・オフ値を超えた（平

岡嶋美代（おかじま・みよ）　　　略歴

1959年熊本県生まれ．
2004年熊本大学大学院医学薬学研究部医科学修士課程修了．2005年より心理療法士として独立行政法人国立病院機構菊池病院臨床研究部に所属．2008年より医療法人和楽会なごやメンタルクリニック，2014年より千代田心療クリニックでも行動療法カウンセリングを開始する．
共著書として，『図解やさしくわかる強迫性障害』（ナツメ社，2012），『やめたいのに，やめられない』（マキノ出版，2013）などがある．

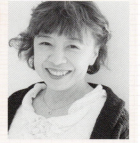

均 75.0±29.9 点，n＝40）．10 人は 100 点を超え，高度な強迫性が認められた．しかし，全員，抑うつ症状は訴えるものの確認行為の自覚はなかった．

一方，うつを主訴とする患者は特定の項目で高得点になりやすい傾向があった．たとえば，「32）たとえ重要でない事項についても，決断するのを難しく感じる」「33）実際にはやったとわかっていることを，本当にやったかどうか確信できないことがある」「36）自分がするほとんどのことに不審や疑問を抱いてしまう」「45）重要でないことでも完全に覚えておこうと気をもんで，忘れないように努力する」などである．これらはメンタルチェッキングと呼ばれる心の中での強迫だが，反芻思考などうつ症状として受け取られることが多い．

3 症例提示

● 症例：50 歳代，男性，会社員

現病歴　若い頃は血気盛んで社会活動にも参加し，誠実で道理の通らないことが嫌いな性格であった．社会活動の役職を退任した頃，社内での小さなミスを報告しなかったことで上司とトラブルとなった．仕事中に動悸がし，集中できなくなり，やる気も失せた．不眠や食欲不振，体調不良を訴えるようになった．接客にも自信がなくなり，職場では他人の目を気にするようになり，欠勤が増えた．一時的に部署を異動し軽作業に変わったが，1 年たっても元の部署に戻れなかった．他院では「荷卸しうつ病」と説明され，選択的セロトニン再取り込み阻害薬（SSRI）と睡眠導入薬を処方されていた．当院初診時は，BDI 5 点，SDS（Self-rating Depression Scale）37 点，パドゥア・インベントリー 59 点であった．

面接　以下に面接場面の会話を示す．逐語ではなく過程を提示する目的で，簡素化している（C：カウンセラー，P：患者）．

P：この 1 年間は復帰しては 1 週間休むことが何回もあって，いっそのこと長期休職したほうがいいんじゃないかと悩んでいます．

C：では，今日は P さんと回避というテーマでお話ししたいのですが．回避していることがあるとすれば，それはなんでしょう．

P：回避？　何かを避けているということですか．考えたことなかったけど，なんだろう．

C：人の目がこんなに気になったのは初めてとおっしゃっていましたが，今では人目を避けるということ？

P：確かに見られながら仕事をするとか，社内で電話を受けるのは苦手ですね．

C：そのときに体に注目すると，どんな不快感があるでしょう．

P：不快感…なんでしょう．ゾクゾクするような．

C：ゾクゾクするとは，何か怖がっている感じですが，どんなことがばれるのが怖いのでしょう．

P：こんなこともできないのかとか，もたもたして仕事が遅いとか，失敗したことをまた隠しているんじゃないかとか，そう思われるかもと思って仕事に行くのが億劫になって….だからといって，朝から仕事を急に休めば人手不足で周りが困ることがわかっているから，迷惑をかけてまた何か言われるだろうと….判断が不確かなまま動き出せないのは昔からありましたね.
C：モヤモヤも苦手ですか.
P：あー，嫌ですね．すっきりさせたい.
C：では，今おっしゃったことを少し増幅すると，「こんな単純な作業もできない能力のない奴」とか「仕事が鈍くて迷惑な年寄り」とか，「ミスを隠す小ずるい人間」とか，そんな陰口をたたかれてるんじゃないかという気がかりを頭の中でグルグルと考え続けてしまうんですね．とすれば，その言葉や不快感に慣れる練習をすることにしましょう.
P：は？ 前の先生はもっとポジティブにできていたときのことを思い出してとか，合理的な認知に切り替えましょうとか，そんなに悪口を言う人の意見だけを尊重することはない，プラス思考でいくようにとおっしゃいましたが.
C：そうやって1年間過ごしてきたけれども，改善しなかったのであれば，新しいやり方に挑戦するというのはどうでしょう.
P：はあ….わざとネガティブなことを考えてそれに慣らすということですか.
C：そうです．でも，いつものPさんのように真剣に何事も誠実に対処しようとしてはうまくいきません．頭に湧いてくる考えに延々と牛耳られている状態から，その考えを小ばかにするように「はいはい，そうですね」と肯定してスルーするやり方です[3].スルーする言葉はいくつかありますから練習してみましょう.

──── 練習時間 5分 ────

P：なんだかばかばかしい気持ちになりますね．今までの自分は，なんで起こってもいないことをこんなに心配しているんだろうって.
C：そうですね．でも，"なんで"などと理由を考えないでください．原因を考えてちゃんと納得しようとする癖を改めていってほしいからです.
P：原因を追究したり納得するのが悪い癖ですか.
C：長年やってこられたことを改めよと言われると困惑なさるでしょう．でも，原因追究が間違いではなく，やりすぎているので微調整しようというわけです．そのために，しばらくの間控えることはできますか.
P：はあ….じゃあ，理由を考えずに何をしたらいいんでしょうかね.
C：そう，そこが次の課題です．考えないというのは頭が暇になってしまいます．すするとすぐに「あのとき，職場でこう思われたんじゃないか」という考えが湧いてきて，それに引っ張られてしまいますけど，これは単なる行動の癖，日本人が玄関を入ったら靴を脱ぐというような，体に染みついた癖です．でも，いったん染みついた癖でも変えようと思えば変えることができます．それには玄関を入る前から注意しながら，「外国人になったつもり」を演じるのです．このように新しい癖で上書きしていくこ

とを覚えてください．この癖を変えていく練習は繰り返せば繰り返しただけ，上手になります．自転車の乗り方や英会話の習得と同じです．マニュアルを今日もらっても，それを行動で繰り返し練習しないと身につきませんから．いかがでしょう．
P：なるほど，例えてもらうとよくわかります．
C：では，他にも考え込むのを妨害するために，最後に行動課題を作りましょう．お若い頃に興味をもっていたことで，またいつかやりたいなと思っていることや，そろそろこの年齢だからやりたいなと思っていることなどありますか．
P：絵を習いに行きたいと思っていたので，スケッチとか．他にも足腰が弱らないようにウォーキングし始めようと何年か前から思っていたので，それですかね．小学校の頃から，後ろ指さされないように，人一倍，正直にならねばと生きてきた気がします．妻や子どもに対しても口うるさかったかもしれません．なんでも真面目すぎたからこうなったんですかね．
C：そうですか．買った商品を返品するとか，わざとちょっとだけずるいことをするなどは，Pさんはしそうもないし，避けていたことですよね．ちゃんとできないとモヤモヤしたり，叱責を受ける場面を想像するとゾクゾクすると先ほどおっしゃっていたので，このモヤモヤやゾクゾクを増やす課題をご自分でも考えてみてください．
P：一番ゾクゾクするのは，会社に行くことですし，苦手な同僚に挨拶することとか，冗談を言うこととか…．以前は冗談を言うのは好きだったのです．でも，うけなかったらどうしようとビクビクしてしまいます．
C：今，話し合った内容を1か月分の○付け課題表にして準備しますのでお持ち帰りください．

4 反芻思考の妨害

Nolen-Hoeksemaら[4]は，否定的な反芻思考（rumination）が抑うつ状態を維持しうつ病の発症を予測するとしている．また，近年うつ病に対する効果のエビデンスがあるとして注目されるようになったRumination-focused CBTでは，不安や抑うつを維持する要因としての回避行動や反芻思考に着目し，それらを治療のターゲットにしている．イメージ・エクスポージャーでは意図的に回避したいイメージを思い起こさせ，それを詳細に述べることにより身体感覚を惹起させ，その変化に注目させる点など臨床的意義がある．CBTの初学者・患者のなかには，不安を減らしたり，なくしたりすることを治療の目標としている人がいるが，これは誤解である．エクスポージャーは「回避を制限しながら不安や不快感などの問題情動を上げる方法」[5]であると理解すべきである．意図的に不安感や不快感を上げる挑戦を自発的に行うという逆説志向がエクスポージャーの極意である．

筆者はエクスポージャーと儀式妨害の文脈で反芻思考を儀式行為とみなして妨害することを提唱してきた[6]．顕在化した行動の妨害よりも思考の妨害は一般的に難しいが，症例に提示したような誰にでも取り組みやすい方法を教示している．わざと文言

の表現を増幅してエクスポージャー効果を最大限に出すことがコツである．他にも五感の活性化[3]で，注意を集中しすぎた状態から自由に拡散させられるよう訓練するなど，さまざまなマインドフルネス・トレーニングを教示し，個人に合ったやり方を模索してもらい継続できるよう支援している．

5 行動活性化

慢性の抑うつ状態にある人は，疲労や再発を恐れている．その結果，さまざまな行動や思考の回避が生じ，未来の心配や過去の反省を繰り返すようになる．そのような人に道端に咲く花や草など目に映るものの名前を唱えてもらいながら散歩するなど，今その場の刺激に注目することで反芻思考を妨害してもらうようにすると，普段のような考えごとをしながらの散歩に比べて気分がよい，と報告するようになる．回避が減り自然な強化随伴性による自発行動が増えていくことを行動活性化という．うつ状態の回復に効果があるとされる．

治療促進的な行動課題を患者に提示することを行動処方というが，原井[5]は行動活性化につながる行動処方のガイドラインを，日常的で健康的な新しい行動であり，即時強化として得られるようなものであるとしている．毎日の課題をA4用紙1枚で4週間分になるようにして簡単に○だけで記録できるようにする．賞賛してくれる家族がいなくても，達成状況を記録で見ることが強化につながる．

6 おわりに

メンタルクリニックにおける軽度から中等度のうつ病と診断された患者に対するCBTの実際を報告した．長期に及ぶ否定的な認知や怒りの情動に悩む人の多くが潜在的に強迫性をもつことを自験例40人のパドゥア・インベントリーの結果から示し，それに基づく反芻思考の妨害と行動活性化の技法を教示する様子を示した．

文献

1) 原井宏明，岡嶋美代．図解 やさしくわかる強迫性障害．ナツメ社；2012．pp70-71．
2) Williams MT, Turkheimer E, Schmidt KM, et al. Ethnic identification biases responses to the Padua Inventory for obsessive-compulsive disorder. Assessment 2005；12：174-185.
3) 岡嶋美代．メンタルチェッキングを妨害する作業療法の工夫—Zentangle，自己突っ込み発言，五感の活性化，"慈愛の祈り"の課題設定．日本認知・行動療法学会第41回大会発表論文集．2015．pp412-413．
4) Nolen-Hoeksema S, Wisco B, Lyubomirsky S. Rethinking rumination. Perspect Psychol Sci 2008；3：400-424.
5) 原井宏明．対人援助職のための認知・行動療法 マニュアルから抜け出したい臨床家の道具箱．金剛出版；2010．p83．
6) 岡嶋美代．ERPを強迫性障害からすべての不安障害に適用する．神村栄一（編）．認知行動療法実践レッスン—エキスパートに学ぶ12の極意．金剛出版；2014．pp53-68．

C 診療の実際

5 自己肯定感と対人関係療法（IPT）

水島広子
水島広子こころの健康クリニック
慶應義塾大学医学部精神神経科

はじめに

　対人関係療法（interpersonal psychotherapy：IPT）は，期間限定の精神療法であり，認知行動療法（cognitive behavioral therapy：CBT）と並んでエビデンス・ベイストな精神療法の双璧をなす存在となっている．もともとは非双極性・非精神病性のうつ病外来成人患者の治療法として1960年代末からKlerman GLやWeissman MMらによって開発され，1984年に出版された"Interpersonal Psychotherapy of Depression"[1]のなかで定義づけられた．その後，さまざまな障害（双極性障害，摂食障害，トラウマ関連障害）やさまざまな対象（思春期，高齢者，夫婦など）向けの修正版も作られ，グループ療法も開発されている[2]．

2 戦略と技法

　IPTの特徴はその治療戦略にある．まず，IPTでは医学モデルを採用しており，患者に「病者の役割」[3]を与える．病気とは単なる状態ではなく，病気をもって暮らす

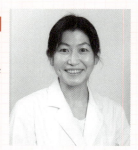

水島広子（みずしま・ひろこ）　略歴

1992年慶應義塾大学医学部卒．同大学院博士課程修了．医学博士．
慶應義塾大学医学部精神神経科勤務を経て，現在，対人関係療法専門クリニック院長．慶應義塾大学医学部非常勤講師（精神神経科）．国際対人関係療法学会（ISIPT）理事，アティテューディナル・ヒーリング・ジャパン代表．
2000年6月～2005年8月，衆議院議員として児童虐待防止法の抜本改正などを実現．
1997年に，『うつ病の対人関係療法』（共訳，岩崎学術出版社）を出版して以来，日本における対人関係療法の第一人者として臨床・研究を行うとともに普及啓発に努めている．
主な著書に『拒食症・過食症を対人関係療法で治す』（紀伊國屋書店，2007），『対人関係療法でなおす　うつ病』（2009），『対人関係療法でなおす　双極性障害』（2010），『対人関係療法でなおす　社交不安障害』（2010），『臨床家のための対人関係療法入門ガイド』（2009），『トラウマの現実に向き合う―ジャッジメントを手放すということ』（2015）〈以上，創元社〉，『部下をもつ人の職場の人間関係』（ダイヤモンド社，2015）など多数．訳書に『対人関係療法総合ガイド』（岩崎学術出版社，2009）などがある．

表1 IPTの4つの問題領域

- **悲哀**：重要な他者の死別後の喪の作業（mourning work）がうまく進まずに異常な悲哀（遅延した悲哀，歪んだ悲哀）となっている場合

    喪の作業を進め，現在の対人関係に心を開けるようになることを目標とする．
    患者が喪の作業をうまく進められていない場合の多くは，罪悪感や恐怖のために，喪失をめぐる自らの感情に向き合うことができていないということがその本質にある．まずは事実関係の詳細を聞き，患者を安心させながら，喪失における「当たり前の気持ち」を聞き出していくことが重要である．

- **対人関係上の役割をめぐる不和**：対人関係上の役割期待にずれがあって解決していない場合

    ① 再交渉（互いのずれに気づいて積極的に変化をもたらそうとしている段階）
    ② 行き詰まり（互いのずれに関する交渉をやめて沈黙している段階）
    ③ 離別（不和が取り返しのつかないところまできているが，別れるためには何らかのサポートが必要な段階）
    のいずれの段階にあるかを見極めて治療を行う．

- **役割の変化**：生活上の変化への適応困難

    新たな役割での熟達感を得ることを目標とし，本人にとって変化がどういう意味をもったのかを明らかにするために，変化に伴う気持ちとソーシャルサポートの変化に注目し，離断されてしまったものをつなげていく作業をする．

- **対人関係の欠如**：孤独，社会的孤立

    他の3つの問題領域が当てはまる場合は選ばない．気分変調性障害の場合は，障害による結果としての孤独と考え，別のフォーミュレーションをする．

ことが一つの社会的役割になるという考え方である．通常の社会的義務，ある種の責任が免除される代わりに，治療者に協力する義務などが生まれる．このことが患者の罪悪感を減じ，治るという希望をもたせることになる．周囲に向けても，「病者の役割」を明確にすることによって，対人関係に好ましい影響を与える．また，薬物療法との併用も容易にする．もちろん，産前産後をはじめ，薬物療法を用いにくい症例に対しては，IPT単独での治療を行う．

表1に示したが，特に，対人関係の4つの問題領域のうち1つか2つを選んで取り組むことは特徴的な戦略である．

IPTの技法に，他の精神療法と共通しているが，技法は戦略の一環として用いられる点に特徴がある．探索的技法・感情の励まし（面接内で感情表現を奨励する，感情を利用して対人関係に好ましい変化をもたらす，成長につながる感情を育てる）・明確化・コミュニケーション分析・治療関係の利用・決定分析・ロールプレイなどが用いられるが，治療の主眼はあくまでも患者が自らの力で問題を解決していくのを援助することにあるので，患者が有用な話をしたり望ましい変化を遂げたりしやすい環境を作るために非指示的技法を中心に用いる．

3 大うつ病性障害に対するIPT，双極性障害に対するIPT

IPTは臨床研究のなかで開発された治療法であり，効果判定についてのデータは豊富である．NIMH（アメリカ国立精神保健研究所）による大規模共同臨床研究では，その効果が薬物療法に匹敵し，重度のうつ病に対してCBTよりも効果的であった傾向が示されている[4]．また，反復性うつ病に対する維持治療としても，薬物療法を用いずIPTのみで寛解に至った患者の多くが2年間の維持治療の間もIPTのみで寛解を維持し続け[5]，月1回の維持治療であってもIPTに焦点化されていたほうが寛解維

持効果ははるかに高いことも示されている[6]．2年間という期間は，一人の女性が妊娠・出産をすることを可能とする期間であり，新たな可能性に道を開くものである．これは女性の自己肯定感に直結する効果だろう．

IPTを行動療法的アプローチである社会リズム療法と組み合わせた対人関係・社会リズム療法（interpersonal and social rhythm therapy：IPTSRT）[7]は，薬物療法への付加治療として，双極Ⅰ型障害のエピソード再発防止効果[8]，双極Ⅰ型・Ⅱ型障害のうつ病エピソード治療効果[9]，双極Ⅰ型・Ⅱ型障害のうつ病エピソード後の心理社会機能回復効果[10]があることが示されているが，双極Ⅱ型障害に対しては，うつ病エピソードに対する単独治療としての効果をクエチアピンと比較したパイロット研究において，効果が同等であったことが示されたところである[11]．現在，より大規模な無作為化臨床試験（RCT）が進行中である（Swartz H, 私信）．

自己肯定感との関連でいえば，自らのエピソードをうまくコントロールして再発防止をしていくことが，双極性障害患者の自己肯定感に直結すると思われる．もちろん，障害ゆえに諦めなければならないこともあるが，エピソードに振り回されるのではなく，自己コントロールできることは，どれほど自己肯定感の向上につながることだろうか．

4 自己肯定感とIPT

IPTは，どの問題領域においても，「自分はまたやっていける」という熟達感を得る効果がある．これはたいへん意義のあるエンパワーメントであり，当然自己肯定感を上げる作用がある．また，対人関係が改善すると，自虐的だった人も自己肯定感を得るようになる．

IPTは，患者の気持ちをノーマライズしながら進めていく治療法である．「こんなふうに考える自分はおかしいのではないか」と自虐的になっている患者に対して，「それは人間として当然の反応」ということを伝え，身近な他者の力も借りて患者の自己肯定感を上げていく．

それだけでなく，IPT治療者の姿勢も大きい．治療者は患者の代弁者としての温かさを保ち，全体として，評価を下さない，無条件の肯定的関心を注ぐ．治療関係に対して患者がポジティブな期待を抱けるように，特に初期には注意深く努力する．対人関係の問題領域への焦点を維持するという点では積極的であるが，患者の主体性を尊重する．期間限定治療のメリットを最大限にするため，終結は常に意識され，終結に向けて患者の「自分でもできる」という気持ちを育てていく．治療の初めから常に終結に焦点が当てられ，限定された期間で変化を起こすことが中心的な課題になるので，退行や依存は通常問題とならない．治療関係は転移や逆転移としては解釈されず，治療の妨げになる場合のみ扱う．その際，一つの「対人関係上の役割をめぐる不和」の例として扱う視点をもつと，他の対人関係にも応用可能な有意義な結果が得られることが多い．

治療者の姿勢と自己肯定感について考えるとき，私は治療者の役割は「外づけの自己肯定感」なのではないかと思う．コンピュータでも，ハードディスクの容量が足りないときは，外づけハードディスクで補う．治療は「変化のチャンス」である．それまでの対人関係パターンを振り返り，改善し，「自分にもできる」という思いが生まれてくる．患者の自己肯定感が育ってくれば，本来自分がもっているもので足りるようになる．そうしたら，無条件の「外づけのハードディスク」は必要なくなる．もちろん最初は不安だろうが，自分で達成できることを増やしていくことによって，また，身近な人たちとの対人関係を改善していくことによって，自己肯定感は間違いなく育つ．治療者が必要なくなるのはそういうときだ．「期間限定」というIPTの特徴と，無条件の温かい治療者のスタンスは，とても効率よくこれらの結果を招いていく．

　もう一つ，IPTの脱落率の低さも注目に値するだろう．IPTは，CBTほど構造化された治療ではない．フォーマルなおしゃべりというような形で治療は行われる．治療外での課題としては，治療で話題になった人の気持ちを聞いてみる，自分の気持ちを話してみる，など，治療の流れに沿った形で行われる．もちろん，すべての人が，それらをできるわけではない．そこには「怖い」などの理由がある．したがって，「宿題」を出す場合でも，「もしも聞けない，話せないと思ったときは，そのときの気持ちを教えてください．それで，宿題としては100点です」と伝える．患者ができないことを要求するのは，治療者側の「役割期待のずれ」として扱われる．したがって，患者にとっては挫折体験にはなりがたい．「まだそこまで行っていなかったのに，難しい課題を出してしまいましたね．もう一度話し合いましょう」と，役割期待の調整をすればよいだけである．

　このような，無条件の肯定，挫折体験のなさなどは，間違いなく脱落率の低さと関連しているといえるだろう．そして，治療からの脱落が人の自己肯定感を損なうことを考えれば，IPTは自己肯定感を損ねにくい治療であるといえるだろう．

5 おわりに

　IPTはアメリカで開発された精神療法であり，対人関係という文化的な影響の強い領域に焦点をあてるものであるため，導入にあたって当然文化的なことを考える必要がある．IPTは，ウガンダ[12]なども含めて他の文化圏への適用に成功してきた精神療法であるが，わが国においても，パイロット研究段階ではあるが，うつ病と摂食障害[13]に対して，国際レベルと同等の効果が得られている．IPTを多様な文化圏に適用することの容易さは，IPTの問題領域（「悲哀」「対人関係上の役割をめぐる不和」「役割の変化」など）が，文化圏を超えた，本質的で普遍的なものであることを反映していると考えられる．日本でもようやく専門家の育成が始まっており，今後ますます有望な精神療法であるといえる．

　IPTについての詳細は，マニュアルなど[14-16]を参照していただきたい．なお，IPTの最新情報については，The International Society for Interpersonal Psychotherapy

（ISIPT）のウェブサイト（http：//www.interpersonalpsychotherapy.org/）で得ることができる．

文献

1) Klerman GL, Weissman MM, Rounsaville BJ, et al. Interpersonal Psychotherapy of Depression. Basic Books；1984／水島広子，嶋田　誠，大野　裕（訳）．うつ病の対人関係療法．岩崎学術出版社；1997．
2) Wilfley DE, MacKenzie KR, Welch RR, et al. Interpersonal Psychotherapy for Group. Basic Books；2000／水島広子（訳）．グループ対人関係療法．創元社；2006．
3) Parsons T. Illness and the role of the physician：A sociological perspective. Am J Orthopsychiatry 1951；21（3）：452-460．
4) Elkin I, Shea MT, Walkins JT, et al. National Institute of Mental Health Treatment of Depression Collaborative Research Program. General effectiveness of treatments. Arch Gen Psychiatry 1989；46（11）：971-982．
5) Frank E, Kupfer DJ, Buysse DJ, et al. Randomized trial of weekly, twice-monthly, and monthly interpersonal psychotherapy as maintenance treatment for women with recurrent depression. Am J Psychiatry 2007；164（5）：761-767．
6) Frank E, Kupfer DJ, Wagner EF, et al. Efficacy of interpersonal psychotherapy as a maintenance treatment of recurrent depression. Contributing factors. Arch Gen Psychiatry 1991；48（12）：1053-1059．
7) Frank E. Treating Bipolar Disorder：A Clinician's Guide to Interpersonal and Social Rhythm Therapy. Guilford Press；2005．
8) Frank E, Kupfer DJ, Thase ME, et al. Two-year outcomes for interpersonal and social rhythm therapy in individuals with bipolar I disorder. Arch Gen Psychiatry 2005；62（9）：996-1004．
9) Miklowitz DJ, Otto MW, Frank E, et al. Psychosocial treatments for bipolar depression：A 1-year randomized trial from the Systematic Treatment Enhancement Program. Arch Gen Psychiatry 2007；64（4）：419-426．
10) Miklowitz DJ, Otto MW, Frank E, et al. Intensive psychosocial intervention enhances functioning in patients with bipolar depression：Results from a 9-month randomized controlled trial. Am J Psychiatry 2007；164（9）：1340-1347．
11) Swartz HA, Frank E, Cheng Y. A randomized pilot study of psychotherapy and quetiapine for the acute treatment of bipolar II depression. Bipolar Disord 2012；14（2）：211-216．
12) Bolton P, Bass J, Neugebauer R, et al. Group interpersonal psychotherapy for depression in rural Uganda：A randomized controlled trial. JAMA 2003；289（23）：3117-3124．
13) 水島広子．摂食障害に対する対人関係療法の効果研究と対人関係療法の均霑化に関する研究．厚生労働科学研究費補助金（障害者対策総合研究事業）精神療法の有効性の確立と普及に関する研究　平成22年度　分担研究報告書．2011．pp54-64．
14) Weissman MM, Markowitz JC, Klerman GL. Comprehensive Guide to Interpersonal Psychotherapy. Basic Books；2000／水島広子（訳）．対人関係療法総合ガイド．岩崎学術出版社；2009．
15) Weissman MM, Markowitz JC, Klerman GL. Clinician's Quick Guide to Interpersonal Psychotherapy. Oxford University Press；2007／水島広子（訳）．臨床家のための対人関係療法クイックガイド．創元社；2008．
16) 水島広子．臨床家のための対人関係療法入門ガイド．創元社；2009．

C 診療の実際

6 双極性障害と家族療法的支援の実際

楢林理一郎
湖南クリニック

1 はじめに

　双極性障害は，慢性に経過する疾患であり，その影響は本人ばかりでなく家族をも巻き込むものとなり，本人も家族も疾患と共存した生活の再構築を余儀なくされる．そのため，安定した経過を維持するために患者本人のみならず，本人を支える家族への支援も大切となる．患者と家族は，長い経過のなかで相互に影響を与え合い，そのことが病状や経過にも影響を与えるのである．

　本項では，双極性障害の治療における家族への働きかけについて，家族支援・家族療法的な視点から述べてみたい．

2 双極性障害と家族療法

　家族療法とは，基本的には円環的認識論に基づき，家族成員間の関係性に注目し，働きかけを行ってゆこうとする臨床的な援助方法である．しかし，家族療法の名のもとに含まれる理論や治療技法は多岐にわたり，ひと言で家族療法を定義することはなかなか困難である．極端な話，家族と出会わなくてもよいアプローチもあるほどである．

　筆者は，「家族療法とは，個人や家族の抱えるさまざまな心理的・行動的な困難や問題を，家族という文脈の中で理解し，解決に向けた援助を行ってゆこうとする対人援助方法論の総称である」[1]といういささか抽象的な説明が網羅的であろうと考えて

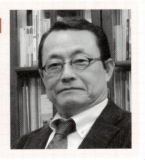

楢林理一郎（ならばやし・りいちろう）　　　　　　　　　　　略歴

1950年東京都生まれ．
1976年北海道大学医学部卒．1980年4月滋賀県大津市に湖南クリニック開設，現在理事長・所長．同年10月同僚と湖南病院を開設し非常勤医，現在地域支援部担当理事を兼務．
2001〜07年日本家族研究・家族療法学会会長．
最近の著書として，『家族療法テキストブック』（日本家族研究・家族療法学会編．金剛出版，2013）がある．

いる．多様な家族援助の理論や実践の考え方の全体を覆う"傘"のような幅広い上位概念が家族療法と考えると理解しやすいであろう[*1]．

とりわけシステム論に基づくシステム論的家族療法は，家族療法の中核をなしているが，その対象とするところが，そもそも個人の内面や属性ではなく，家族成員間の関係性であるため，たとえば個人の属性（病理）を特定する「診断」という行為とはほど遠い．むしろ，家族療法は関係性を扱うため，家族を超えてさまざまな場面における人間関係のネットワーク全般に応用可能である[3]．

すなわち，特定の疾患，たとえば双極性障害に特有の家族療法の方法があるというわけではなく，むしろ疾患あるいは問題は何であれ，それをめぐる人々の集まるネットワークであれば家族療法は応用可能といえるのである．

しかし，他の精神疾患と同様に家族がストレス因となって双極性障害の再発や再入院率を高めることも知られている．たとえば感情表出（expressed emotion：EE）研究において，一般に高EEの家族環境は精神疾患の再発率を高めるが，双極性障害においても例外ではなく，家族環境は気分障害の予後に大きな影響を与える要因となることが指摘されている[4]．

系統的なレビューやメタアナリシスによれば，システム論的なアプローチや家族心理教育的アプローチが，気分安定薬の投与を含む複合的な治療モデルのなかに組み合わされている場合，再発や再入院率を低下させることに効果があることが示されている[4,5]．

すなわち，疾患についての知識を得て，服薬アドヒアランスの向上や疾患によってもたらされるストレスへの対処法，対人関係や問題解決の技術を高め，ストレスマネジメント力を高めることにより，生活の質を高めることが再発，再入院予防に効果があることが明らかとなっている．

以上を受けて，「日本うつ病学会治療ガイドライン Ⅰ.双極性障害2012」[6]においても，推奨される心理社会的治療の一つに家族療法をあげている．

3 家族療法の視点

家族療法では，出来事の起きる原因を探索し突き止めてゆこうとする，いわば近代医学の基礎をなす要素還元主義的な見方とは反対に，出来事が成り立っている文脈に着目し，それを全体的な関係性の視点から理解しようとする円環的な認識論を背景にしていることが特徴的である．一般にシステム論的家族療法と呼ばれるこの視点は，問題となっている個人の心理的内面や属性（たとえば性格や病理）に注目するのではなく，家族成員間の関係性を扱う．いわば，なぜ病気になったかということよりもどのように病気であることが問題となっているのかという，疾病性よりも事例性に焦点を当てるのである．そのため，薬物療法が目指すような疾病の寛解そのものより，疾

[*1]：家族療法全体を理解するためには，文献2）が推奨される．

病に関連する問題の解決に焦点を当て，ひいてはそのことが患者を取り巻くストレスを低下させ，症状の改善や再発予防に寄与することを目指す．つまり，どのような病気であるかということよりも，問題を維持している背景の文脈，たとえば家族成員間の関係性やコミュニケーションのパターンなどに注目し，そこに影響を与えることで，問題の解決を援助しようとするやり方である．さらに言えば，そこで観察の対象となるのは，対象家族のみならず，観察者たる治療者も含まれる治療システム自体なのである[3,7]．

したがって，疾病が統合失調症か躁うつ病かという疾病別治療論の議論に向かうよりも，それぞれの疾患のもたらす問題の解決に家族療法が役に立つのであり，特定の疾病に特徴的な家族療法の方法論があるというわけではない．

よって本項で述べる双極性障害と家族療法というテーマも，その方法論は双極性障害に特有のものではなく，他の問題にも共通して用いられるものであることを付記しておきたい．

4 家族療法的な支援の実際：家族療法の深度論の応用

ところで，一般精神科外来における臨床では，1例ごとにかけることのできる時間は限られている．本来であれば1セッション90分をかける家族療法を，5〜10分診療に追われている一般外来診療のなかで行うことは，時間的にも経済的にもほぼ不可能に近いのである．通常の保険診療のなかでできる家族療法は，そのエッセンスを生かしたものとならざるをえず，限られた時間の範囲内で可能な深さの家族療法的なアプローチを生かすという形にならざるをえない．

そのような事情を，筆者はかつて「家族療法の深度」[8]という表現を用いて説明したことがあるので，再掲する（表1）．

すなわち，1）のレベルは，テーマとなっている症状の改善や問題の解決はすぐには望めなくとも，そのことによって疲弊し，意欲の低下している家族を支え，治療への意欲を再び持ち直してもらえるような働きかけを行うことを指している．たとえば，家族の努力をねぎらったり，励ましたりすることなど，特に家族療法などといわなくてもよい，家族のサポートといってよいレベルのものを指す．ここで大切なことは，家族も臨床の対象として治療者の視野に入っているということである．

2）のレベルでは，患者の家庭内暴力や強迫行為，行動化などの問題に巻き込まれ，困難を抱えている家族に対し，問題それ自体の解決はすぐには困難であっても，問題をめぐって家族のなかで起きている反応，たとえば交流パターンの変化に多少なりとも影響を与えることで家族内の緊張を和らげ，余裕を回復することを目指す．もとの

表1　家族療法の深度〜3段階のレベル〜

1) 家族への支持のレベル
2) 精神疾患に付随する問題の解決レベル
3) 精神症状を「問題」とする会話の枠組みの変化のレベル

疾患あるいは問題から派生する二次的な問題を緩和することを目指した働きかけを行うというレベルを指す．

3）のレベルは，問題や症状が維持されている交流パターンそのものへ働きかけるレベルを指す．すなわち，家族や家族外の成員も含めた交流パターンへの働きかけを行うことによって，症状や問題そのものの解決あるいは解消を目指す．それは，単に行動面における働きかけにとどまらず，会話における意味づけへの働きかけを行うことも含む．たとえば，ある出来事が「問題」と意味づけられている「枠組み」「文脈」へ働きかけ，意味づけを変えてゆくことを通して「問題」それ自体を解消してゆこうとする働きかけということもできる[7]．

5 症例提示

一般外来診療における家族療法の応用の場面を，症例を紹介することで理解を助けたい．上記でいえば，3）のレベルに該当するであろう．なお，提示する症例は実際の複数の症例をもとに，趣旨を損ねない程度に創作した症例であることをお断りしておきたい．

症例：A子，35歳，双極性障害

現病歴 20歳代中頃にうつ状態で発症し，その後躁状態も出現．入院歴はないが，精神科クリニックへの通院を続けていた．安定期には美容師として働き，客の評判もよかった．20歳代後半で高校教師の男性と恋愛結婚．子どもはいない．

結婚後数年して，A子の病気に対する夫の無理解を契機にしばしば夫婦喧嘩を繰り返し，A子の情動不安定，不眠，焦燥感が強まり，実家へ帰ってしまうことが何度かあり，夫婦間葛藤が次第に強まっていた．30歳代前半に夫の転勤を契機に筆者のクリニックに転院してきたが，その後も夫婦喧嘩が繰り返され，A子はうつ状態を繰り返し，アルコールに依存するようになっていた．そんなある日，夫に胸ぐらをつかまれたと訴え，実家へ帰ってしまったA子は，夫からの連絡を一切拒否し，離婚を考えるまでになった．

夫婦面接 通院は規則的に続けていたA子は，自分の病気を理解しようとせず，自分勝手で無配慮な夫への失望感を繰り返し訴えていたが，話を聞くうち筆者には，夫は自分勝手で無配慮なのではなく，A子の気持ちを理解することが不得手なのではないかと推測されるに至り，A子に夫婦面接を提案した．

夫も夫婦面接には乗り気で，土曜日の一般診療の終わりの夕方の時間帯に40分ほどの枠を設けて，第1回目の夫婦面接を行った．まず筆者から双極性障害という病気の説明や，日頃A子が夫に配慮してほしいと思っていることをA子自身からも直接説明してもらうなどの場面を経て，夫の話を聞いた．すると夫は，自分がこれまでいかにA子を心配し，気持ちを汲もうとさまざまに気を遣ってきたつもりだが，ことごとくA子に反発され，受け入れられず，A子が実家に帰ってしまったため，半ば

途方に暮れていることが話された．

　そこで，筆者から二人に対し，夫はよかれと思ってやっていることが，A子の気持ちの誤解に基づいているので結果的にズレが起きていること，夫は決して暴力を振るおうとしたのではないことを説明し，「夫婦喧嘩」を「誤解に基づく行動のズレ」に意味の枠組みを変更した[*2]．しかし，A子がつらい思いをしていることも事実で，夫はA子が嫌な思いをしていることに気づくのがへたなので，A子はされたら嫌なことを夫に理解してもらう努力も解決につながるのではと伝え，夫婦双方にポジティブに配慮を行った．

　2週間後の夫婦面接では，夫は自分の行動がDVと取られていたことへの憤りを訴えながらも，自分の行為がA子に恐怖感を与えていたことを知りびっくりしたこと，そのことをA子に謝ったことなどが報告され，夫はA子に早く戻ってきてほしいと訴えた．A子は，こんなディスコミュニケーションが年余にわたって続いていたこと，一方で夫には含みをもたせた曖昧な言い方は伝わらないことに気づき，これまでA子の気持ちがまったく伝わっていなかったことを知り，とても失望感を感じたと訴えた．筆者からは，今までわかり合っていなかったことが今わかったことは大変よいことであることと再度ポジティブにリフレーミングを行った．

　その後，夫はA子の実家へ行き，A子やA子の家族とも話し合いができ，2週間後には，二人の会話は増え，A子は夫の待つ家に"外泊"したことが報告された．夫もA子に対する配慮が過剰となりすぎ，逆に決めつけが多くなりA子の話を十分に聞けてなかったことを反省し，A子への態度もより優しいものになった．

　その後いくらかの経緯はあったものの，約3か月の間に4回の夫婦面接を行い，二人は元の鞘に収まった．1年ほどしてA子は受診時に，「私はこの人と結婚してよかったんだと思えてきた」と報告した．

　以上のように，家族療法的な技法を用いて夫婦面接を行い，長年の夫婦間葛藤が解決され，精神症状も安定に至ったものである．

6 おわりに

　双極性障害の治療における家族療法的視点からのアプローチについて述べた．上述したように，本項で述べたアプローチは，特に双極性障害に特有のものではなく，さまざまな家族内葛藤において応用可能なものである．時間や料金，間隔など構造化された家族療法を行うことは，多忙な日常の外来診療のなかでは困難であるが，多少の時間を割いて工夫すれば，その効果は十分にあるといえよう．

＊2：システム論的家族療法の基本的な技法の一つである．リフレーミング（再枠付け：reframing）を応用している．

文献

1) 楢林理一郎. 家族療法とは―序にかえて. 日本家族研究・家族療法学会(編). 家族療法テキストブック. 金剛出版;2013.
2) 日本家族研究・家族療法学会(編). 家族療法テキストブック. 金剛出版;2013.
3) 楢林理一郎. 家族療法―最近の進歩. 最新精神医学 1997;2(6):517-525.
4) Muralidharan A, Miklowitz DJ, Craighead WE. Psychosocial treatment for bipolar disorder. In: Nathan PE, Gorman JM (eds). A Guide to Treatments That Work, 4th edition. Oxford Univ. Press;2015.
5) Carr A. Family Therapy: Concepts, process, and practice, 3rd edition. Wiley-Blackwell;2012.
6) 日本うつ病学会(編). 日本うつ病学会治療ガイドライン Ⅰ.双極性障害 2012. 2012.
7) 楢林理一郎. 家族療法の基礎概念. 思春期学 2015;33(3):296-302.
8) 楢林理一郎. 診察室に家族が来るということ～家族面接のすすめ～. 精神療法 2011;37(6):10-14.

C 診療の実際

7 気分障害への漢方の効かせ方

岡 留美子
岡クリニック

1 漢方をどう使うか

　気分障害の外来治療では，軽症のうつ病など精神療法だけで対応できるケースがある．大多数のケースでは薬物療法が必要となるが，精神科薬物は使わなくてすむ場合は漢方だけで対応する．精神科薬物が必要な場合には漢方薬と補完させながら活用していく．

2 精神科治療での漢方活用の意義

　精神科治療において漢方を使う意義は，次の6点にまとめられるが，これらは分かちがたくつながっている．

● 漢方薬自体の効果

　気分障害の患者は，精神症状に身体症状も伴う．うつ病の患者は抑うつ気分，意欲低下だけでなく，不眠，食欲低下，便秘，動悸，胸部苦悶感などを訴えることが多い．抗うつ薬だけでは，その効果発現には時間がかかるため，身体症状が持続する．
　このような症状に，たとえば，理気剤の半夏厚朴湯や香蘇散，補気剤の四君子湯や六君子湯を処方すると，心身の症状がともに軽減する．気の不足や滞りを是正することで，心身のバランスを取り戻し，症状の回復を促進するのである．

岡　留美子（おか・るみこ）　　　　　　　　　　　　略歴

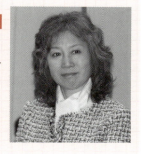

1954年千葉県生まれ．
1979年東京大学文学部卒．1987年大阪大学医学部卒．浅香山病院精神科勤務を経て，1997年岡クリニックを開業．

服薬抵抗の軽減

　精神科薬物服用に強い不安を抱きながら精神科を受診する患者がいる．そのような患者が主治医の説得で患者が渋々服用をしたとしても，得られる効果は患者が積極的に服用する場合よりも低い．

　服薬抵抗がある場合，まず不眠，食欲低下，血圧上昇などの身体症状に着目し，漢方の服用を勧めてみる．精神科薬物への不安はあっても，漢方薬服用には抵抗が少ない患者が多い．服用の結果，不眠や食欲不振が改善する，血圧が安定するなどの効果が得られると，患者は精神症状の改善も望む．苦痛が少しでも軽減すると，患者はさらなる改善を期待し，望むからである．

　そこで，精神科薬物の併用を提案する．精神科薬物と漢方は互いに効果を補完しうるものであることを説明する．作用効果だけでなく副作用や服薬の期間のめどなどを丁寧に説明する．納得して精神科薬物を服用した場合，期待した効果が得られやすくなる．このようにして，精神科薬物服用への抵抗を軽減することができる．

精神科薬物の減量あるいは終了

　不眠や不安感にベンゾジアゼピン系統の睡眠薬や抗不安薬が活用されることが多いが，これらは常用量依存の問題があるため，短期間の使用にとどめることが望ましい．不眠や不安感に効く漢方薬を活用することで，ベンゾジアゼピン系統の使用量を減量し，終了することができる．

　漢方薬での気分調整も期待できる．抑うつ気分を改善する柴胡加竜骨牡蛎湯，半夏厚朴湯，四逆散などがあり，興奮を鎮める抑肝散，抑肝散加陳皮半夏，黄連解毒湯，甘麦大棗湯などがある．これらを活用することで，抗うつ薬や気分安定薬の使用量を減量できる．

精神科薬物の副作用軽減

　抗うつ薬の副作用には，嘔気・便秘ないし下痢・口渇などがあげられる．抗精神病薬はこれらの副作用に加え錐体外路症状も出やすい．副作用軽減に有効な漢方を活用することで精神科薬物のアドヒアランスを保つことができる．たとえば嘔気や食欲低下などの消化器症状には四君子湯，六君子湯，半夏厚朴湯，茯苓飲合半夏厚朴湯など，下痢には半夏瀉心湯，啓脾湯など，便秘には大建中湯，麻子仁丸，大黄甘草湯，潤腸湯など，口渇には半夏厚朴湯，麦門冬湯など，錐体外路症状のアカシジアや振戦には抑肝散，抑肝散加陳皮半夏などが有効である．

良好な治療関係の形成

　漢方薬を処方するときには，その処方がどういう体質に効くのか，どういう病態のときに効くのか，飲み心地はどうであるのか，服用期間はどれくらいかを患者に丁寧に説明することになる．

漢方を処方し，その飲み心地について医師と患者の間のやり取りを続けていくと，精神科薬物の飲み心地に関しても同様のやり取りがしやすくなる．

　熊木[1]は「精神科薬物の官能的評価」を提唱している．官能的評価とは「患者側からみた薬物の飲み心地」に加え，医師の側からみた薬物の薬効プロフィルにも注目した概念である．

　患者が主治医と薬物の効果について自由に語ることができる関係性は，治療のうえで非常に重要である．漢方を活用すると，漢方だけでなく精神科薬物に関しても自由に語れる関係性が築かれていきやすい．薬物の作用だけでなく，副作用についてもきちんと説明する医師は患者の信頼を得やすいであろう．

● 全人的医療

　漢方は心身一如の医学体系であり，精神科疾患と身体疾患を分けない．症状に合わせて薬物を積み増ししていくという処方はしない．患者の証を見極め，それに適合した漢方薬を選択することになる．漢方の処方は基本的には2剤までである．漢方薬1剤で各科にまたがる症状の改善が得られることもある．

　高齢になると心身ともに疾病が増えるが，病態に合う漢方薬を選択することで，多剤併用・大量服薬を避けることも可能となる．

3 漢方薬使用の実際

● ケースA：適応障害で希死念慮を訴える男子高校生

　高校2年生．2学期終了間近に，「自分を知っている人がいない遠方の高校に転校したい．転校できなければ死ぬ」と両親に訴えた．精神科を受診したが改善せず，家族の希望で転院となった．

　「中高一貫校に入学したが，中3のとき，思ったように成績が伸びない自分に嫌気が差し，リセットのため，周囲の反対を押し切って，あえて別の高校を受験した．中学時代の自分を知っている人がいない環境で，自分を追い込むことで頑張ってこれた．でも2年生になり，学業もスポーツも伸び悩んでいる．そこでまたリセットしたい．遠方の高校に転校したい．それができないなら死ぬしかない」と彼は語った．

　右肩下がりの自分を人に見られるのは耐えられない．それなら人生をリセットするか，死か．極端な考え方だが，彼は真剣だった．

　彼の考え方・価値観には反論はせずに，彼の話の不明確なところ，理解しづらい点を質問するという形で対話を進めた．一生懸命考えてきちんと答えようとする姿勢がうかがわれた．希死念慮にふれて，「先生はなぜ自殺はいけないとお考えですか？」と尋ねてきた．彼の質問は，主治医が「自殺はいけないこと」と考えているとの前提でなされていた．主治医がそう言ったかを尋ねると，彼は，はっとした表情で「いえ，言いませんでした」と答えた．そこから，自殺の是非の話ではなく，人の話をどう聞

くかというテーマについて話し合うことになった．

彼のいう「死にたい」は，積極的な希死念慮ではないが，対応を過てば行動に移す危険性がある．思春期の患者への薬物使用は慎重でなければならない．抗うつ薬の使用は自殺衝動を亢進させる危険性がある．そこで薬物療法を彼が望むなら漢方薬を活用することにした．

不眠と動悸に対して，前医からブロマゼパム2mgの頓服処方が出ているが，効果が実感できずほとんど服用していないという．薬物療法を希望したので，柴胡加竜骨牡蛎湯を紹介した．精神的ストレスを緩和し，不眠や動悸だけでなく，死にたい気持ちが消える薬であると説明し，5gを処方した．

2週間後，希死念慮は消失し，その後はこれからどう生きたいかについて話し合った．彼のほうから「転校についてどう思われますか？」と尋ねてきたときに，主治医は考えを述べた．「私は賛成しません．なぜなら，あなたはいつも格好よく生きたい人でしょう？　高校に進学するとき，あなたは人生をリセットして一発逆転を狙ったけど，うまくいかなかった．うまくいかないときは止める勇気が大切だと思います．うまくいかない方法を繰り返すのではなく，うまくいく方法を考える．逃げ出さずにその場で粘り強く努力して自力で危機を潜り抜ける．そのほうが格好よいと思いませんか？」．彼の「格好よく生きたい」という気持ちは尊重しながら，人よりいつも秀でた状態でいる姿だけでなく，危機を切り抜ける努力の姿勢も「格好のよい生き方」であると規定し，彼の価値観が広がるように示唆した．

彼は転校しない道を選び，登校を再開した．漢方服薬も終了し，治療は終結した．漢方を活用したことで，精神科薬物の使用が回避された．

● ケース B：うつ病の高齢女性の薬物整理

70歳代から不眠と食欲低下が出現し，内科でうつ病と診断された．心療内科に紹介され，抗うつ薬のスルピリド100mg，ミルナシプラン50mg，抗不安薬のクロキサゾラム2mg，エチゾラム2mg，睡眠薬のフルニトラゼパム2mg，ロルメタゼパム2mgを処方された．不眠は改善したが，日中に眠気が残り，強い全身倦怠感が出現し，意欲低下が悪化した．

発病4年めで転院．ベンゾジアゼピンの過剰使用がうつ病の回復を阻止していると判断し，薬物調整を行った．抗うつ薬は1剤にし，抗不安薬と睡眠薬は終了するが，終了をスムーズに行うために漢方に置換することを説明した．

抗うつ薬はパロキセチン単剤に切り替えた．漸増し，最大量の40mgまで使い効果が出たところで漸減し，終了した．半夏厚朴湯を併用したが，パロキセチンの量が多いときは副作用の嘔気改善の目的で，嘔気消失後はパロキセチン減量目的で活用した．抗不安薬は長時間作用型のロフラゼプ酸単剤に変更した後，柴胡加竜骨牡蛎湯に置き換え終了した．睡眠薬は長時間作用型のクアゼパムに置換し，酸棗仁湯を併用した後に終了した．

転院後半年でうつ病は寛解した．Bさんは元来知的好奇心が旺盛で，人との交流も

活発であった．診察は，Bさんが得た新たな知識の披露の場であり，楽しい体験の報告の場となっていった．月に1度の通院が80歳代になってからは2か月に1度となり，80歳代後半で終結となった．

● ケースC：双極性感情障害の混合状態

50歳代のメーカー管理職の男性．うつ病の診断で転院してきた．病歴を洗い直すと，明らかな軽躁状態のエピソードがあった．転院後混合状態を呈したことから診断名を双極性感情障害と確定し，告知を行った．薬物を抗うつ薬のパロキセチンから気分安定薬バルプロ酸に置換し，睡眠・気分変動・出来事のセルフモニター表をつけるように助言した．

双極性感情障害では気分のコントロールができるようになることが治療の要であること，そのためには余力を残して動くことが必要であり，セルフモニター表はそれを実現するための有力なツールとなることを説明した．Cさんはそれをよく理解し，セルフモニター表を技術者らしく独自のパラメーターを導入し入念なものに仕上げた．

管理職として，上からの締めつけ，下からの突き上げで板挟み状態となり混合状態を呈したときに四逆散7.5 gを処方した．「ストレスがかかると手足が冷たくなり，お腹が痛くなります．肋骨の縁に違和感が出て，お臍の両脇の筋肉が縦に突っ張ります．ちょうど『竹』の字状の違和感が出るんですが，そんなときにこの漢方がよく効きます」と『腹症図解漢方常用処方解説』[2]にのっとって説明した．その通りの症状が出ていたCさんは納得して四逆散を服用し，無事混合状態を切り抜けた．

早期退職後寛解し，気分安定薬のバルプロ酸を終了できた．四逆散は2.5 gを頓用とし，今もセルフモニター表を活用し気分のコントロールを行っている．

4 漢方薬の効かせ方

漢方薬を効かすには，次の2点が重要である．

第一点は，その薬がどう効くかを知ることである．まさに「官能的評価」の蓄積と共有が漢方でも必要である．

第二点は，患者が期待をもって服薬し，レジリエンスを引き出せるように工夫することである．その薬はどういう薬であって，どういう病態や症状に効くのか，服用期間の見通し，飲み心地がどう変化するかなどを十分説明し，患者が納得し期待をもって服用すれば最大の効果が発揮される．

漢方の効かせ方は，精神科薬物の効かせ方と実は重なっている．

文献

1) 熊木徹夫．官能的評価とは何か．神田橋條治，兼本浩祐，熊木徹夫（編）．精神科薬物治療を語ろう．日本評論社；2007．pp12-16．
2) 高山宏世．腹症図解漢方常用処方解説　新訂21版．日本漢方振興会漢方三考塾；1996．p40．

C 診療の実際

8 うつ病体験とピア・カウンセリング

赤穂依鈴子
メンタル ＆ ライフ エッセンスクラブ

1 仕事

　私の仕事は，うつ病を主とするメンタルヘルスやライフワークの啓蒙を講演や作家活動を通して行うことです．そして，ピア・カウンセラーです．2005年からこの仕事に携わっています．私がこの仕事に携わることとなったきっかけは，2001年にうつ病を発症して，治療をした体験です[*]．

2 うつ病の発症

　うつ病が寛解し完治した今でも，うつ病はいつから発症して，いつ寛解したのかは，いまだにわかりません．病気と気分や性格の境界線が不明なのです．
　2001年の初夏に，配偶者がうつ病を発症し，私はその2か月後に発症しました．当時，関西に住んでおり，阪神淡路大震災後ということもあり，心療内科に通院することに抵抗はありませんでした．むしろ，早く治したいという想いで，初めは積極的に通院し治療に取り組みました．

3 うつ病の知識

　配偶者と私二人の，うつ病の知識はほとんどなく，待合室の小冊子や，診察時に主

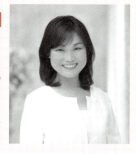

赤穂依鈴子（あこう・えりこ）　略歴

1968年富山県生まれ．
2001年7月うつ病と診断を受け，9年間治療を行い，現在は完治している．貴重なうつ病体験を，うつ病の予防と回復，そして幸せな人生の普及啓発に活かしたいとの思いから，2005年NPO法人エッセンスクラブを設立し，理事長に就任．2010年メンタル ＆ ライフ エッセンスクラブを起業し，現在に至る．
主な著書に，『バニラエッセンス―うつ病からの贈りもの』（2009），『うつ病快復のエッセンス―うつ病から幸せな人生を見つける方法』（2011）が，共著書に『DVDで学ぶみんなのうつ病講座』（2009）〈以上，星和書店〉がある．

治医に質問をして知識を高めました．

うつ病の知識がないというより，偏見がありました．うつ病と統合失調症やパーソナリティ障害などの精神疾患との区別もつきませんでした．うつ病は，病気ではなく性格の問題である．性格に効く薬などあるはずがない．抗うつ薬や睡眠薬を一度服用すると，一生飲み続けなくてはいけない．

このように偏見をもっている二人が，治療しても回復しないことに苛立ち，お互いがお互いの体調を悪化させているような状況でした．処方通り服用を継続しても，風邪のように日ごとに回復することはありませんでした．

うつ病の小冊子に書かれている「勝手に服薬を中止しないでください」を守れず，勝手に服薬を中止することを何度も繰り返しました．複数回の服薬を中止してわかったことは，中止以前よりも症状が悪化してしまい，服薬を再開せざるをえないことでした．症状が悪化したことで，うつ病は性格の問題ではなく，病気であることを理解しました．

4 うつ病は病気

医学の世界では，うつ病は病気だということは，当たり前かもしれません．しかし，一般の人，患者本人や周囲の人のなかにも，いまだ性格だと思っている人がいることでしょう．

うつ病にかかり，治療したからこそ理解できたことがたくさんあります．ですから，この経験を活かして，うつ病は回復しにくいのではなく「回復させられるうつ病」「うつ病の予防」など，メンタルヘルスの啓蒙活動を行いたいと願い，現在に至っています．

5 エピソード

うつ病は性格の問題ではなく病気だと理解できた，私のエピソードをご紹介します．

うつ病を発症して2年後，患者二人の生活は，お互いを回復させることはなく，悪化させると思い，うつ病の治療中ではありましたが離婚と引っ越しをしました．離婚を決意できた日から，私の体調は急速に回復に向かいました．うつ病の原因が結婚生活だと誤解してしまうほど，体調は良好になりました．

当時小学4年生の娘と始める新生活に希望を抱き，仕事に励みました．体調が良好だったので，服薬を中止したのですが，断薬をして3か月目くらいから，気持ちも身体も重く感じられるようになり，服薬を再開しようか迷っていたときのことです．いつものように朝目が覚めて，娘に「おはよう」と声をかけようとしたところ，発声することができませんでした．会社へは，声が出せず電話ができないので，FAXで欠

＊：発症の詳細につきましては，赤穂依鈴子『バニラエッセンス―うつ病からの贈りもの』（星和書店，2009）をご参照ください．

勤の連絡を入れました．

　娘との生活，仕事を頑張りたいのに，気持ちとは裏腹に，私のうつ病は治っていかない．なぜなのだろう．うつ病を治したいのに，再発してしまう．このことを経てイメージできたのが，うつ病は脳の病気であるということでした．

　風邪をこじらせると，肺炎や肝炎など内臓に炎症を起こしてしまう．うつ病は，心の風邪をこじらせて脳に炎症を起こしているのだと思えたことでした．肺炎や肝炎は気合や頑張りでは治すことはできない．抗生剤を服用または投与する．うつ病は脳の一部に炎症が起こり，発声の機能に障害をきたしているのだから，性格や気合ではなく，抗うつ薬を用いて治そうと，心から思えたのです．

　うつ病の診断から2年3か月を経て，発声できない経験から，うつ病は脳の一部に炎症を起こしているような病気であり，服薬により回復させることができると理解したのです．

　このことをきっかけに，本気でうつ病を治したいと思い，通院と服薬を継続してきたのです．

6　主治医と病院選び

　多くの方に「よい先生（精神科）は，どなたですか？」というご質問をされます．うつ病が完治したからこそ「よい先生はいません．あなたに合う先生と出会ってください．心地のよいクリニックを選んでください」と，はっきり回答できます．

　治療も通院も長期間です．ストレスを感じる主治医の下での治療は，うつ病を悪化させる原因となります．主治医との相性がとても大切です．私に合うからといって，すべての患者さんに合うわけではありません．嗜好や好みは人それぞれ違うように，主治医との相性は人それぞれ違うのです．

　私の主治医に求めるものは，①やさしい笑顔，②やわらかな口調，③清潔感，④人生を応援してくれるなどです．クリニックに求めるものは，①清潔感，②雰囲気，③立地条件，④待ち時間などです．

　NO GOODだった主治医を紹介します．

　1人目の医師は，家族から患者に転身した私に，配偶者を庇うような発言ばかりして，通院後は体調を崩して寝込んでしまいました．2人目の医師は，言葉が発声できないときに，私のアゴをつかみ「しゃべれるだろ！しゃべってみ～！」と言った医師です．

　それから実際に診察をしてもらっていませんが，ある仕事でご一緒した医師の発言です．「こっちも忙しいし，病院を運営しなくてはいけないから，いつも同じようなくだらない話は聞いていられない」と，他の医師に愚痴った医師がいました．私が患者と知らなかったのだと思います．

　病院は地元で有名でも，実際に足を運び建物を見て，薄暗く古くて通いたくないと思った病院には，通っていません．

ドクターショッピングではありません．住まいや旅行先を決めるように，慎重に居心地がよい，通いたい病院を選び治療をすることが，治療の第一歩です．主治医の先生とは，お会いして，数分の問診が苦痛でないこと．信頼できる主治医と患者とで，症状に合う薬を探し出す共同作業が，うつ病の治療だと思います．別の言い方をするなら，患者には主治医を選ぶことができる，選択の自由があるということです．

7 カウンセラーとして

私がカウンセラーを目指そうと思ったきっかけは，ある少年の自死でした．近所に住む少年と，投身直前のエレベーターに居合わせました．少年の死の翌日，近所の方が少年の死について「迷惑だ」と言い放ったことでした．その数か月後同じ場所で，少年のお母様も自死してしまいました．誰か，お母様の心の内を聞き取ってあげる人はいなかったのかと無念さが込み上げました．

その後，カウンセラーを目指してみようと思いましたが，費用と時間と学歴が必要だとわかり諦めました．その数週間後，私はうつ病と診断を受け，自殺未遂を図る状態になったのです．

うつ病の治療を続けるなか，うつ病の人を支えたい，自死する人をなくしたい，助けられる命を救いたいと思うようになったのです．配偶者のうつ病になった直接の原因も，実父の自死でした．自死は周囲の人生をも大きく変えてしまうのです．

8 主治医は人生の応援団

私が今の職業に携われることができたのは，主治医からの，あたたかな心と応援の言葉があったからです．

私が，うつ病の治療で出会った医師は，引っ越しをしたこともあり8人です．私に合った，心あたたかな医師は8人のうち4人です．4人の共通の言葉は「経験に勝るものはありませんよ．赤穂さんが活躍すれば，医師は要らなくなるかもしれませんよ．でも，まずは赤穂さんの体調を治しましょう」．

この言葉を支えに，治療を継続することができました．自殺未遂を起こす直前にも「応援してくれている先生に迷惑をかけてしまうから，絶対ダメ」という自分がいました．しかし，自死を誘発する自分に支配され，自殺行為に至り，途中記憶がなくなったことが数回ありました．

家族はサポートしてくれましたが，病気の理解が低く，喧嘩になり症状が悪化してしまうこともありました．

人生を応援してくれる，心があたたかく広い医師がいてくれたからこそ，私の命は今もこの世に存在しています．そして，今の仕事と人生があるといっても過言ではありません．

私にとっての主治医は，病気と心情を理解してくれる人生の応援団です．

9 ピア・カウンセラー

　費用と時間と学歴からカウンセラーの職業を一度は諦めた私に，朗報が飛び込んできました．カウンセラーになるためには，日本では国家資格が要らないことでした．看板は誰でも揚げられることと，「NPO法人設立」というキーワードでした．同じうつ病の人を支えたいという願いが，私に朗報を届けてくれました．そして，うつ病発症から4年後の2005年にNPO法人エッセンスクラブを設立し，ピア・サポート活動を始めました．

　当時は，インターネットでもヒットしなかったキーワード「ピア・カウンセリング」でしたが，NPO法人エッセンスクラブの主たる事業として，私の職業として行いました．法人格にしたことで信頼が得られ，「ピア・カウンセリング」は口コミで広がり，予約はいっぱいになりました．

　うつ病を経験したからこそ，クライアントと共感できることがたくさんあります．共感できることは，私にとっても嬉しいことでした．共感と嬉しさ，そして，クライアントからの「ありがとうございました」という御礼の言葉が私のうつ病を回復させてくれました．

　ピア・カウンセリングは，クライアントにも，カウンセラーにもうつ病の回復に効果があります．特にピア・カウンセラーには，効果が絶大です．

10 うつ病の新回復法

　医療とピア・カウンセリング以外で，うつ病の回復に効果的だった療法を2つご紹介します．服薬と合わせて行っていただくと効果大です．

　1つ目は，回復のトライアングル（図1）．愛＝その人を思い浮かべると優しい気持ちになれる．経済＝社会とかかわること＝仕事＝心と経済を豊かにする．夢＝人生設計で楽しくなる．回復のトライアングルは，愛・経済・夢を意識することです．

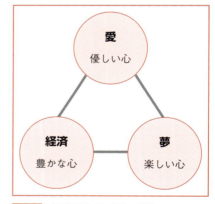

図1　回復のトライアングル

　2つ目は，食事療法です．胃7分目，グルテンフリー，上白糖フリーにすることです．

　私のうつ病の回復体験が，今後の精神医療の進化とうつ病の予防回復に貢献できますことを心から願っております．

C 診療の実際

9 精神科外来におけるうつ病の運動療法

楳澤　旬[*1], 内田　直[*1,2], 阿部哲夫[*1]

[*1] あべクリニック
[*2] 早稲田大学スポーツ科学学術院

1 はじめに

　厚生労働省は2011年より，がん，脳卒中，急性心筋梗塞，糖尿病の4大疾患に新たに精神疾患を加え，5大疾患として国民に広くかかわる重点的な対策を行うことを決定した．そこには認知症への対策なども含まれるが，うつ病に対するものも少なくない．厚生労働省の2013年の労働安全衛生調査によると，メンタルヘルスの不調，

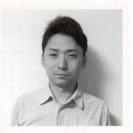

楳澤　旬（うめざわ・じゅん） 略歴

1980年東京都生まれ．
2003年法政大学社会学部卒．2005年法政大学大学院人間社会研究科臨床心理学専攻修士課程修了．その後，臨床心理士として医療法人社団讃友会あべクリニックに勤務．

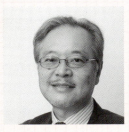

内田　直（うちだ・すなお） 略歴

1956年東京都生まれ．
滋賀医科大学卒．東京医科歯科大学精神神経科にて研修．浅井病院，東京医科歯科大学附属病院を経て，カリフォルニア大学医学部精神医学睡眠研究室に留学．帰国後，東京都精神医学総合研究所睡眠障害研究部門長を経て，現在，早稲田大学スポーツ科学学術院教授．
専門は，臨床精神医学，睡眠医学，スポーツ精神医学など．日本精神神経学会専門医，日本睡眠学会睡眠医療認定医，日本体育協会スポーツドクター，日本スポーツ精神医学会理事長．趣味はジャズ（サックス演奏）とジョギング，サッカー．

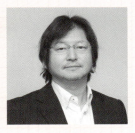

阿部哲夫（あべ・てつお） 略歴

1957年東京都府中市生まれ．
1984年東京医科歯科大学医学部卒業後，同大学神経精神医学教室入局．1985年静和会浅井病院精神科に勤務．1992年同病院社会復帰部長として　精神科リハビリテーションを担当．1997年医療法人社団讃友会あべクリニックを日暮里に開業．2000年同クリニックにデイケアを開設．2008年同クリニックにリワークデイケアを開設．
専門はうつ病，パニック障害の精神療法と薬物療法，統合失調症のリハビリテーション，老人性認知症の診断と治療など．

特にうつ病による休職者は年々増加しており，精神科外来においてうつ病治療の重要性は増している．さらに，2015年12月からは職場におけるストレスチェックの義務化が始まった．

さて，5大疾患のなかにも含まれる生活習慣病の予防や治療には，運動療法が有効であることはいうまでもなく，職域においても運動が奨励されている．一方で近年の研究では，うつ病に対しても適切な運動療法が治療的効果をもつことが報告されている．うつ病に対する運動療法は薬剤によらない治療法であり，身体的健康度の向上が期待でき，予防的効果もあるため，精神科医療に積極的に取り入れられるべきものであると考えられる．本項では，前半にうつ病の運動療法について近年行われた研究のまとめを，後半では筆者らの取り組みについて紹介をする．

2 うつ病の運動療法研究について

初期の研究報告

うつ病の運動療法についての研究報告は1975年のHaasら[1]からみられる．コントロール群との比較を行った実験的な研究で最も初期のものはおそらく，1984年のMcCannら[2]が高強度の有酸素運動の群とプラセボ群など3群間で抑うつ症状について比較を行ったもので，有酸素運動をした群が他の群に比べて有意に抑うつ症状が改善をしたとの結果であった．

Blumenthalら（1999）の報告

2000年までのうつ病における運動療法研究のなかで，比較的信頼できるものはBlumenthalら[3]のもので，うつ病患者を抗うつ薬（セルトラリン）投与群，運動群，投薬と運動の両方を行う群として，それぞれ約50人ずつの3群に分けて介入を行った．運動介入は，70〜85% Heart Rate Reserveの運動を週に3回30分間，16週間にわたって検者のもとで行わせるというしっかりと管理されたものである．この結果の一部を図1に示す．図は，ハミルトンうつ病尺度（Hamilton Rating Scale for Depression：HAM-D）17項目の変化を示しているが，運動単独でも，16週後では薬物投与群と同等の治療効果が認められたという．薬物と運動の両方を行った群は，平均値では最も効果が低く，組み合わせは必ずしも相乗的に働いていなかった．すなわち，運動療法の薬物療法に対するオーグメンテーション効果は，この研究からは証明されておらず，興味がもたれる点である．さらに興味深い点は，対象として重症（HAM-Dの高スコア）の患者群に対しても運動療法を行い，回復がみられている点である．

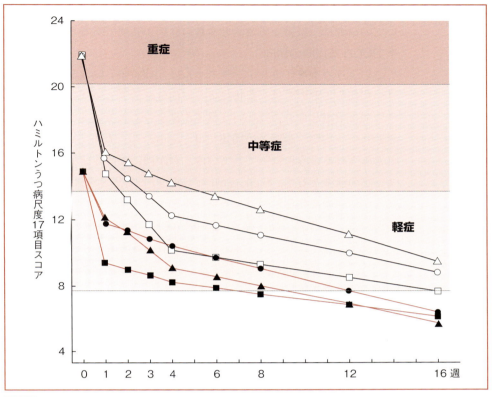

図1 うつ病における運動療法の効果

重症群と中等症群を分けてハミルトンうつ病尺度17項目の推移を示している。□と■が投薬群，○と●が運動群，△と▲が投薬と運動の両方を行った群である。

(Blumenthal JA, et al. Arch Intern Med 1999[3] より図改変)

2000年以降の研究

◆ Dunnら（2005）の報告

この後の論文として注目すべきものにDunnら[4]の研究がある。彼らは，中等症のうつ病患者を対象に，運動の強度，頻度をそれぞれ2段階に変化させた4つの群と対照群についての比較を行った。結果として，運動強度の高い群が抑うつ症状の改善が大きかったという。また，運動強度の低い群は，コントロール群と改善度は変わらなかった，また運動の頻度による差はなかった。このように，全般的には中等度以上の強度による運動療法がうつ病の治療法として効果があるという論文が多い。

◆ Blumenthalら（2007）の研究

しかし一方で，2007年にBlumenthalら[5]が被験者を，管理下の運動群，自宅運動群，投薬群，プラセボ群の4つに分けて行った研究があるが，HAM-Dが寛解状態まで改善した人数の割合は，管理下の運動群で45％，自宅運動群で40％，投薬群で47％，プラセボ群で31％であった。統計的には，プラセボと他の群との間の改善度に有意差はなかった。この研究が示すところは，運動群に著明な改善が認められる報告は多

いが，このように厳密に判定を行うと有意差がみられず，うつ病運動療法の効果についての研究は，厳密な方法論と多数の症例が必要であるということである．

◆ 2005年以降の傾向

このようなクリニカル・トライアルは，2005年以降は急速に増えている．これは，うつ病治療においては，薬物によって病気を治すということから，生活改善によってうつ病を治療していこうという機運が高まってきていることを意味しているようにも思われる．実際，睡眠との関連ではCombs[6]ら，食事との関連はJackaら[7]の論文などもみられるようになってきている．わが国における研究では，和歌山医科大学のグループの研究として，Nabkasornら[8]が，うつ病患者を対象にジョギングを行わせて，抑うつ症状の変化と尿中コルチゾールとエピネフリンレベルを調べたものがある．このセッションの終了後，抑うつ症状は改善し，24時間のコルチゾール，エピネフリンは減少した．これによって，うつ病患者のストレスによる生体反応も改善するとしている．他には，Kroghら[9]による，成長ホルモンやプロラクチン，およびコルチゾールの運動による反応が，健常者とうつ病患者で異なるとしている研究がある．この研究において明らかな結果としては，急性の運動処方によるコルチゾールの上昇がうつ病患者では低いことを示している．このような運動とホルモンの関連についての研究は，運動による抑うつ症状の改善効果をみるということと同時に，うつ病の病態の解明につながる研究でもあろう．

メタ分析の研究

前述のような個々のデータだけでなく，すでに出版された複数の研究を総合し，再度統計解析を行うメタ分析によるMeadら[10]やDanielssonら[11]の研究もある．前者では身体運動はうつ病改善に非常に大きな効果があることが示されている．

これまでの研究からどのような運動プログラムがより高いうつ病改善効果があるのかについて調べたRethorstら[12]の研究もある．この研究から得られた結果は，1回に30分程度の中程度の運動を週に3～4回以上行うこと，運動の種類は有酸素性・無酸素性ともに効果があるが，両方を行うコンビネーションが最も効果が高いとしている．

また，最近では運動療法からのドロップアウトを防ぐための方策についてStubbsら[13]によるメタ分析も行われ，十分なスーパービジョンを行うことがよいとしている．

エビデンスレベルの研究

新しいうつ病運動療法のエビデンスレベルを調べた論文[14]では，エビデンスレベルはLevel 1++であり，軽症から中等症のうつ病に対しては，推奨される治療法であるとしている（グレードA：強い科学的根拠があり，行うよう強く勧められる）．

これらを総合して考えると，うつ病患者に対して中強度の運動療法を行うことで症状が改善する可能性は高いと考えるが，さらにエビデンスを蓄える必要もあると思わ

れる．今後はさまざまな臨床の場において，積極的に運動療法を導入し，十分なスーパービジョンや運動処方を行えるように，臨床レベルでも経験を積んでいくことが必要であろうと思う．

3 当院における運動療法の取り組みについて

● 運動療法の目的

筆者らが勤務するクリニックでは外来診療に加えて，一般の精神科デイケアと復職支援を目的とした「リワークデイケア」を併設している．リワークデイケアでは認知行動療法や疾病理解などの再発予防を目的としたプログラムのほかに，体力回復・増進を目指すプログラムとして運動療法を2012年6月より実施している．休職者の多くは治療開始後，数か月間の休息で体力が低下していることがみられる．休息と薬物治療で精神症状が改善した後も，体力低下は復職への障害となることがある．これを改善していくことが運動療法の第一の目的である．適度な運動を継続的にすることで良質な睡眠をもたらしたり，食生活が改善したりすることで生活リズムの安定につながっていく．さらに，歩数や運動量のデータを収集して，分析することで，運動を一つの活動としてとらえて日常生活に組み込み，身体活動量全体を利用者自身で把握してコントロールしていくことを学習するという目的もある．

● プログラムの内容

運動療法プログラムの運動内容であるが，近隣のスポーツジムとタイアップして，ジム内のトレーニングルームを使用し有酸素運動や筋レジスタンス運動などを行っている．開始時と終了時にストレッチを10分程度，有酸素運動を30分程度，スポーツジムインストラクターによるグループ運動（たとえば，ステップ運動やストレッチポール，いす体操など），または筋レジスタンス運動を30分程度で構成されている．

◆オリエンテーションとデータのフィードバック

プログラム開始前には，運動療法の概要説明と運動処方や諸注意などのオリエンテーションを行う．運動療法の効果や運動処方について，取り組みにあたっての諸注意，集団でプログラムに参加するうえでのルール説明などを行う．また，心血管疾患などのリスクの判定を含めた心電図検査や生化学検査，身長や体重測定などを行い，最終的にそのデータをもとに運動療法に参加が可能かどうかを医師が総合的に判断をして開始となる．

開始後は，睡眠を含めた生活リズムや運動量に関するデータについてのフィードバックと身体計測・体力測定も定期的に実施している．

運動療法の主な運営者は，メンタルヘルス運動指導士の資格をもった臨床心理士と看護師である．また，運動指導，ストレッチや機材の使用方法の説明はスポーツジムのインストラクターが担当をしている．

◆具体的なプログラム内容

　プログラム参加の前には毎回必ず看護師による血圧，脈拍などの状態チェックを実施し，その後に有酸素運動を行うようにしている．高血圧や頻脈，徐脈などがみられた場合，参加については慎重に判断を行う．下肢部の怪我や歩行の問題などがない者についてはトレッドミル（ウォーキング・ランニングマシン）で有酸素運動を行うよう指示している．また肥満や下肢部の問題で転倒のおそれがある者については自転車エルゴメーターを使うよう促している．トレッドミルや自転車エルゴメーターにはハートレートモニター（脈拍を測定する機器）がついているものを採用しており，それによって運動処方（負荷）を参加者自身がモニタリングしながら調節できるように行っている（運動処方については下記参照のこと）．

　有酸素運動を実施したのち，グループでの運動を行っている．具体的には，復職後も職場のデスクや自宅でもできるような軽運動やストレッチ，筋弛緩運動などを主に実施している．たとえば，昇降台を使ったステップ運動，椅子やストレッチポールを利用したストレッチなどである．その他，ソフトエアロビクスなどグループで行う有酸素運動も行っている．これらの運動は利用者同士が会話をしながら行える程度の負荷であり，それによって良好な関係性が生まれることもある．グループの凝集性が高まり，運動を継続させるための動機づけにつながっている者も少なくない．

　筋レジスタンス運動については，無理のないように取り組むよう回数などを指示したうえで身体のどこの部位に負荷をかけているのかが記載されたトレーニングリストをあらかじめ配布し，強度や部位について偏らない運動をするよう勧めている．機材はあらかじめスポーツジムインストラクターに説明を受けた後に適切に使用することも併せて指示している．

活動量計の活用

　身体活動量や睡眠時間とその質を利用者自身が把握することが重要であると前述したが，より客観的なデータを取るために「ライフコーダー（スズケン社製）」という活動量計を採用している．入眠時間や中途覚醒の回数，睡眠時間などのデータを取ることが可能である．身体活動量も同時に把握でき，歩数，総消費カロリー，運動における消費カロリー，エクササイズ数なども記録できる．利用者のなかには活動量計を装着するだけで運動へのモチベーションが上がる者もいる．

　運動療法に参加して一定期間経過した者には歩数や運動量，睡眠時間やその質などのデータをフィードバックしており，診察を受けるときにもそのデータを活用している．さらには運動を実施することによって生活リズムや症状などが改善したことの一つのエビデンスとして，産業医や産業スタッフらに提出するよう促している（図2）．

運動処方

　運動処方については，アメリカスポーツ医学会（American College of Sports Medicine：ACSM）の指針[15]を参考にしながら筆者らが算出した強度やリスクなど

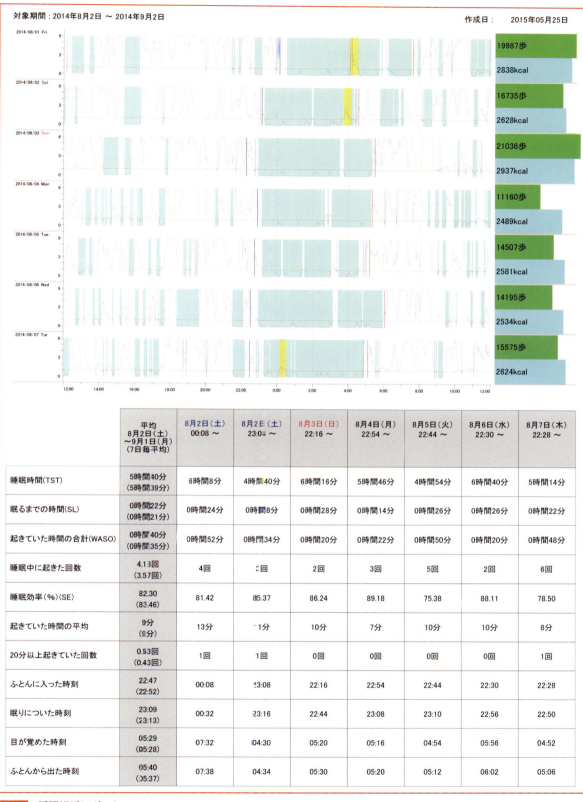

図2 睡眠解析レポート

をオリエンテーション時に利用者全員へ説明する．有酸素運動の使用機器については，トレッドミルや自転車エルゴメーターを使用し，初めはトレッドミル上で心拍数を確認しながら強度や負荷を調整するよう指導している．筋レジスタンス運動はスポーツジムインストラクターの監督のもと，安全性の高い種目から使用していくよう勧めている．負荷の目安として，有酸素運動についてはオリエンテーション時に算出した推定最高心拍数の60％程度から始めて75％程度を目標に，筋力レジスタンス運動の強度については，最大筋力の60〜70％以下で可能な運動を10〜15回，1セットか2セットから行うよう指導している．うつ病と診断された利用者のなかには，真面目で頑張りすぎて手が抜けない性格傾向の者もいて，指導する側は特に過負荷にならないよう注意すべきである．

実施頻度であるが，運動療法プログラム自体は週1回であるが，プログラム以外でも週のうちもう2日追加するよう促していく．体力の評価（体力測定）については開始時と3か月程度に一度，自転車エルゴメーターによる評価を行っている．

◆症例：50歳代男性，診断うつ病

大学卒業後，大手機械メーカーの設計職として勤務．部署異動後，上司との関係性が悪化したことをきっかけに意欲低下や抑うつ気分，思考抑制，不眠，体重減少などの症状が認められるようになった．その後業務効率が落ちていったことや思考抑制により周囲とのコミュニケーションがうまくいかなくなったことから，出社意欲も徐々に低下して休職に至る．

メンタルクリニックを受診し，デュロキセチンとゾルピデムなどを中心とした薬物療法を行い，2か月程度かけて症状が改善した．図書館通いや散歩などのリハビリを開始し，日常生活には問題がなくなったが，コミュニケーションが苦手なことや思考抑制を本人が訴えたため主治医からリワークデイケアを紹介される．

リワークデイケア参加当初は，コミュニケーションに対して消極的であった．休職前には相手がわかっているつもりで話を進めてしまい，その当人や周囲の者と問題やいさかいが起きることがあったという．その点については認知行動療法やSST（Social Skills Training）などを導入して問題の明確化と行動変容への実践を始める．運動療法以外の集団プログラムについても参加を継続的に促した．

運動については，休職前に週1回していた草野球をリワークデイケア参加後に再開したが，休職直後の安静や症状による体重低下もあり，体力が低下していることを自覚していた．リワークデイケア参加1か月程度が経過したのち，運動療法プログラムを勧め導入となる．

運動療法参加1か月後，体重減少が止まり増加に転じる．「食欲が出てきた」「夜寝る前の睡眠薬がなくても眠れるようになった」などと食事と睡眠に良好な影響がでてくるようになる．また運動内容についても積極的に記録を取って，自分でも活動量や運動について管理しようという意識がみられ，運動内容を自身でコントロールしていくようになった（表1）．

3か月程度たつと意欲低下や抑うつ気分の訴えがほとんどなくなると同時に，リワ

ークデイケア内の利用者との交流が増える．それに加えて一般デイケアと共通の運動療法プログラム内での声かけがきっかけとなり，一般デイケア利用者とも交流が活発となった．冗談を言ったり，談笑したりするなどこの頃から表情の硬さがとれて穏やかな様子がみられる．

　6か月程度経過し，思考抑制や思考のまとまりのなさが減少し，さらには他者への配慮がみられるようになったのである．たとえば，特に運動療法プログラム時を中心に初参加の利用者への声かけをしたり，プログラムの内容を説明したりと意欲的にコミュニケーションする機会が多くみられた．「本来の自分はおしゃべりでひょうきん」とのことで，その方らしさがリワークデイケアの他のプログラムでもみられるようになった．抑うつ気分や意欲低下の改善や体重増加については検査結果にも段階的に現れている（表2）．運動療法プログラム以外でも利用者との交流が増え，リワークデイケア内での滞在時間や負荷も徐々に増えていった．

　約15か月程度で運動療法プログラムを終了，併せてリワークデイケアも卒業となり復職に至る．復職者のフォローアッププログラム時に状態をチェックすると，復職後も大きな問題はなく集中して業務に取り組むことができているという．体力についても問題なく，コミュニケーションについては「なんとかマイペースでやっています」と笑顔で話している．

プログラムの効果

　プログラムを運営開始して約4年がたち，データも蓄積されてきている．比較群との検討を行うことが現実的に難しい面はある．またリワークデイケア内で認知行動療法などの集団療法も併せて実施しているため運動療法単体の効果であることを断定で

表1　ある日の運動療法プログラム内容（開始6か月頃）

種類	運動内容	負荷
有酸素運動	トレッドミル	30分，6 km/h
筋レジスタンス運動	ラットプルダウン（上腕二頭筋・広背筋など）	20 kg，10回
	シーテッドバタフライ（大胸筋）	16 kg，15回
	レッグエクステンション（大腿四頭筋）	20 kg，10回
	レッグカール（半腱様筋，大腿二頭筋など）	22 kg，10回
	トーソローテーション（腹斜筋）	23 kg，10回
グループ運動	ボールストレッチと体幹トレーニング	15分

表2　測定内容・心理検査結果

身長：177.1 cm	体重（kg）	腹囲（cm）	体脂肪（%）	BMI	SDS	BDI
導入時	61.6	72.0	14.2	19.7	50	33
6か月後	63.7	79.0	21.1	20.2	41	17
9か月後	65.5	80.7	17.2	20.8	40	12
12か月後	66.4	81.0	22.6	21.1	38	13
15か月後	67.8	81.5	23	21.5	39	12

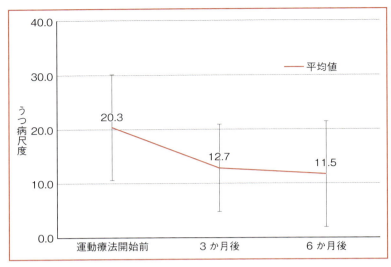

図3　BDI-Ⅱ測定結果

きないが，BDI（Beck Depression Inventory）-Ⅱで抑うつ症状を測定した結果，改善がみられた（分散分析を行った結果，開始前と3か月後，6か月後との間に有意差がみられた：$F(2, 63) = 3.14, p < 0.01$）（図3）．集団で行うことによって運動への取り組みが継続され習慣化された者もいて，復職後も運動を生活のなかに組み込んでいる者も少なくない．

4　おわりに

現在，うつ病の運動療法は非常に普及しているとはいえないが，ここ数年をみると，多くの外来精神科医療の場で重要であることが認識されつつある．また，研究報告の数も増してきており，悪化の報告はほぼなく，体力や身体的健康度は確実に改善している．そのうえで，これまでの研究の蓄積は，うつ病運動療法の効果については有効であるというエビデンスを支持しているように思われる．今後，精神科医やメディカルスタッフらが運動療法の実際についても経験を積み，安全な形でさらに普及できるとよいと考えている．

文献

1) Haas RW. Reducing stress and depression with exercise. Bull Am Protestant Hosp Assoc 1979；43（2）：24-25.
2) McCann IL, Holmes DS. Influence of aerobic exercise on depression. J Pers Soc Psychol 1984；46（5）：1142-1147.
3) Blumenthal JA, Babyak MA, Moore KA, et al. Effects of exercise training on older patients with major depression. Arch Intern Med 1999；159（19）：2349-2356.
4) Dunn AL, Trivedi MH, Kampert JB, et al. Exercise treatment for depression：Efficacy and dose response. Am J Prev Med 2005；28（1）：1-8.

5) Blumenthal JA, Babyak MA, Doraiswamy PM, et al. Exercise and pharmacotherapy in the Treatment of Major Depressive Disorder. Psychosom Med 2007 ; 69 : 587-596.
6) Combs K, Smith PJ, Sherwood A, et al. Impact of sleep complaints and depression outcomes among participants in the Standard Medical Intervention and Long-Term Exercise Study of Exercise and Pharmacotherapy for Depression. J Nerv Ment Dis 2014 ; 202 (2) : 167-171.
7) Jacka FN, Berk M. Depression, diet and exercise. Med J Aust 2013 ; 199 (6) : 21-23.
8) Nabkasorn C, Miyai N, Sootmongkol A, et al. Effects of physical exercise on depression, neuroendocrine stress hormones and physiological fitness in adolescent females with depressive symptoms. Eur J Public Health 2006 ; 16 (2) : 179-184.
9) Krogh J, Nordentofta M, Mohammad-Nezhadb N, et al. Growth hormone, prolactin and cortisol response to exercise in patients with depression. J Affect Disord 2010 ; 125 (1-3) : 189-197.
10) Mead GE, Morley W, Campbell P, et al. Exercise for depression. Ment Health Phys Act 2009 ; 2(2) : 95-96.
11) Danielsson L, Noras AM, Waerna M, et al. Exercise in the treatment of major depression : A systematic review grading the quality of evidence. Physiother Theory Pract 2013 ; 29 (8) : 573-585.
12) Rethorst CD, Wipfli BM, Landers DM. The antidepressive effects of exercise : A meta-analysis of randomized trials. Sports Med 2009 ; 39 (6) : 491-511.
13) Stubbs B, Vancampfort D, Rosenbaum S, et al. Dropout from exercise randomized controlled trials among people with depression : A meta-analysis and meta regression. J Affect Disord 2016 ; 190 (15) : 457-466.
14) Park SC, Oh HS, Oh DH, et al. Evidence-Based, Non-Pharmacological Treatment Guideline for Depression in Korea. J Korean Med Sc 2014 ; 29 : 12-22.
15) ACSM. ACSM's Guidelines for Exercise Testing and Prescription, 8th edition. LWW ; 2009／日本体力医学会体力科学編集委員会(監訳). 運動処方の指針　運動負荷試験と運動プログラム, 原書第8版. 南江堂 ; 2011.

C 診療の実際

10 うつ病ケアにおける音楽療法の効用

河合　眞
河合メンタルクリニック

1 感情・音楽・詩

　待合室のBGMに童話作家であり詩人でもある宮沢賢治の「セロ弾きのゴーシュ」[1]の語りと音楽を流していたところ,うつ病で通院中の詩人の女性がそれに呼応してきた.

　筆者は,「宮沢賢治は,声をからしてまで自ら納得のいく鳴き方を求めてやまないカッコウの姿を借りて,音楽のなかに美の至高の境地を求めてやまない存在を主人公ゴーシュのもとに現前させたのではないか」と問いかけ,詩人は,それに,「音楽という芸術性の果てしない探求,表現する者の精神的な深まりが受け手の心に響く芸術性となって現れてくる.音楽とは,音楽する者自身の内なる成長を通じてのみ,その実現を図ることが可能になると彼は言いたかったのではないか.これは音楽に限らず,あらゆる芸術の分野において言えるのではないか」と応じてきた.

　彼女自身,日常生活において,うつの気分のとき,ピアノでショパンを弾いて気分の転換を図ろうとしているという[2].

　このような喜怒哀楽といった感情,音楽,詩,この三位一体の関係[3]を通奏低音として,以下に本項のテーマを論じていきたいと思う.

2 セロ弾きのゴーシュの無意識

　「セロ弾きのゴーシュ」に関して,劇作家である別役 実のすぐれたエッセイ[4]がある.ここでは彼の提起した「空白の六日間の謎」というテーマについて,物語の語り手が

河合　眞（かわい・まこと）　　　　　　　　　　　　　　略歴

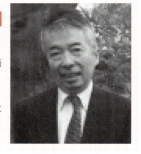

1947年静岡県生まれ.
1977年東京大学教養学部基礎科学科を経て群馬大学医学部卒.昭和大学藤が丘病院精神科講師を経て,2000年河合メンタルクリニックを開設.
著書として『音楽療法―精神科医の実践の記録』(1998),『高齢者のメンタルケア』(2001)〈以上,南山堂〉他,共訳書として『妄想知覚論とその周辺』(金剛出版,1983),『ああ,ウイグルの大地』(2015),『ウイグルの詩人　アフメットジャン・オスマン選詩集』(2015)〈以上,左右社〉他がある.

沈黙してゴーシュのなかで本物の音楽が鳴り始めるまでの，ゴーシュ自身の無意識の時間の流れという視点から再考してみよう．

考えてみれば，精神療法，特に精神分析の自由連想法においても，セッションの最中における治療者と患者との間の沈黙は，時に言葉で伝えられる以上のものを表しているといわれていることは興味深い．

話の筋としては野ねずみの親子が病気を治してほしいとやってきて，ゴーシュはその小ねずみをセロの中に入れ，《何とかラプソディ》を弾いて病気を治してやった音楽療法の物語とも読める．その前に三毛猫，かっこう，狸の子と一連の動物の訪問があり，それぞれがゴーシュに音楽的課題を残して去っていくが，いずれの場合も彼はその指摘に気がつくことなく，怒り，驚き，慈しみ，いたわりといった感情で反応することになる．

これは物語の最初の4日間に起こった出来事であるが，重要なことはゴーシュは動物たちによって指摘された問題の本質を言葉で表現することなく感情のレベルで反応したことであろう．その後の《空白の六日間》，ゴーシュはひたすらセロを弾いていたであろうということを読者は想像するのみである．

大成功だった音楽会の後，ゴーシュは水車小屋に帰ってきて窓を開け，「ああ，かっこう，あの時はすまなかったなあ．おれはおこったんじゃなかったんだ」と，その意味を言語化することができたとき，真の意味で，かっこうをめぐる喪失体験を克服することができたのである．

ここでゴーシュが自らに課したセロをひたすら弾くという行為が，ゴーシュの無意識のレベルにあった上述の怒り，驚き，慈しみ，いたわりといった感情を，あたかも自由連想法による精神分析療法が無意識をそうするように言語化しえたことは，興味深い事実である．

翻ってみると，音楽療法は主に言葉以外の手段を用いる療法であるが，音楽が言葉の添え木というか言葉がそれを手がかりに伸びるものとしてあるのも事実である．

音楽はまさに何かを「語る」のではなく，「示す」ものとしてある．しかし奇妙なことに，音楽はただ「示す」だけでなく「語る」ことを助ける[5]．

考えてみると広く精神療法にしろ音楽療法にしろ，そこでやりとりされる言葉と音楽とは，本当はどちらが重要なのか言えないのではないか．いやセッションごとに違うのではないかということになる．

3 喪失体験と音楽の果たす役割

「私，"夕焼け小焼け"を歌います」．診察室でひとしきり会話が交わされた後の静寂を破って，70歳代後半の女性は，おもむろに低く通る声で歌い始めた．

おててつないで帰る先に待っているのは，温かい灯影，夕食，そして母親である．

人は年齢を重ねていくにつれて必然的に失うものも多くなる．一方を失えば他方を失うのであって，増大する喪失体験を乗り越えるうえでも，幸せだった若い頃や幼児

期に帰るよすがとして，音楽の果たす役割は小さくない[6]．

　筆者は，彼女の歌う「夕焼け小焼け」を聴きながら，ある北ドイツの黄昏時に出会った老婦人のことを思い出していた．それはハンブルク郊外のハーゲンベック動物園で，北極地方に棲む白フクロウの一家をながめていたときに出会った質素だが上品な身なりの人であった．彼女は支給された無料パスを使って毎日ひなの成長を見にきていた．「こっちがお母さん，そっちがお父さんと…」と，まるで歌っているようにわかりやすく教えてくれたが，その表情は微笑みながらも自分に言い聞かせているかのように寂しげなものを漂わせていた．

　夕食を調えて家族の帰りを待っていた母親にも，いつか待つ対象がなくなるときがくる．子どもを育て上げ，夫を見送って独りになった今，彼女は白いフクロウの家族にかつての自分の姿を重ね合わせ，苦労があっても幸せだった時代へと回帰していたのではないかと筆者は思うのである[7]．

　それは人の心の奥底にある胎内回帰の願望なのだろうか．人が舞台を去った後には満月と満天の星という悠久の昔から変わらぬ大自然が残るのである．

　音楽が，時に言葉を越えて心の交歓の役割を果たす例を，さらに以下に示してみたい．松本清張のある作品[8]をテレビドラマ化したもののラストシーンである．

　ヒロインが長い間，音信不通で今や追われる身となった父親を，寂しい海岸でようやく捜し出す．見つめ合うが言葉を交わすことなく，どちらからともなく共通の思い出に残る「七つの子」を歌い始める．

　二人は唱和しながら互いに親子であることを確認し，互いの想いをこの古い歌に託しながら名乗ることなく和解し，別れを告げることになる[9]．

4　古事記にみる音楽療法事始め[10]

　一説に日本の音楽の始めは「お神楽」だといわれている．

　古事記の国始めの物語にあるが，天照大神は，弟の，知恵も力もある須佐之男命の慢心をわが身の至らぬせいだと悲観して，天の岩戸に籠もることになる．その結果，高天原は真っ暗になってしまった．八百万の神々は岩戸の前で賑やかに踊ることで天の岩戸を開かせることになる．

　冬至の日に衰えた太陽の力を文字通り鼓舞し呼び醒ます行事は，世界の諸民族の間に伝えられているが，ここで音楽がほとんど主役を占めていることに注目したい．わが国の場合，天の岩戸では，鶏の鳴く声，神々の哄笑，そして，「うけ伏せて踏みとどろこし」という，桶を踏み鳴らすアメノウズメの踊り，つまり打楽器のリズムである．

　そういえば，冬季うつ病は，晩秋から日照時間の減少とともにうつ状態に陥る病態とされる．

　牧野は，これを岩戸の前で音楽の力で闇の世界から光の世界へ転換しようとする試みであるとしているが[11]，お神楽は「神の音楽」であり，また「神」を「楽しませ」，

その力を新たにする意味合いがあったと解釈することもできよう．

このように考えていくと，日本には日本独自の音楽療法の原点があることになる．この仮定に立てば，つまるところ，日本人の心性に根ざしたメロディ，リズム感に合った音楽こそが日本の音楽療法に必要ということになるのかもしれない[12]．

5 別離における音楽

ここで，かのタイタニック号のエピソードを本項のテーマとの関連で引用したい[13]．

氷山に衝突して沈没の寸前，波に洗われる甲板の上で楽団員は最後まで演奏を止めなかったといわれている．それに合わせて「主よみもとに近づかん」の歌声が，救命ボートを他の人々に譲った乗客・乗組員の間に流れた．くしくも，このエピソードは宮沢賢治の，「銀河鉄道の夜」のなかでも取り上げられている[14]．

幼い姉弟に付き添っていた青年家庭教師は他の子どもたちを押し退けてまで自分たちが助かろうと思わず船に残った．

銀河鉄道の乗客となった青年は当時をそのように回想しているが，見えない天の川の向こうにあの沈没の場面に流れた讃美歌のふしを聞き，子どもたちと一瞬その場に戻ろうかと迷うが思い返す．

このように「銀河鉄道の夜」の随所に低く音楽が流れ，時にひときわ高く鳴る．

これは，根源的に「死に対する不安」を内包している「うつ」の心性と，音楽との必然的な出会いを示しているようにも思われるのである．

6 おわりに

「音楽」をいざ「療法」との関係で考えていこうとするときに感じる，ある種の困惑はどこから来るのだろうか？

「音楽療法も療法である限り，ある疾患を対象とした医学的療法ということになるから，ある程度まで普遍的に体系づけられてくる一つの方法論が要請されることになる」．これは音楽療法をやり始めていた筆者に対する，東大精神科松下正明教授（当時）からの私信にある指摘である．

現代のストレス社会の申し子といってもよいかもしれない，いわゆる新型うつ病に対する「癒し」は一つの流行語になっている感がある．

バリ島のガムラン音楽やブルガリアンコーラスに精神をリラックスさせる効果があるのは，そのなかに人間に聞こえない20 kHz以上の高周波が豊富に含まれているからとする説，クラシックなどの名曲が心地よいのは周波数スペクトルで1/fゆらぎという特性をもっているためとする説，グレゴリオ聖歌が大ヒットしたのは，近代西洋音楽理論が確立する以前の純正律の音階が人間の生理に合ったハーモニーをもっていてリラクゼーション効果があったからという説等々があり，たしかにそれぞれうまいところをついているが，やはりこれらはまだ仮説にすぎず今後検証されなければなら

ないと考えられる．

　また一時反響が大きかった，音楽によるリラクゼーションの結果，脳波成分のα波が増加するという説に対しても，現在は否定的立場をとる研究者が多い（そもそもα波を拠り所として精神状態を測定すること自体に問題があるという考えがある）．

　一方厳密な実験計画の下に対照群もしっかり設定して，音楽の効用が認められた研究にしても，たとえば神経学的障害の治療において重要なのはリズム聴覚刺激で音楽の種類に拠らずメトロノームでもよいという結果，また空間認知能力の向上のために重要なのはテンポであってモーツァルトではなかったという追試結果も出ている．

　このように「音楽による癒し」が療法としての市民権を得るにはなお今後の検討を要するようである．

　そのうえで，うつ病患者が多い精神科外来診療での音楽療法の可能性について，本項の主旨を補足する意味で，以下に若干ふれてみたい（筆者は，永年，老人ホームで入所者からなるアンサンブルを結成して毎年市民ホールで成果を発表，老人病院内科リハビリ病棟でも音楽療法を実践してきた．当時は多くのスタッフに支えられていたのが，クリニックでは孤立無援である）．

　クリニックの朝は早い．診察の始まりまで独りバイオリンを弾いて時を過ごす．ふと気がつくと薄暗い待合室にすでに人の気配が感じられた．「この雰囲気いいねえ」，「今日はやけに景気よく弾いているなって思って聴いていると，独りでは歌わないのに，その音色に引っ張られて歌ってなあ」．

　「夕焼け小焼け」のメロディが再び診察室に響き始める．

　待合室のBGMに関しては，20世紀フランスを代表する作曲家オリヴィエ・メシアンのピアノデュオの曲を流していたとき，高齢の男性が「これは水琴窟の音ですか？」と尋ねてきた．説明がうまくつかないにしろ，音の本質を鋭く言い当てたということだろうか？　療法は待合室の場面からすでに始まっているのである．

　診察室にバイオリンを持ち込んできた女性がいた．バッハのドッペルコンチェルトで，互いに追いかけ合うような対話を2つのバイオリンで必死に試みたのも今は懐かしい思い出となっている．それからも，チェロ，オカリナ，ウクレレと楽器が持ち込まれてきている．

　かたや，定年退職後ピアノを始めた方，20歳過ぎてバイオリンを始めた筆者との間で苦労話に話が咲き，一方で音楽を生業としている方，専門的立場からアドバイスをいただき，今日も診察室の場は音楽と言葉が交錯する賑わいを呈しているのである．

文献

1) 宮沢賢治．セロ弾きのゴーシュ．谷川徹三（編）．風の又三郎他十八篇．岩波書店；1967. pp62-83.
2) 河合　眞，加藤成子，河合直美．グループセラピー実践マニュアル．小林出版；2007.
3) 植村敏夫．詩と音楽．三修社；1986.
4) 別役　実．セロ弾きのゴーシュ．国文学　宮沢賢治必携．学燈社；1980. pp30-35.
5) 中井久夫．治療．岩崎学術出版社；1985.

6) 河合　眞. 私にとっての音楽療法. 長寿と健康　命を大切に. 文藝春秋 2001；増刊：54-55.
7) 河合　眞. 音楽による癒し. 小泉英明（編）. 育つ・学ぶ・癒す脳図鑑. 工作舎；2001. pp555-563.
8) 松本清張. 球形の荒野. 新潮社；2003.
9) 河合　眞, 加藤成子, 河合直美. お年寄りと楽しむ音楽. 小林出版；1999.
10) 倉野憲司（編）. 古事記. 岩波書店；1963.
11) 牧野英一郎. 日本人のための音楽療法：伝統的な音との関わり方を出発点として. 日本バイオミュージック学会誌 1991；6（1）：43-49.
12) 河合　眞. 心理・社会的治療. 三好功峰, 松下正明（編）. 臨床精神医学講座 S9　アルツハイマー病. 中山書店；2000. pp460-469.
13) Kawai M. Merits and limitations of music therapy in Japan. Asian Med J 1993；36：394-399.
14) 宮沢賢治. 銀河鉄道の夜. 谷川徹三（編）. 銀河鉄道の夜他十四篇. 岩波書店；1951. pp282-372.

コラム COLUMN

気分障害圏の代替療法の可能性について

上田容子
神楽坂ストレスクリニック

1. はじめに

障害調整生命年（disability adjusted life year：DALY）によれば，日本，アメリカ，イギリスなどを含む高所得国では，2030年にはうつ病が健康な生活を阻害する要因のトップになると予測している[1]．

日本で気分障害と診断された患者は1996年に43.3万人だが2008年には104.1万人と著しく増加した[2]．治療抵抗性うつ病は全体の30～40％といわれる一方で，これまでのメランコリー親和型を典型とした内因性うつ病とは異なる，ディスチミア親和型[3]，現代型うつ病[4]などといった新しいタイプが増加しており，従来の治療が奏功しないケースが多い．諸国のアルゴリズム・ガイドラインでは，軽症例に対しては薬物療法よりも心理社会的治療を優先するものが増えてきている[5,6]．このことはうつ病治療が疾患の多様化に伴い変化しており，柔軟な姿勢が求められることを示唆している．

2. 代替療法とは

薬物治療はうつ病治療に欠かせないものであったので，患者から抗うつ薬を拒否されると精神科医は無力に感じ困惑したものである．しかし軽症例などでは，精神療法や心理カウンセリングで軽快したり，漢方薬で改善するケースを経験するようになり，抗うつ薬を使わなくても治療ができる場合があることに気づくようになった．いったい，気分障害の治療に代替療法はどの程度可能性があるのだろうか．

代替療法とは，通常医療（近代西洋医学）の代わりに用いられる医療を指し，補完療法とは通常医療に何かを上乗せしてさらにQOLを向上させる医療であり，それらを総

上田容子（うえだ・ようこ） 略歴

1991年広島大学医学部医学科卒．広島大学医学部付属病院，1992年広島市立安佐市民病院，1993～2003年医療法人社団若葉会蔵王病院，2004～05年医療法人高仁会川口病院，2005～09年医療法人高仁会パーククリニック院長を経て，2009年神楽坂ストレスクリニック院長となる．

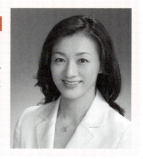

称し補完・代替療法（complementary & alternative medicine：CAM）という．CAMは120種以上も存在するが，効果判定の複雑さゆえにうつ病や他の気分障害における有効性については研究がなされていないものが多い．そのなかにあってもエビデンスが報告されているもの，ガイドラインで有効性が示されているものを紹介しよう．

3．代表的な補完・代替療法（CAM）

●高照度光療法

早朝に10,000ルクスを30分間照射することで1〜3週以内に反応が生じるという．高照度光療法（bright light therapy）のメカニズムは概日リズム障害の修正やセロトニンやカテコラミンシステムの調整が推察される．CANMAT（Canadian Network for Mood and Anxiety Treatments）には，季節性うつ病の急性期治療に多数の無作為化臨床試験（RCT）でエビデンスが報告されている．高照度光療法と抗うつ薬の併用の研究は少ないが，高照度光療法がfluoxetine 20 mgに効果的に匹敵するとしたRCTがある[7]．

副作用は，頭痛，眼精疲労，吐き気，焦燥であるが，これらは非常に軽度で治療中断に至ることはまれである．双極性障害の患者では躁状態を惹起する可能性がある．

CANMATのガイドラインでは季節性うつ病に対して単独療法としてレベル1のエビデンスがあり，ファーストラインの治療と推奨されている．また軽症から中等症の非季節性うつ病に対しては補助療法としてレベル2，エキスパートの意見を取り入れた推奨レベルはセカンドラインである[8]．

●断眠療法

夜間眠らず起きておく療法であり，全断眠（40時間覚醒）や部分断眠（毎夜3，4時間覚醒）がある．気分の急速な改善をみるが，回復睡眠後に再発するという限界がある．治療的有効性は視床下部下垂体系活性と概日リズムに影響を与えるためではないかと推測されている．大うつ病における2つのオープン試験では断眠療法と薬物療法の併用はそれぞれの単独療法よりも優れていた[9,10]．

CANMATでは軽症から中等度の大うつ病，季節性うつ病や周産期うつ病に補助療法としてレベル2であるが，治療継続の困難さからサードラインに推奨されている[8]．

●運動

1回45分間，週に5日の運動（exercise）は中等度うつ病を改善した報告があり[11]，運動の効果は年齢，性別，うつ病の重症度，運動の種類とは関連がなかった．うつ病への作用は，脳内のセロトニン，ノルエピネフリン，エンドルフィンの増加による．適度な有酸素運動がさまざまなタイプのうつ病に効果があるとする報告もある[12]．

Babyakらは薬物療法，運動，それらの併用は等しく有効であったと報告した[13]．2つのRCTとオープン試験において薬物療法のみより運動との併用のほうが重症や難治例においてでさえも有意であった．CANMATのガイドラインでは補助療法として軽症から中等度の大うつ病にレベル2であり，セカンドラインと推奨されている[8]．

● ヨガ

ヨガの単独療法が軽症から中等度の大うつ病の抑うつ症状を無治療のものより有意に改善させることを報告した RCT がある[13,14]. 非盲検化での唯一の RCT では Janakiramaiah らが重症の大うつ病において三環系抗うつ薬と同等に有効であると報告した[15]. グループダイナミクスの非特異的な有益性もヨガの特質と完全に切り離せないため効果の証明が困難であるが, CANMAT では軽度から中等度の大うつ病の補助療法としてレベル 2 でありセカンドラインと推奨されている[8].

● 鍼

うつ病に対する鍼の生物学的メカニズムや電気刺激の効果が調べられたが, 治療プロトコールが異なるため効果には一貫性がないと結論づけられた[16]. 30 人の治療抵抗性うつ病への鍼治療の効果を調べたパイロット試験では, 週 1 回または 2 回の鍼治療の両群ともにうつ病スコアの有意な改善が認められた[17]. あざ, 痛み, 針刺入部位の出血など軽度の副作用があるが, 鍼は安全で忍容性に優れている[18].

● セントジョーンズワート（セイヨウオトギリソウ）

多くのプラセボ対照や実薬対照試験が発表され, 大うつ病への効果についてはコンセンサスが欠けていると結論づけられてきたが, 最近のメタ解析では軽度から中等度の大うつ病において三環系, 四環系抗うつ薬, 選択的セロトニン再取り込み阻害薬（SSRI）と同等に有効でプラセボより優れており, 薬物よりも忍容性が高かった[19]. 副作用は, 光過敏症や抗うつ薬併用時のセロトニン症候群や躁転が報告されている. また, 重大な薬物相互作用を有しており, CYP3A4 を介して抗レトロウイルス薬, 免疫抑制薬, 抗腫瘍薬, 抗凝血薬, ジゴキシンなどの薬物の血中濃度を低下させる可能性があり注意を要する[20].

CANMAT では, 軽度から中等度の大うつ病の単独療法においてレベル 1 でありファーストラインと推奨されている. さらに重症の大うつ病では補助療法でレベル 2 でありセカンドラインと推奨されている[8].

● S-アデノシルメチオニン（SAM-e）

アデノシンとメチオニンから生体内で合成される物質である. Brown らは 48 の研究の結果から, SAM-e はうつ病の治療として安全で有効であると報告した[21].

SSRI に反応しない大うつ病に投与された試験データの分析から, うつ病や認知機能障害に陽性所見が認められた[22]. 副作用は頭痛, 不眠, 神経過敏, 便秘と少なく忍容性に優れているが, 抗うつ薬併用時にセロトニン症候群や躁転の可能性が示唆される.

CANMAT では, 軽症から中等度の大うつ病において単独療法としてレベル 1 でありセカンドラインと推奨されている[8].

● ω3 脂肪酸

ω3 脂肪酸は, 血栓症, 不整脈, 動脈硬化を減らし, 脂質異常症における中性脂肪値を下げ, 炎症を抑えるなど心血管系に恩恵を与える[23].

疫学研究では気分障害におけるω3 脂肪酸の摂取が支持されており, CANMAT では,

軽度から中等度の大うつ病に対して単独や補助療法としてレベル1であり，セカンドラインに推奨されている[8]．

Appletonらによればうつ病を対象としたRCTの結果はばらつきが大きく，異質性が高いことが指摘されたが，そのなかでもうつ症状が重症であるほど有効である可能性が示唆された[24]．Martinsらは，ドコサヘキサエン酸（DHA）よりもエイコサペンタエン酸（EPA）のほうが有効である可能性を示唆している[25]．

副作用は軽症で，胃腸の不快感や不快な味である．理論的には出血傾向の危険があるが，高用量の試験においても実際の出血は認めていない[26]．しかしワルファリンを投与されている症例で魚油の量が増えた後で凝固系に有意な変化をもたらしたとする報告もある[27]．

● 漢方

温経湯が更年期のうつ病に有効であったとする報告[28]や，六味丸，八味地黄丸が大うつ病において抗うつ薬の増強として有益であったとするオープン試験[29]が報告されている．他にも軽症うつに対する加味帰脾湯や抑肝散加陳皮半夏の効果[30]や，軽症うつ病・新型うつ病に対する漢方薬の有用性を示した論文[31]など多数の報告がある．

● プラセンタ

プラセンタ療法は，更年期障害や肝機能障害に保険適応されており，さらに気管支喘息，アトピー性皮膚炎，花粉症などのアレルギー疾患，膠原病，整形外科疾患において幅広い効果が証明されている．プラセンタエキスには自律神経調節作用，抗疲労作用があるとされ[32]，うつ状態が改善したとする報告がある[33]．Kishoreらはヒトプラセンタエキスがラットの脳においてドーパミン，セロトニン，ノルアドレナリン値を増加させたとし抗ストレス作用など精神疾患に対する可能性を示唆している[34]．"Nature"ではNews & Viewsにおいて「Remarkable role of the placenta」と題し，マウスにおいて胎盤はセロトニンを合成し胎児に供給しているというレビューが掲載され[35]，同じく"Nature"においてNIHがHuman Placenta Projectとしてプラセンタ研究に4.15億ドル投資するというニュースが発表されるなど，謎の多いプラセンタに関する研究は今後さらに発展することが期待される．

4．おわりに

気分障害，特にうつ病を中心に有効と思われるCAMについて紹介した．季節性うつ病に対する高照度光療法，軽症から中等度の大うつ病に対するω3脂肪酸，SAM-e，およびセントジョーンズワートなどは単独療法としてエビデンスレベル1であり，代替療法としておおいに活用できる可能性がある．また，補助療法としてはさらに幅広くエビデンスを認めるものがあり補完療法として有用と思われる．総じてCAMは忍容性が高く小児や妊産婦にも利用可能であることは非常に意義深い．しかし，CAMに固執するあまり，すでに十分に確立された他の治療法の使用を遅らせてしまうことが憂慮され，冷静で客観的な知識と判断が不可欠となる．精神疾患へCAMが適応されるにはさ

らなる臨床研究が必要である．精神科医は患者の希望を尊重しつつ，幅広い選択肢より治療方針を決定し，良好な結果に導くことが求められる時代になってきたといえよう．

文献

1) WHO. Projections of mortality and burden of disease to 2030：DALYs by income group.
2) 厚生労働省．みんなのメンタルヘルス総合サイト．
3) 樽味 伸，神庭重信．うつ病の社会文化的試論 特に「ディスチミア親和型うつ病」について．日本社会精神医学会雑誌 2005；13：129-136.
4) 松波克文．社会変動とうつ病．社会精神医学 1991；14：193-200.
5) 渡邊衡一郎，田 亮介，加藤元一郎．諸外国のうつ病治療のガイドライン・アルゴリズムにおける新規抗うつ薬の位置づけ．諸外国でもSSRI，SNRIは第一選択薬なのか．臨床精神薬理 2008；11：1849-1859.
6) 日本うつ病学会治療ガイドラインⅡ．大うつ病性障害 2013 Ver.1.1.
7) Freeman MP, Fava M, Lake J, et al. Complementary and alternative medicine in major depressive disorder：The American Psychiatric Association Task Force Report. J Clin Psychiatry 2010；71：669-681.
8) Ravindran AV, Lam RW, Filteau MJ, et al. Canadian Network for Mood and Anxiety Treatments (CANMAT) Clinical guidelines for the management of major depressive disorder in adults. V. complementary and alternative medicine treatments. J Affect Disord 2009；117：S54-S64.
9) Caliyurt O, Guducu F. Partial sleep deprivation therapy combined with sertraline induces more rapid improvements in quality of life items in major depressive disorder. J Affect Disord 2005；88：75-78.
10) Wiegand MH, Lauer CJ, Schreiber W. Patterns of response to repeated total sleep deprivations in depression. J Affect Disord 2001；64：257-260.
11) Blumenthal JA, Babyak MA, Moore KA, et al. Effects of exercise training on older patients with major depression. Arch Intern Med 1999；159：2349-2356.
12) Nahas R, Sheikh O. Complementary and alternative medicine for the treatment of major depression disorder. Can Fam Physician 2011；57：659-663.
13) Babyak M, Blumenthal JA, Herman S, et al. Exercise treatment for major depression：Maintenance of therapeutic benefit at 10months. Psychosom Med 2000；62：633-638.
14) Krishnamurthy MN, Telles S. Assessing depression following two ancient Indian intervention：Effects of yoga and Ayurveda on older adults in a residential home. J Gerontol Nurs 2007；33：17-23.
15) Oretzky S. The effects of yoga on elevated depressive and somatic symptoms in young adults. Dissertation Abstracts International：Section B：The Sciences and Engineering 2007；67：5458.
16) Janakiramaiah N, Gangadhar BN, Naga Venkatesha Murthy PJ, et al. Antidepressant efficacy of sudarsham kiriya yoga (SKY) in melancholia：A randomized comparison with electroconvulsive therapy (ECT) and imipramine. J Affect Disord 2000；57：255-259.
17) Kim YHJ. The effectiveness of acupuncture for treating depression：A review. Alternative and Complementary Therapies 2007；13：129-131.

18) Yeung AS, Ameral VE, Chuzi SE, et al. A pilot study of acupuncture augmentation therapy in antidepressant partial and non-responders with major depressive disorder. J Affect Disord 2011；130：285-289.
19) Naseem AQ, Abdullah MA. Mood disorder and complementary and alternative medicine：A literature review. Neuropsychiatr Dis Treat 2013；9：639-658.
20) Linde KM, Berner MM, Kriston L. St john's wort for major depression. Cochrane Database Syst Rev 2008；4：CD000448.
21) Brown RP, Gerbarg PL, Bottiglieri T. S-Adenosylmethionine（SAMe）for depression：Biochemical and clinical evidence. Psychiatr Ann 2002；32：29-44.
22) Levkovitz Y, Alpert JE, Brintz CE, et al. Efficacies of S-adenosylmethionine augmentation of serotonin-reuptake inhibitor antidepressants on cognitive symptoms of major depressive disorder. J Affect Disord 2012；136：1174-1178.
23) Kris-Etherton PM, Harris WS, Appel LJ. AHA Nutrition Commeittee. Omega-3 fatty acid and cardiovascular disease：New recommendation from the American Heart Association. Arterioscler Thromb Vasc Biol 2003；2382：151-152.
24) Appleton KM, Rogers PJ, Ness AR. Updated systematic review and meta-analysis of the effects of n-3 long-chain polyunsaturated fatty acids on depressed mood. Am J Clin Nutr 2010；91：757-770.
25) Martins JG. EPA but not DHA appears to be responsible for the efficacy of omega-3 long chain polyunsaturated fatty acid supplementation in depression：Evidence from a meta-analysis of randomized controlled trials. J Am Coll Nutr 2009；28：525-542.
26) Timonen M, Horrobin D, Jokelainen J, et al. Fish consumption and depression：The Northern Finland 1996 birth cohort study. J Affect Disord 2004；82：447-452.
27) Buckley MS, Goff AD, Knapp WE. Fish oil interaction with warfarin. Ann Pharmacother 2004；38（1）：50-52.
28) Koike K, Ohno S, Takahashi N, et al. Efficacy of the herbal medicine unkei-to as am adjunctive treatment to hormone replacement therapy for postmenopausal women with depression symptoms. Clin Neuropharmacol 2004；27：157-162.
29) Yamada K, Yagi G, Kanba S. Effectiveness of herbal medicine（Rokumigan and Hachimijiogan）for fatigue or loss of energy in patients with partial remitted major depressive disorder. Psychiatry Clin Neurosci 2005；59：610-612.
30) 中田輝夫．軽症うつに対する加味帰脾湯及び抑肝散加陳皮半夏の効果．漢方と最新治療 2010；19（3）：189-193.
31) 田 亮介．漢方医学的に見た『新型うつ病』と「軽症うつ病」．漢方と最新治療 2010；19（3）：177-181.
32) 三井幸雄．マウス強制水泳系を用いた豚胎盤抽出物の抗疲労効果が検証された豚胎盤抽出物の抗疲労効果．日本胎盤臨床研究会研究要覧 2011；7：54-60.
33) 村上信行．治療抵抗性の慢性抑うつ状態に対する胎盤製剤投与の経験．日本胎盤臨床研究会研究要覧 2009；3：34-43.
34) Kishore KB, Anupam B, Malay C. Effect of human placental extract on brain monoamines and monoamino oxidase activity in rats. Tohoku J Exp Med 1995；176：17-24.
35) Ron M. Developmental biology：Remarkable role for the placenta. Nature 2011；472：298-299.

コラム COLUMN

最近の新たな治療法の試み
──反復性経頭蓋磁気刺激法（rTMS）

伊津野拓司
神奈川県立精神医療センター

1. はじめに

　1985年イギリスのAnthony Barkerが経頭蓋磁気刺激法（transcranial magnetic stimulation：TMS）を用いて非侵襲的に中枢神経を刺激できることを報告した[1]．以後TMSは，中枢神経系の検査・治療の方法として実用化が進んだ．神経内科領域では，神経伝導の検査目的で使用されており，研究段階としてパーキンソン病への応用も試みられている[2]．リハビリテーションにおいては，脳梗塞後の機能回復目的で実用化が試みられている[3]．また，慢性疼痛（疼痛性障害）に対して効果を示したという報告もある[4]．精神科領域においては，治療抵抗性うつ病に対して抗うつ効果があるという報告がある．本項では，TMSの原理について概説するとともに，うつ病に対するTMSの臨床応用について現状を報告する．

2. TMSの基本原理について

　TMSの原理は，電磁誘導の法則（ファラデーの法則）に基づいている．電流の変化が磁場を生じ，変動磁場によって導体に誘導電流が生じる．具体的には，刺激コイルを頭皮上に設置し，短時間コイルに電流を流す．コイルを流れる電流によって変動磁場が生じ，脳組織に電気的エネルギーを及ぼすことが可能となる．

　直接電気エネルギーを用いるのではなく，誘導電流を用いる点において電気けいれん療法とは原理が異なる．磁気刺激を用いることにより，頭蓋骨によるエネルギー減衰を受けず，効率よい刺激が可能となる．

伊津野拓司（いづの・たくじ）　　　略歴

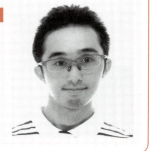

1983年東京都生まれ．
2009年昭和大学医学部卒．精神科医として昭和大学附属烏山病院，昭和大学横浜市北部病院，神奈川県立精神医療センターで勤務．現在は横浜市を中心に活動している．

3. TMSの刺激条件について

● 刺激コイルの選択

刺激コイルにはさまざまなタイプがあり，円形コイル，8の字コイル（図1），ダブルコーンコイル，Hコイルの4種類が実用化されている．コイルの半径が大きいほど，より深部を刺激できる．

円形コイルは，主に神経伝導検査に用いられる．8の字コイルは，2つの円形コイルが隣接しており，それぞれのコイルは逆向きの電流が流れるように配置されている．接線部分直下の磁場は，2つの円形コイルの磁場が加重され2倍となる．接線部分以外の磁場は，コイルからの距離の3乗に反比例して減衰するため，実質上2つの円形コイルの接点直下の局所刺激が可能となる．刺激の深さは1.5～2.0 cmと考えられている．ダブルコーンコイルは，2つの円形コイルが90～100度の角度で接しており，頭皮下3～4 cmを刺激できると考えられ，下肢運動野刺激，脳幹刺激，小脳刺激などの用途で用いられる．Hコイルとは，ヘルメット型の形状をしており，頭皮下5.5 cm程度の深部脳組織を刺激可能である．Hコイルを用いたTMSをdeep TMSという．

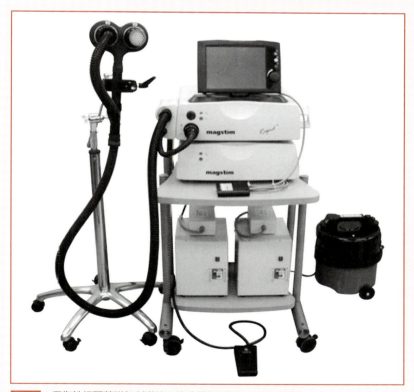

図1　反復性経頭蓋磁気刺激法の治療機器（Magstim社製）

● 刺激パラメータの選択

単発 TMS，2 連発 TMS，反復性（repetitive）TMS（rTMS）の 3 種類に大別される．

単発 TMS は，運動誘発電位（motor evoked potential：MEP）を測定することができる．2 連発 TMS は 2 つの刺激をさまざまな刺激間隔で与えることによって，大脳皮質内の促通・抑制機構を調べることが可能である．GABA を介した抑制系は大脳皮質の調節に重要な役割を果たしており，運動野における GABA 系の機能を評価することが可能である．rTMS では，シナプス可塑性を誘導し，刺激部位に対して促通性もしくは抑制性の作用を及ぼすことが知られている．

rTMS に関して，conventional TMS としては，低頻度 rTMS と高頻度 rTMS に大別される．刺激部位の神経活動に関して，低頻度 rTMS は抑制的に働き，高頻度 rTMS では促通性に働く．元来の定義は，低頻度は 1 Hz 未満で，1 Hz 以上が高頻度であったが，1 Hz は低頻度とされることが多く，高頻度 rTMS は通常 5～20 Hz であることが多い．

より効率的にシナプス可塑性を誘導するよう，刺激パターンの改良が進み，シータバースト刺激法（theta burst stimulation：TBS）[5]，反復 4 連発磁気刺激法（quadripulse stimulation：QPS）[6] など，patterned rTMS と呼ばれる刺激法が実践されている．

● 刺激部位の同定

狙った部位をいかに同定するか，これまでにさまざまな方法が考案されてきた．代表的な方法としては，体表解剖学に基づく方法，MEP に基づく方法，ナビゲーションシステムを用いる方法などがある．体表解剖学に基づく方法とは，脳波測定の際に位置決定していく方法（いわゆる 10-20 法）を用いて同定していく方法である．MEP に基づく方法とは，運動野のなかから特定の筋肉を収縮させる部位を同定し，同定部位を基準にしながら，目的の刺激部位を同定する方法である．これらの方法は個人差が大きいため，最近では，赤外線や超音波を用いたニューロナビゲーションシステムが用いられつつある．ナビゲーションシステムを用いると，刺激コイルがどこに当たっているのかをリアルタイムで追跡することができ，刺激の最中に位置がずれたとしても，刺激位置を微調整することが可能である．

4．TMS によるうつ病治療

● TMS の安全性

NIH（アメリカ国立衛生研究所）が 2009 年に出したガイドラインによると，頭皮痛，頭痛，不快感，聴覚閾値の上昇，けいれん，失神などが TMS の副作用として報告されている[7]．このなかでけいれんが最も重篤な副作用であるが，頻度は約 0.1％とされる．けいれんに関するこれまでの報告では，刺激最中のみ生じ，けいれんは自然に治まり，長期的な神経学的合併症は残さないとされる．rTMS 施行中の頭皮痛・不快感は 39％，

頭痛は28%であった．聴覚閾値の上昇に関しては，通常一過性であり，耳栓を使用することで防ぐことが可能である．死亡例の報告はない．rTMSの絶対禁忌は，脳動脈クリップ・人工内耳・ペースメーカーなどの体内埋め込み式医療機器があげられる．

● **TMSによるうつ病治療の実際**

画像研究によると，うつ病患者は健常者と比べて，左前頭前野の活動性低下および右前頭前野の活動性亢進が報告されている．うつ病に対するrTMSは，左前頭前野に促通性の刺激を行う方法と，右前頭前野に抑制性の刺激を行う方法が一般的である．いずれも抗うつ効果を示すといわれている．rTMSの抗うつ効果は，薬物療法とほぼ同等と考えられている[8]．

2007年うつ病に対するrTMSの多施設共同研究の結果が報告され[9]，結果をふまえてFDA（アメリカ食品医薬品局）は2008年10月に薬物治療抵抗性のうつ病に対してrTMSの治療的使用を承認した[10]．その後，FDAは2013年にはdeep TMSを治療機器として承認した[11]．

治療の有効性に関して，プラセボ対象の無作為化臨床試験（RCT）が諸外国から報告されており，メタ解析も報告されつつある．治療抵抗性うつ病に関するrTMSのモノセラピーについて，Gaynesらが行ったメタ解析によると[12]，18のRCT（計1,970人）を解析した結果，プラセボ刺激群と比べてrTMS群はハミルトンうつ病評価尺度（HAM-D）の低下が4.53点大きく，治療反応者数は3倍，寛解者数は5倍に及んだことが報告されている．

治療抵抗性うつ病に関するrTMSの増強療法について，Liuらが行ったメタ解析によると[13]，7のRCT（計279人）を解析した結果，治療反応率はプラセボ刺激群22.1%に対してrTMS群は46.6%であり（$p < 0.0003$），rTMS群のほうがHAM-Dの低下が大きかった（差0.86点，$p < 0.00001$）と報告されている．

5. おわりに

TMSの原理から臨床応用に至るまで概説してきたが，rTMSは諸外国においてすでに有効性および安全性の蓄積がなされつつある治療法である．国内でもrTMSを治療機器として承認する動きはあるが，現時点では保険収載されるには至っておらず，適正使用のためのガイドライン作成，施行体制の整備，倫理的配慮などの課題が残されている．なお，筆者が勤務する神奈川県立精神医療センターにおいて，臨床研究という位置づけで，rTMSの有効性，安全性を検証している．

文献

1) Barker AT, Jalinous R, Freeston IL. Non-invasive magnetic stimulation of human motor cortex. Lancet 1985 ; 1 (8437) : 1106-1107.
2) Chou YH, Hickey PT, Sundman M, et al. Effects of repetitive transcranial magnetic

stimulation on motor symptoms in Parkinson disease. JAMA Neurol 2015 ; 72(4) : 432-440.
3) Rastqoo M, Naqhdi S, Nakhostin Ansari N, et al. Effects of repetitive transcranial magnetic stimulation on lower extremity spasticity and motor function in stroke patients. Disabil Rehabil 2016 ; 15 : 1-9.
4) Jin Y, Xinq G, Li G, et al. High frequency repetitive transcranial magnetic stimulation therapy for chronic neuropathic pain : A meta-analysis. Pain Physician 2015 ; 18 (6) : E1029-1046.
5) Huang YZ, Edwards MJ, Rounis E, et al. Theta burst stimulation of the human motor sortex. Neuron 2005 ; 45 : 201-206.
6) Hamada M, Terao Y, Hanajima R, et al. Bidirectional long-term motor cortical plasticity and metaplasticity induced by quadripulse transcranial magnetic stimulation. J Physiol 2008 ; 586 : 3927-3947.
7) Rossi S, Hallett M, Rossini PM, et al. Safety, ethical considerations, and application guidelines for the use of transcranial magnetic stimulation in clinical practice and research. Clin Neurophysiol 2009 ; 120 (12) : 2008-2039.
8) Brunelin J, Jalenques I, Trojak B, et al. The efficacy and safety of low frequency repetitive transcranial magnetic stimulation for treatment-resistant depression : The results from a large multicenter French RCT. Brain Stimul 2014 ; 7 (6) : 855-863.
9) O'Reardon JP, Solvason HB, Janicak PG, et al. Efficacy and safety of transcranial magnetic stimulation in the acute treatment of major depression : A multisite randomized controlled trial. Biol Psychiatry 2007 ; 62 : 1208-1216.
10) US Food and Drug Administration Center for Devices and Radiological Health. Neurostar TMS Therapy System. US Food and Drug Administration ; 2008.
11) US Food and Drug Administration Center for Devices and Radiological Health. Brainsway Deep TMS System. Food and Drug Administration ; 2013.
12) Gaynes BN, Lloyd SW, Lux L, et al. Repetitive transcranial magnetic stimulation for treatment-resistant depression : A systematic review and meta-analysis. J Clin Psychiatry 2014 ; 75 (5) : 477-489 ; quiz489.
13) Liu B, Zhang Y, Li L. Repetitive transcranial magnetic stimulation as an augmentative strategy for treatment-resistant depression, a meta-analysis of randomized, double-blind and sham-controlled study. BMC Psychiatry 2014 ; 14 (1) : 342.

コラム COLUMN

精神科クリニックにおけるうつ・自殺予防
―精神科診療所とかかりつけ医の連携

窪田幸久
中央公園クリニック

1. はじめに

　富士モデル事業とは家族にも社会的にも影響が大きい働き盛り世代の男性に焦点をあて，富士市（人口26万）で進められているうつ・自殺予防事業である（図1）．本事業では，かかりつけ医や産業医（以下，かかりつけ医）におけるうつ病のスクリーニングとして不眠を重視し，より専門的治療が必要と判断した患者については精神科医との連携システムが構築されている．2007年の事業開始から8年が経過し1,000例以上の患者紹介があり（図2），5年目の中間報告として精神科側の定点データが発表された[1]．6年目からゲートキーパー養成に力点がおかれ市民レベルまでシステムが拡大，8年目から市立病院に常勤精神科医が配属されたため救急現場における自殺未遂者フォローアップシステム[2]を組み入れた．これらの一貫したうつ病の早期発見・治療と再発予防システムの構築が本事業の特徴である．

2. 精神科側の現状とシステム構築までの紆余曲折

　精神科クリニックはフリーアクセスとその敷居の低さから多種多様な精神疾患が日夜押し寄せている．事業開始時，市内の3件の精神科クリニック（現在5件）も例外ではなく，初診は2週から1か月待ちだった．迅速な紹介対応ができず，かかりつけ医からは早速「なぜすぐに診てくれないのか」などとお叱りを受けてしまった．「安易に抗うつ薬を投与し自殺したら訴えられるのでは」「結局，自殺は景気の問題では」などといった手厳しい指摘もあった．改めて精神医療に対するスティグマが痛感された．医

窪田幸久（くぼた・ゆきひさ）　　　　　　　　　　　　　　　　　　　　略歴

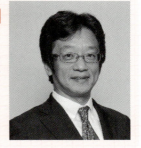

1961年富士市生まれ．
1987年東京慈恵会医科大学卒．同大附属病院にて研修，同大精神医学教室入局，助手．以後富士市立中央病院精神科，湘南病院精神科医長，日向台病院急性期病棟，南富士病院院長を経て2007年中央公園クリニックを開設．就労支援B型作業所「はじめの一歩」副理事長．

Ⅱ．気分障害／C．診療の実際

コラム

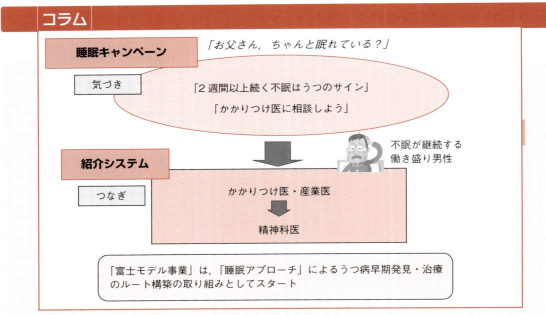

図1 「富士モデル事業」の全体像

富士モデル事業では，かかりつけ医や産業医におけるうつ病のスクリーニングとして不眠を重視し，眠れない働き盛りの中年男性に焦点をあて，かかりつけ医がより専門的治療が必要と判断した患者については精神科医との連携により紹介システムが構築されている．

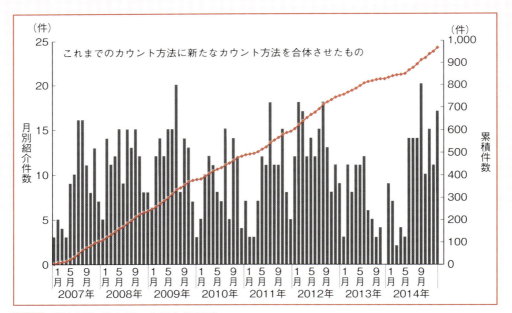

図2 紹介件数（8年間で1,000件突破）

（静岡県精神保健福祉センター作成）

師会内で構築された紹介システム委員会ではうつ症状の列記された煩雑な紹介状を見直し，睡眠障害を切り口としたスクリーニング方法が最も有効[3]との意見が集約された．紹介元の内訳を図3に示した．紹介から初診までの待機期間は最低1週間以内，通常は3日以内を申し合わせ，緊急ケースは当日から精神科救急システムにつなげるようにした．

3年目に，紹介システム委員会において自殺既遂例が報告された．里村らは埼玉県内の精神科診療所に通院中の患者の自殺既遂の実態調査から精神科受診2週間以内に59.5%の自殺既遂が発生し，しかも3/4は規則正しく通院していたことを報告しているという[4]．本システムにおいて多くのクリティカル群が紹介されている現状が判明し，ゴールが見えかけていた自殺問題は実は氷山の一角であるという厳しい現実にわれわれは気づかされた．

3. どのような人たちが紹介されて来たのか？

定点クリニックにおける紹介患者308人（平均年齢49歳）のうち中高年の男性は60%，大うつ病の診断率は308例中ICD-10では222例（72.0%），笠原木村分類[5]ではⅠ型に当てはまるものが192例（62.3%）と予想外の高率であった．昨今，古典的なうつ病は減り，気分障害の疾患概念は拡散し発達障害やパーソナリティ障害など多彩な精神疾患が表層なだれのように精神科クリニックに押し寄せている感がある．富士モデル事業ではむしろうつ病の中核群が紹介されたが，裏を返せば，受診すべきうつ病

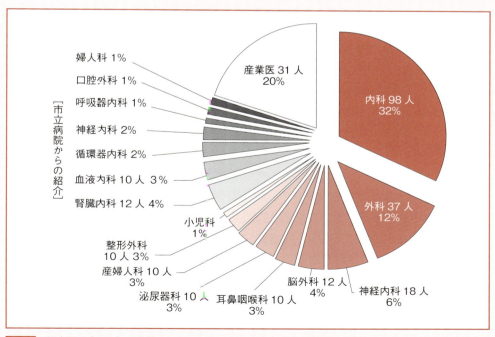

図3 紹介元の内訳（$n=308$）

の多くがかかりつけ医のところにとどまっている可能性も否定できない.

紹介中核群は残業中の夜遅くにこっそりと精神科を受診する.「消えてなくなりたい」などと小声で言い, 死ぬ方法をすでに考えロープや練炭をホームセンターで購入し何度も死に場所を訪れて逡巡している. 数億円の借金を抱え途方に暮れる町工場の経営者の背中を家庭裁判所まで見送り, 職場におけるパワハラやセクハラに怯え深い心の傷を負った会社員たちを法テラスに紹介することもある. また中小零細企業の産業医の多くは地元の医師会員であり, 産業メンタルヘルスの観点からの情報がもたらされ, 連携がより円滑化されるようになっている.

4. 飲酒および自殺関連項目

製造業が主要産業である当市では交代勤務者も多く, 不眠をまぎらわす手段として習慣飲酒が形成されている素地が長年あった. 紹介の38%（308例中117例）が不眠を寝酒や習慣飲酒で紛らわせていた事実が判明した. 自殺企図を助長する可能性が高い問題飲酒とリンクした睡眠障害の改善が喫緊の課題となった. 精神科受診時に確認された希死念慮は42%（129例）と高率であった. 定点での経過観察期間中の自殺企図は16例（既遂1例）, 方法は過量服薬が9例, 自傷行為6例, 一酸化炭素中毒1例であった. 救命された者のうち5例が精神科病院に入院し, 10例が外来再通院となった.

5. 連携を模索して―医師会員調査から

2013年に富士市医師会員（一般科医103人, 精神科医20人）に紹介システムの運用に関するアンケート調査を行った. システムの有効性について一般科医は「精神科に紹介しやすい」が59人（57.3%）,「うつ病の早期発見につながる」が56人（54.4%）とシステムを肯定的にとらえていた. うつ病対応への考えとして「精神科医との連携を深めたい」が62人（60.2%）,「うつ病治療に関する知識や技術を深めたい」が48人（46.6%）と, 一般科医は適切に対象患者を精神科医に紹介し協働して診療するにつれうつ病への関心が高まったと考えられた.

6. 睡眠薬・ベンゾジアゼピン系薬剤中止への試み

睡眠薬の減量や中止, 抗うつ薬の適正使用についてかかりつけ医や薬局などと協働して行うことも本事業の重要な課題であった. 精神科紹介時に睡眠薬が処方されていたのは308例中204例（66.2%）で最終的に中止ができたケースは103例（33.4%）であった. このなかにはレストレスレッグス症候群14例, 睡眠時無呼吸症候群7例が含まれていた.「うつ病の不眠を治療する」という観点から, 中途覚醒, 早朝覚醒の軽減による起き抜けのすっきり感や睡眠時間不足による倦怠感および日中の眠気の軽減を目的とし鎮静系の抗うつ薬を使用することで抗不安薬および睡眠薬の使用量を有意に減じることができた.

7. おわりに

　「富士モデルの睡眠キャンペーン」はメディアに広く取り上げられたこともあり独り歩きしてしまった感があった．しかしポピュレーションアプローチとしてこれ以上の有効な方法はあっただろうか．「お父さん，ちゃんと眠れている？」といった睡眠障害からうつ病の気づきへのシステムはスティグマの軽減にも寄与し，市民ゲートキーパーからの紹介も増加している．一方で積み残しの課題も多く，若年層と高齢者にまだ手が回らず，風化しないような努力も必要である．連携成功のコツは精神科医が医師会や地域に積極的に出ていき，時には「御用聞き」的な発想でアプローチすることであった．筆者は総合病院の精神科（外来のみ）に数年間勤務し，クリティカルなうつ病患者を空いている内科病棟に入院させ非常に良好な治療効果が得られた経験がある[6]．その内科病棟は自殺未遂患者が救急救命後に入院し多彩な精神症状にも対応できるユニットを内科医と数年がかりで構築していたからであった．

　数年前から精神疾患が国の重点施策の5疾病になった．連携のコツは「地域全体をひとつの総合病院」ととらえ，まずは隣近所の精神科医同士が顔なじみになりお互いの得意分野や専門性を理解し，それらの情報を地域医療システムに持続的に発信していくことかもしれない．精神科に紹介後「血圧や血糖値が安定した」「過敏性腸炎が軽快し驚いている」などのかかりつけ医からの声を紹介し本項を締めくくりたい．このようなご意見が紹介システムの大きな原動力になっている．われわれが診察室で待っているだけでは何も始まらなかったといえよう．

文献

1) 窪田幸久, 宮下正雄, 石田多嘉子ほか. うつ自殺予防対策「富士モデル事業」5年間の報告. 精神科治療学 2014；29（5）：685-691.
2) Kawanishi T, Aruga T, Ishizuka N, et al. Assertive case management versus enhanced usual care for people with mental health problems who had attempted suicide and were admitted to hospital emergency departments in Japan (ACTION-J)：A multicentre, randomised controlled trial. Lancet Psychiatry 2014；1（3）：193-201.
3) 松本晃明. 不眠を切り口とした自殺予防対策 —富士モデル事業の実践. 睡眠医療 2009；3：149-152.
4) 埼精診自殺予防対策委員会（編）. 精神科診療所における自殺の実態調査：5年間235例の報告. 埼玉精神神経科診療所協会；2013.
5) 笠原　嘉, 木村　敏. うつ状態の臨床的分類に関する研究. 精神神経誌 1975；77（10）：717-735.
6) 窪田幸久, 佐藤譲二, 長谷川剛ほか. 総合病院一般内科病棟におけるうつ病治療の試み—精神科専門病棟との比較において. 総合病院精神医学 1995；7：49-57.

救急外来に搬送される過量服薬事例

上條吉人
埼玉医科大学救急科

1. はじめに

　救急外来にはうつ状態を背景とした向精神薬の過量服薬（overdose：OD）患者が数多く搬送される．向精神薬 OD 患者の予後は一般的に良好で，帰宅または入院しても数日以内に軽快退院となることがほとんどである．ただし，OD の背景に精神科的問題があり，多くの患者は OD を繰り返すにもかかわらず，精神科が併設されていない救急医療施設が多く，併設されていても夜間・休日に搬送される患者は精神科の診療を待たずして帰宅または退院することが多い．

2. 向精神薬 OD 患者の背景

　2011 年 1 月〜2013 年 11 月までに向精神薬 OD により某院救急センターに搬送された 367 人の患者のうち，書面で同意し，調査に参加した 81 人の患者の背景を表 1 に示す．患者は比較的若く，圧倒的に女性が多かった．また，既婚者は 4 割強で，就労者は 3 割弱であった．孤独で，他者または社会に依存している比較的若い女性が多い傾向がある．

3. 精神科的背景

　向精神薬 OD 患者の精神科的背景を表 2 に示す．向精神薬 OD であるので，当然のことながらほとんどの患者は精神科・神経科・心療内科通院中であった．当時，救急セ

上條吉人（かみじょう・よしと） 略歴

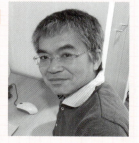

1959 年長野県松本市生まれ．
1982 年東京工業大学理学部化学科卒．1988 年東京医科歯科大学医学部卒．精神科医として東京医科歯科大学医学部付属病院精神神経科などで研修後，1992 年より救急医として北里大学病院救命救急センターで勤務．2014 年より北里大学メディカルセンター救急センター教授を経て，2015 年より埼玉医科大学病院救急科教授を務める．「心も身体も診れる救急医」を信条としている．
著書として『イラスト＆チャートでみる急性中毒ハンドブック』（2005），『精神障害のある救急患者対応マニュアル』（2007），『臨床中毒学』（2009），『急性中毒診療レジデントマニュアル』（2012）〈以上，医学書院〉などがある．

表1 向精神薬OD患者の背景（n=81）

年齢		38.9 ± 11.8 歳
性別	男性	18 (22.2%)
	女性	63 (77.8%)
婚姻	既婚	34 (42.0%)
	未婚・離婚・死別	47 (58.0%)
就労	あり	22 (27.2%)
	なし・学生	59 (72.8%)

表2 向精神薬OD患者の精神科的背景（n=81）

精神科・神経科・心療内科通院	
あり	76 (93.8%)
なし*	5 (6.2%)
精神科診断	
F2（統合失調症など）	11 (13.6%)
F3（うつ病など）	30 (37.0%)
F4（適応障害など）	17 (21.0%)
F6（BPDなど）	15 (18.5%)
その他	8 (9.9%)

＊：内科または整形外科に通院．
BPD：境界性パーソナリティ障害．

表3 ODした向精神薬の入手先（n = 78）

クリニック（精神科，神経科，心療内科）	56 (71.8%)
総合病院（精神科，神経科，心療内科）	8 (10.3%)
単科精神病院	9 (11.5%)
その他＊	5 (6.4%)

＊：内科または整形外科に通院．

ンターに常駐していた2人の精神科専門医，および各1人のリエゾン精神科医，臨床心理士，リエゾン看護師，精神保健福祉士が週1度カンファレンスを開催し，精神科・神経科・心療内科通院中の患者では診療情報提供書も参考にしながら国際疾病分類（ICD-10）のFコードによる精神科診断を決定した．この結果，精神科診断として最も多かったのはうつ病などのF3で，次いで適応障害などのF4，境界性パーソナリティ障害などのF6，統合失調症などのF2の順であった．

4．ODした向精神薬の入手先，種類，服用数

ODした向精神薬の入手先を表3に示す．患者の7割強はクリニック（精神科，神経科，心療内科）で処方された向精神薬をODしていた．少数ではあるが，内科や整形外科で処方された向精神薬をODした患者もいた．患者は平均4.2 ± 2.6種類の向精神薬を，平均109.4 ± 90.7錠ODしていた．

厚生労働省に問い合わせたところ，クリニック（精神科，神経科，心療内科）に通院している患者と，総合病院（精神科，神経科，心療内科）または単科精神病院に通院している患者の割合はほぼ1対1であった．したがって，クリニック（精神科，神経科，心療内科）に通院している患者のほうがよりODのリスクが高いといえる．筆者が講演などでこの点を指摘すると，会場の先生方から，"クリニックのほうがF3，F4，F6といったODのリスクの高い患者の割合が多いからだ"という反論を受ける．しかしながら，われわれの調査ではクリニックに通院中の患者のほうがベンゾジアゼピン類をはじめとした多剤大量処方を受けていた．複数の精神科医が集う総合病院や単科精神病院とは異なり，単独で診療することが多いクリニックのほうが，処方の透明性が低いことが問題ではないだろうか．

表 4	向精神薬 OD と自殺企図 ($n=81$)
自殺企図か？	
本気で死のうと思った	48 (59.3%)
本気かどうかわからない	15 (18.5%)
死のうと思ったわけではない	18 (22.2%)
いつ OD を考えた？	
数時間以上前から	20 (24.7%)
直前・衝動的	57 (70.4%)
その他	4 (4.9%)
過去の OD 歴	
あり	51 (63.0%)
なし	30 (37.0%)

表 5　OD の頻度の高い向精神薬
- エチゾラム（デパス®、エチゾラム® など）
- トリアゾラム（ハルシオン®、トリアゾラム® など）
- フルニトラゼパム（ロヒプノール®、サイレース® など）
- ゾルピデム（マイスリー®、ゾルピデム酒石酸塩®）
- フェノバルビタール（ベゲタミン®）

5. 向精神薬 OD と自殺企図

患者に、「本気で死のうと思った」「本気かどうかわからない」「死のうと思ったわけではない」という3択の質問をした。「死のうと思ったわけではない」と回答した患者は2割強であった（表4）。これらの患者は"薬を飲んで嫌な気分を紛らわそうと思った""嫌なことから逃げたくて深く眠ってしまいたかった"などと話していた。また、約7割の患者は直前・衝動的に OD した。さらに、6割強の患者は OD を繰り返していた。

6. OD の頻度の高い向精神薬

OD された頻度の最も高かった向精神薬を表5に示す。ベンゾジアゼピン誘導体であるトリアゾラムおよびフルニトラゼパム、チエノジアゼピン誘導体であるエチゾラム、非ベンゾジアゼピン系睡眠薬であるゾルピデム、合剤に含有されているバルビツール酸類であるフェノバルビタールの順で頻度が高かった。これらは、いずれも中枢神経系にある $GABA_A$ 受容体・複合体に作用する薬物で、日本で最も依存・乱用されている処方薬でもある。薬物の依存・乱用と OD には密接な関連がありそうである。

7. おわりに

向精神薬 OD を繰り返す患者の多くはクリニック（精神科、神経科、心療内科）に通院し多剤大量処方を受けていた。近年、救急外来に搬送される向精神薬 OD 患者が減少したとする救急施設が多い。厚生労働省主導の多剤大量処方の対策が奏功している可能性がある。

D 気分障害を合併する病態

1 発達障害

米田衆介
明神下診療所

1 はじめに

発達障害に併存する気分障害については，自閉スペクトラム症に気分障害が併存する場合があることなど，従来からさまざまな指摘がなされている[1]．

本項では，紙幅の関係もあり，それらの議論の詳細については残念ながら割愛する．精神科の日常臨床の即戦力として役立つという趣旨から，それが気分障害であるかないかということよりも，その病態を具体的な生活状況に即して理解することで治療の糸口をつかむという観点で考えていきたい．

2 自閉スペクトラム症と気分障害

筆者の経験では，知的に遅れのない自閉スペクトラム症のケースであっても，古典的な精神病理学の意味での"躁うつ病"や"うつ病"の典型的な状態像を示すことは，それほど多いわけではない．むしろ，広い意味で"うつ状態"ではあったとしても，典型的でない病像を示すことが多いように思う．たとえば，仕事には行けないのに何時間も集中してゲームを楽しめるなどというような，一部で「新型うつ病」などと呼ばれているような病像に近い非典型的な状態を示す場合もそれに含まれる．

そもそも，自閉スペクトラム症では，自己モニターの障害ともいうべき特性があり，自分自身の状態について言語的に報告することの困難さがある．そうなると，主観的

米田衆介（よねだ・しゅうすけ） 略歴

1963 年東京都生まれ．
東北大学農学部を中退後，1987 年山梨医科大学医学部入学，1993 年同大学医学科卒．東京大学医学部附属病院精神神経科，東京都立松沢病院，東京都精神医学総合研究所などを経て，現在，明神下診療所所長．

著書として，『アスペルガーの人はなぜ生きづらいのか？―大人の発達障害を考える』（講談社，2014）がある．論文多数．報告書に，「高機能広汎性発達障害者への就労前支援に向けて」（http://myoujinshita.jp/p06.html）などがある．

な報告だけに頼って診断することには本質的な困難がある．すなわち，生活のなかで起きていることと，そのことに対する自分の理解のあり方のあいだに，そして，自分なりに理解したことと，それを人に伝えようとするときの表出とのあいだに，無視できない程度のずれがしばしば生じてしまうためである．

それゆえに，自閉スペクトラム症でみられる，これらの多様な状態に対して，DSM でいうところの双極性障害ないし抑うつ障害群の診断項目を機械的に当てはめて考えたのでは，治療するための適切な方針を立てることが不可能であることは明らかである．

そこで，典型的な双極性障害や大うつ病が合併した場合は別として，自閉スペクトラム症などが基礎にあって生じたこのような状態については，不完全な病像の双極性障害あるいは大うつ病としてではなく，ただ単に"増動減動状態"と考えたほうが，事態を精確にとらえられるのではないだろうか．もちろん，言語的・主観的な訴えを把握することは大切だが，必ずしもそれにとらわれることなく，生活のなかで起きている事象に注目する必要がある．そして，このように主観的な訴えを一時脇に置いて，生活状況を仔細に検討した場合には，こうした増動減動状態が，直近の生活上の出来事と関連して生じているようにみえることが非常に多い．

そこで，このような状態を，診断名とは別に，単なる状態像として「自閉スペクトラム症成人でみられる生活状況に関連した増動減動状態」とでも仮に呼んでおくことにしたい．診断名を考える場合は，DSM-5 では，これらの状態の一部は双極 II 型か気分循環性障害と診断される可能性がある．また，DSM-5 で双極 I 型と診断されるようなケースや，古典的な意味での本当の"うつ病"は，さしあたってここに含めないでおくとしよう．

3 自閉的増動減動状態

さて，「自閉スペクトラム症成人でみられる生活状況に関連した増動減動状態」というのは長いので，以下では自閉的増動減動状態と略させていただく．こうした状態では，主観的・言語的に報告された気分という面では，爽快気分や抑うつ気分が報告されることもあれば，気分については訴えがなく，ただ単に「体が動かない」「何もできない」という訴えだけがあることもある．著しい場合には，「別にいつもと変わらない」と主観的には言いながら，客観的には増動または減動が明らかな場合もある．

また，古典的なうつ病では，身体随伴症状が重視され，不眠や食欲不振，便秘などが伴うことが普通だが，こうした自閉的増動減動状態では，よく眠り，よく食べ，しばしばひきこもりがちながら，何時間もゲームをしている場合でも，「何もできない」という訴えがよくある．できない自分を責めるような発言をすることもあるけれども，よく聞いてみれば，それは自分の秩序が乱れたことへの不満であって，他者に対して申し訳ないなどということは言ったとしても他人からはなんだか表面的にみえることが多い．

このような状態での減動状態では，古典的なうつ病でみるような焦燥感を伴った不眠よりも，生活リズムの不規則がよくみられる．本人は「起きられない」というが，何か本人にとって大切な用事でもあると，あっさり希望の時間に起きて行動したりする．別段それを奇妙とも思わないようで，けろっとしている．また，「体が痛い」というような訴えをすることがあり，身体表現性症状や身体随伴症状と紛らわしいが，訴えがまだ固定化していなければ，マッサージや運動などの理学的な対処でしばしば著明に改善するので見分けることができる．もちろん，こうした症状が，そのまま身体表現性のものへ移行する場合もある．特に，なんらかの疾病利得が存在しているような場合などには訴えが遷延・固定化する可能性もある．

4 どのようにして治療するのか

古典的な意味でのうつ病や，双極 I 型が併存していると見立てられる場合には，それらに準じて治療することが基本である．その場合は，一般の場合と同様の薬物療法が中心になるであろう．

しかし，自閉的増動減動状態では，薬物療法のみでは改善が難しい場合が多いようである．そこで，筆者は生活療法の観点から，こうした状態を環境に対する主体の反応とみて，疲労を含む身体状況の自己モニターの障害，動機づけの維持の困難さ，実行機能障害の結果としての無力状態，過剰な緊張による行動の抑制，ストレスに対する転換性／解離性の反応などとして，ケースごとに異なった見立て方，異なった治療の工夫の仕方をするように心がけている．

疲労を含む身体状況の自己モニターの障害

一番よくみられるのは，自閉スペクトラム症の特性として，「自分がどの程度疲労しているのか」ということに自分で気がつけないことに関連して生じるタイプの"増動減動状態"である．

自閉スペクトラム症では身体図式の障害があることが指摘されているが[2]，それのみならず空腹や疲労にも気がつきにくい場合がある．このために，好きなことをして疲労しても，その疲労に自分では気がつかないまま翌日から寝込んでしまい，「体調が悪い」「仕事に行けない」などと主張することがある．しばらく休養していると自然回復して，ゲームやイベント参加など好きなことをやり始め，そうするとまたやりすぎになって疲労困憊して寝込むということを繰り返す．こうした場合は，生活リズムの維持の困難が伴うことが多い．

やりすぎといっても，その人が普段の生活で示す疲れやすさとのバランスなので，ちょっと部屋を片づけたとか，3時間ほど友人とお茶を飲んだなどという程度で，翌日から寝込む人もいる．他方で，働けているケースでは，仕事に従事するなかでこれと同じようなことになる場合もある．すなわち，残業までして過剰に几帳面に働くことと，家でばったり倒れていることとを交互に繰り返すケースがまれではない．

このような場合には,「動けるときにも7分目までに,疲れて動けないときにも1〜2割は活動を維持し続ける」というように生活指導をしている．そして,何かいつもより活動的に行動したときには,必ずその後に疲労することを事前に自分で予測できるようにしていく．これが案外簡単ではないが,何年もかけて繰り返すと少し学習する．

なお,こういうケースが少し軽症化してくると,宮内の自己啓発型[3]が示す,「右回り,左回り」といって,空想的な課題を追っているときには大変に元気で,現実的なことを地道にやっているときはどんよりしているという病態に似てくる場合がある．

動機づけの維持の困難さ

自閉スペクトラム症の特性と関連した動機づけの維持の困難さとして,"増動減動状態"がみられることもある.

これは少し理解が難しいかもしれないが,普通の人では他者との関係で自然に"条件づけ"が成立している．すなわち,行動療法でいうところの刺激統制が,生活をともにする他者との関係で確立しているということである．刺激統制というのは,簡単にいうと,ある特定の刺激によって必ずある特定の行動が起きるし,逆に,その特定の刺激がなければその特定の行動は決して起きないという意味である．自閉スペクトラム症の場合には,このような関係が自然には成立しにくいことがある.

こうした場合に,主観的には動機づけの困難として体験されるので,患者によってはそのことを"哲学的"に解釈して悩むことがある．すなわち,「自分がやりたいことがなんなのかわかりません」「理屈が全部わからないとやる気が湧かないんです」などと主張することがある．また,こうした動機づけの欠如を自分では言語化できないままで,言葉のうえでは「やらなければならない」と言いながら,実際には何もせずにどんよりしていることもある.

これらのような場合には,環境調整によって動機づけを再建することが基本である．環境調整には,もちろん職場を変えることや,必要があれば家族と分離すること,デイケア・作業所などのグループに導入することなども場合によって含まれる．その場合には,善悪の問題としてではなくて,その人がもっている欲との関係で,まったく即物的な損得の問題として動機づけの目標を説明すると納得することが多い．しかし,場合によっては,設定されるべき特定の動機づけが指し示す大きな目的について,善悪好悪や広く考えて社会正義の問題として自分なりに納得のいくような理屈を自分で見つけないと納得しない人もいる．少数ではあるが自閉スペクトラム症の人の一部には,むしろ他者のため,あるいは大義のためであれば動機がかかるという人がいる．そういう人は,不思議と自分の利益についてでは動機がかからないのである.

実行機能障害の結果としての無力状態

実際に努力して実践したうえで動けなくなる場合には,動機づけはかかっているけれど,失敗の繰り返しの結果として動けなくなっているケースがある．本人は,自分

の状態をつかむのが苦手なので，疲れたとかうんざりしたとか言語化できないことが多い．ただ単に，「できなくなりました」「足が前へ出なくなりました」などとだけ言うことが多い．実行機能障害があることによって，主観的には一生懸命やるのだが，まったく生産性が上がらないという結果になるので，ある意味では正常な反応として，それ以上は努力できなくなる．

こういう場合には，特定の行動に関連した学習の結果としてみたほうがよい場合と，いわゆる学習性無力感[4]として生活全般に影響が出る場合がある．前者の場合には，それとは直接関係ない食事や睡眠には影響がない場合もあり，趣味などの活動をするときにも問題がないことがある．後者の場合は，広い意味で抑うつ状態とみることもできるが，その場合は病因論的な解釈としては反応性ということになるだろう．

いずれにしても，このような学習された結果としての減動状態の場合には，ハードルを下げてから，改めて成功体験を作っていくしかない．さしあたっては目標を下げていくということになる．普通には，何か集団に参加してそのなかでやれることを作るということと，目標を下げることがしばしば同時に起きてくる．こういうことを意図的に促進するという生活療法の仕方は，宮内の自己啓発型の対応に似ている．

● そのほかのいろいろな場合

上述のほかにも，いろいろな場合がある．過剰な緊張による行動の抑制で動けないときも，減動状態がみられる．こういう場合は，抑うつよりも不安障害に診断されているときもあるかもしれない．実際，不安障害と同じような治療でよいが，筆者の経験では，自閉スペクトラム症では少量の抗精神病薬を使ったほうがうまくいくようだ．また，極度の緊張や疲労から解放されると，しばらく減動状態となるが，これは本当の抑うつとは違う．こういうときは，回復期として説明すると安心するようだ．

強迫性障害の合併診断がついている場合もあるが，ある種の制縛状態で動けないこともある．こういう場合は，明らかに強迫症状が伴っているので見間違えることはないだろう．また，ストレスに対する転換性/解離性の反応もよくみられる．境界域から軽度精神遅滞が伴う場合では，比較的多い．さらに，これらとも鑑別すべき状態に，自閉症のカタトニアと呼ばれる状態がある[5]．これは，昔風にいうと「カナー型」と呼びうるような，自閉症としての典型的な症状がそろっているようなケースの場合に多く，治療的にも別の対応を要する．ある意味で古典的な話ではあるが，発達障害に統合失調症が潜在性に合併していて陰性症状が出てくることはまれではあるとはいっても，そういう可能性も一応は忘れないでおいたほうがよいだろう．

医原性の状態として，抗精神病薬や抗不安薬などによるパーキンソニズムやアカシジア，あるいは過鎮静/脱抑制や，抗うつ薬による異常体験賦活なども，鑑別という意味では念頭においておく必要がある．

文献

1) 牛島洋景, 宇佐美政英, 齊藤万比古. 発達障害に伴ううつ病の治療. 臨床精神医学 2011；40（4）：523-536.
2) 大東祥孝. アスペルガー障害の神経心理学. 精神医学再考―神経心理学の立場から. 医学書院；2011. pp132-143.
3) 宮内　勝. 精神科デイケアマニュアル, 増補版. 金剛出版；1997.
4) ピーターソン, マイヤー, セリグマン. 学習性無力感と抑うつ. 学習性無力感. 二瓶社；2000. pp197-242.
5) 高岡　健, 関　正樹. 自閉症スペクトラム障害のカタトニー様症状―その特徴と統合失調症との鑑別. 精神科治療学 2010；25（12）：1633-1637.

D 気分障害を合併する病態

2 不定愁訴と呼ぶさまざまな症状群

小山文彦
東京労災病院勤労者メンタルヘルス研究センター・治療就労両立支援センター

1 概要

　不定愁訴とは，不安定かつ多彩な身体愁訴であり，その自覚症状を説明できるほど明白な他覚的所見を欠くものである．特徴としては，訴えが主観的である，多彩な愁訴をもつ，自覚症状が他覚的所見に比べ著しく強い，愁訴は質的・量的に変化しやすい，心理的ストレスによって症状の変動・増悪をきたしやすい，の5点[1]があげられる．

　外来診療において，これらの身体愁訴を呈するも諸検査では特に異常なく，器質的疾患は否定できるものの納得が得られず，繰り返し精査や疼痛緩和などを求めて受診する患者は少なくない．このような例は，1980年にDSM-IIIが示した身体表現性障害（somatoform disorder）に属し，「一般的な身体疾患，物質の直接作用，他の精神障害から説明できないような身体疾患を示唆するような症状を呈し，これが意図的な虚偽性障害や詐病でない障害」と定義されてきた．

小山文彦（こやま・ふみひこ）　略歴

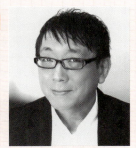

1962年広島県生まれ．
1991年徳島大学医学部卒，同年岡山大学医学部神経精神医学教室入局，同附属病院勤務．公立府中湯が丘病院，公立周桑病院，河田病院シルバーリハビリテーションセンター，弘済クリニックを経て，2001年香川労災病院メンタルヘルス科副部長，2005年同勤労者メンタルヘルスセンター長，2009年独立行政法人労働者健康福祉機構 本部研究ディレクター，2013年東京労災病院勤労者メンタルヘルス研究センター長，2014年同両立支援部長，東京産業保健総合支援センター産業保健相談員，現在に至る．
主な著書に，『働く人のうつ，疲労と脳血流変化』（保健文化社　2009），『ココロブルーと脳ブルー―知っておきたい科学としてのメンタルヘルス』（産業医学振興財団，2011），『治療と仕事の両立支援―メンタルヘルス不調編』（2013），『主治医と職域間の連携好事例30』（2015）〈以上，労働調査会〉がある．論文多数．

2 診断

身体表現性障害圏（DSM-5 身体症状症および関連症群）

このカテゴリー（本項では「身体表現性障害圏」とする）には，身体化，慢性疼痛（疼痛性障害），転換性障害などの下位分類があり，ICD-10 においても相当する分類が設けられている．周知の通り，不定愁訴は，不安，抑うつ，他の心理的要因と関連していることが多く，不安および気分障害圏の各疾患と身体表現性障害圏のいずれにおいて主病名を診断するかは，主要な症候の持続性や優位性により定まるところであろう．DSM-5 では，身体表現性障害に相当する新たな概念として「身体症状症および関連症群（somatic symptom and related disorders）」という用語が採用され，身体症状症（somatic symptom disorder），病気不安症（illness anxiety disorder），転換性障害（conversion disorder），他の医学的疾患に影響する心理的要因，虚偽性障害，他の特定される身体症状症および関連症などがある[2]．図1に，身体表現性障害圏の理解と診立てのためのフローチャートを示す．

不安障害および気分障害圏

身体表現性障害（身体症状症）圏と診立てる際の大前提となる器質的疾患（器質因）の除外は，他に心因が身体愁訴を惹起および修飾している病態においても必須である．疼痛顕示が強いなどの場合に，患者からの頻回な精査要求に安易に応じるのではなく，あくまでも症候を診続ける過程で縦断的に器質因をめぐる検査は必要だと考えられる．

次に，心療内科領域では，かつて自律神経失調症と診断されていたもののほとんどは，全般性不安障害，パニック障害，気分変調症などに診断可能であった[4]，との報告がある．まず，不安障害圏においては，運動性緊張や自律神経活動の亢進による症候は，全般性不安障害などにおいて少なからず併存するが，その状態不安や心理的ス

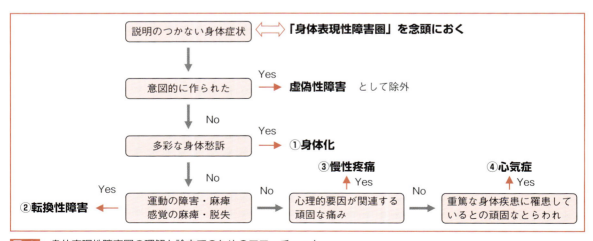

図 1 身体表現性障害圏の理解と診立てのためのフローチャート

（小山文彦．女性総合診療マニュアル―女性外来の実践から．2010[3] より一部改変）

トレスが緩和されるとともに減弱，消褪する愁訴が多い印象がある．パニック障害においては，再度起こる発作への予期不安が高じることにより身体変調に過敏となるため不定愁訴を伴いやすい．このように，不安障害圏においては，不安高度化と不定愁訴が多くはマッチして認められる病態であるため精神科的診断が難渋することは少ない半面，経過中に特に局所的な身体愁訴が認められる場合は，むしろいっそう身体面の検索を慎重に行うべきであろう．自験例だが，過呼吸発作のため救急搬送された不安障害例が頭痛を訴え CT にてクモ膜下出血が認められた例，不安障害で通院中の高齢患者が脱力のため内科を受診したところ「精神的なもの」とされたが精神科外来での採血で低カリウム血症が判明したなどがあり，旧来からの「Hy（ハーイプシロン）」などと決めつけることは危険である．

気分障害圏では，身体的愁訴が抑うつを覆うかのごとき「仮面うつ病」が歴史的に有名であるが，不眠が持続するうつ病例においては，抑うつの顕在化以前に倦怠や頭重，めまいなどの愁訴に遭遇することは少なくない．疲労，倦怠感の取り扱いは，「単なる疲れ」と軽視することが診断・治療上奏功することはほぼないと考えられる．また，うつ病における快感喪失（anhedonia）には，広く身体の不具合が調和するであろうことも容易に推測できる．他に，気分変調症には境界性パーソナリティ障害などの合併例も少なくないが，ストレス負荷状態では精神的苦痛を身体症状に置き換えやすい[5]ことや，心気的訴えにより精神的空虚感をカムフラージュしている[6]などの特徴も臨床知見としてあげられている．これらのことから，気分障害圏における身体愁訴は，抑うつ（気分変調）や全般的意欲低下の自覚や訴えがない場合においても，不眠や食思不振，注意・集中力低下などとともに，その診断の助けとなる症候でもある．

3 治療

🔴 愁訴と心労の受容

身体表現性障害圏では，疼痛や異常感の愁訴が顕示的であることが多く，すでに他の医療機関を受診して「異常ない」「そんなに痛むはずがない」などの説明や対応を経験していることが多い．まず愁訴を受容的に聴き，改めて必要と判断した場合に身体精査を行うべきである．その際，痛みなどの原因がはっきりするかどうか，また，その愁訴に見合う処置が可能かどうか，できる範囲での検査を行ってみるという方針を説明し，患者に過剰な期待を抱かせない程度に防衛的な姿勢を保つことも必要な場合がある．痛みや不具合を抱えてきた患者にとって，これまでに受けてきた医療体験のこじれや失望が心労となってきていた経過への労（ねぎら）いと慮（おもんぱか）りが，その後の治療に反映されるように思う．

🔴 治療契約と治療構造の保持

上述のように，必要性を判断したうえで身体検索を行うことは，初診時の治療契約

として重要な要素となる．たとえば，愁訴の説明がつくような所見が得られなかったことを告げたうえで，①ストレスと疼痛とが関連する可能性があること，②そのストレスの自覚がなくても，疼痛閾値の低下と神経伝達物質（セロトニン，ノルアドレナリンなど）の関連について平易に概説すること，③そのため，認知行動療法的アプローチ（痛みなどのために全般的に回避的な生活：安静優先や臥床がちにならないなど）や薬物療法（下行性抑制系・神経伝達物質の調整から疼痛閾値を高めるなどを解説）が症候緩和につながる可能性を提示する．この場合，平易に解説できるシェーマを用い，ある程度患者への生活指導・健康教育の意味合いをもたせることも有効だと感じている．

　しかしながら，経過中あるいは救急場面で疼痛緩和などを性急に求められることも少なくない．このような場合，器質的な異常や炎症所見が認められない場合に非ステロイド性抗炎症薬（non-steroidal anti-inflammatory drugs：NSAIDs）などを安易に処方しないほうが賢明である．治療構造が構築されていく過程で，その動揺はあっても，なるべくレスキューについても定期受診の際に薬剤を選択しておき，救急外来などでは十分な対応は期待できない旨の説明もあらかじめ必要である．患者が疼痛顕示により鎮痛処置を受けることは，いわば報酬（reward）であり，それを求めて疼痛顕示を繰り返すといった悪循環に陥る原因となりかねない．むしろ，疼痛などを抱えた暮らしにおいても次第に回避的とならず行動する患者にポジティブ・フィードバックを向けるなど，一種のオペラント条件づけの構造や，治療目標は「心と身体が折り合う」[7]べく，to cope with pain におく[8]など，治療契約と治療構造の保持は重要である．

薬物療法

　まず，依存性・中毒性のある薬剤はなるべく使用しないことが原則であろう．気分障害，不安障害に伴う不定愁訴については原疾患の治療が奏功するが，気分および不安の症状のないさまざまな身体症状の訴えに対しても抗うつ薬の有効性が期待される[9]．これには，下行性抑制系の増強，内因性オピエートの賦活にセロトニンおよびノルアドレナリンの調整が関連することが論拠であり，選択的セロトニン再取り込み阻害薬（selective serotonin reuptake inhibitor：SSRI），セロトニン・ノルアドレナリン再取り込み阻害薬（serotonin-noradrenaline reuptake inhibitor：SNRI）の有効性を支持する知見は多い[10,11]．カルバマゼピンやバルプロ酸ナトリウムが疼痛緩和に用いられることもある．また，漢方では，不安や身体化症状には，気うつ，気虚，気逆といった気の異常で説明できることが多いことから，「気剤」「柴胡剤」「四君子湯類」などが用いられる[12]．

4 おわりに

　不定愁訴の概念と患者への基本的な対応について概説した．おわりに，筆者が精神科医として駆け出しの頃に経験した1症例を提示し，振り返ることで総括に代えたい．

【症例】59歳，女性
主訴 右上顎部の持続性の痛み．
病歴 X－2年10月，右上顎歯5番の自発痛（う歯）のため近医歯科医院にて加療されたが，歯槽痛が広がり鎮痛薬無効のため，翌年1月よりE大学附属病院口腔外科に転医．疼痛を説明できるほどの所見に乏しかったが，疼痛の訴えが激しいため同院麻酔科にて右上顎神経ブロック施行．いったん，ペインスコア上の軽快をみたが経過は動揺性であるためX年9月O大学附属病院神経精神科に紹介，入院となった．
治療 初診時，顔をしかめて咀嚼できないほどの痛みを訴え，疼痛緩和を性急に希望した．担当医は，所見の伴わない疼痛が存在することを説明，受容し，過去の鎮痛にまつわる医療体験の心労について傾聴した．身体表現性疼痛障害と診断，生体の鎮痛緩和（下行性抑制系など）について概説し，抗うつ薬の鎮痛作用が緩徐ながら期待できることを説明し，クロミプラミン10 mg/日投与を開始，漸増した．同剤75 mg/日まで増量した頃より，「痛まないときがある」と陳述を得，同剤100 mg/日にて疼痛は寛解した．

　疼痛緩和のための医療処置が過去多彩に施され，いわば医療体験の「こじれ」を抱えた難治性のケースであった．そのため，治療導入の際に過去の医療体験にまつわる心労の支持と所見の伴わない疼痛の存在について受容しながら，人体の痛みにかかわる神経回路の説明を行い，支持的なリフレーミング（患者が想定していた疼痛の原因の置換）を図った．疼痛という症状のみではなく，長期に不具合を抱えてきた生きづらさについても傾聴し，疼痛緩和とともに自己効力感が回復するよう支持的対話を継続した．こうした精神療法的アプローチを行うためには，ラポール形成のための工夫，動揺性経過の予測，初診以降長期にわたり治療関係を保持するであろうという，覚悟のようなものが臨床家には必要なのだと，本項をまとめながら再度認識した．

文献

1) 筒井末春．新心身医学入門．南山堂；1996．pp115-118．
2) 日本精神神経学会 精神科病名検討連絡会．DSM-5 病名・用語翻訳ガイドライン（初版）．精神神経学雑誌 2014；116（6）：440-441．
3) 小山文彦．身体表現性障害．労働者健康福祉機構（編）．女性総合診療マニュアル―女性外来の実践から．保健文化社；2010．pp83-86．
4) 中野弘一．自律神経失調症の診断に関する検討．心身医学 1989；29：36．
5) 天野雄一，端詰勝敬，坪井康次．「不定愁訴」を多く訴える患者への対応と診断のすすめかた．診断と治療 2008；96（4）：649-654．

6) 吉松和哉．心気症（心気障害）．吉松和哉，上島国利（編）．臨床精神医学講座第6巻　身体表現性障害・心身症．中山書店；1999．pp113-132．
7) 青木省三．精神科領域における心身医学教育．石津　宏（編）．専門医のための精神科臨床リュミエール27　精神科領域からみた心身症．中山書店；2011．pp333-335．
8) 丸田俊彦．慢性疼痛理論をめぐって．精神科治療学 2000；15：261-267．
9) Stahl SM. Antidepressants and somatic symptoms：Therapeutic actions are expanding beyond affective spectrum disorders to functional somatic syndromes. J Clin Psychiatry 2003；64(7)：745-746.
10) Fallon BA. Pharmacotherapy of somatoform disorders. J Psychosom Res 2004；56(4)：455-460.
11) 名越泰秀，渡邉　明，中村光男ほか．身体表現性障害に対するSSRIの有用性について（第2報）—Paroxetineを用いて．臨床精神薬理 2010；13：1177-1193．
12) 山田和夫．高齢者の不安・身体化症状と漢方．老年精神医学 2011；22：571-576．

D 気分障害を合併する病態

3 強迫性障害

多賀千明
京都第二赤十字病院こころの医療科

1 はじめに

メンタルクリニックで強迫性障害（obsessive-compulsive disorder：OCD）を治療する際の基本的な流れを，筆者の視点から紹介してみたい．京都第二赤十字病院こころの医療科（精神科）は，精神科病床をもたない総合病院の一部門である．よって，OCDに限っていえば，開業メンタルクリニックと患者層が大きく異なるわけではない．すでに，多くのメンタルクリニックの医師が理解しておられるように，軽度のOCDは薬物療法や比較的簡易な精神療法で治癒する症例も多い．しかし，中等度以上になると改善率が落ち，専門的な認知行動療法（cognitive behavioral therapy：CBT）や抗精神病薬の少量付加投与を行っても若干の症状改善をみる程度で，まったく改善しない症例も少なくない．

またOCDが気分障害を併発するとは限らないが，両者がcomorbidityとして出現することは散見される[1]．しかしこの項では，気分障害を併発するかどうかは問わず，外来での一般的なOCDの治療法について述べたい．

2 OCDの診断・治療の歴史[2]

OCDは，Kraepelinによる「強迫神経症」の記載，Jaspersによる「強迫の本質が無意味さの自覚と迫真性である」とした記載，Freud Sらの「精神力動の探求」といった歴史をもつ．1950年代の向精神薬の開発後，抗不安薬や抗精神病薬による薬物療法が行われた．しかし1980年のDSM-III以来，強迫神経症は「強迫性障害（OCD）」

多賀千明（たが・ちあき） 略歴

1982年旭川医科大学卒．滋賀医科大学助手，社団法人水口病院などに勤務後，1990年京都府立医科大学助手，学内講師，1995年京都第二赤十字病院副部長，1999年同部長．
共著として"Reliability and Validity in the Japanese Version of Yale-Brown Scale (JY-BOCS). Psychiatry and Clinical Neurosciences 1995；49 (2)：121-126"，共企画・編集として，『エキスパートによる強迫性障害（OCD）治療ハンドブック』（星和書店，2010）など．

と名前を変え，その操作的診断基準が示された．その後，強迫とは何か，強迫観念，強迫行為とは何か，同様の病態との関連性など，さまざまな議論がなされ，DSM-5では，「不安障害」から分離され，「強迫症および関連症群」の1つとして分類されるようになった．

治療は，薬物療法としてブロマゼパム，少量のハロペリドールなどが使われてきた．1980年代後半からクロミプラミンや，選択的セロトニン再取り込み阻害薬（selective serotonin reuptake inhibitor：SSRI）のフルボキサミン，パロキセチンなどの有効性が示され，1990年代から頻用されるようになった．

また，精神療法としては，精神分析療法から，CBTのなかでも行動療法に重心をおいたものが主流を占めるようになった．

OCDの成因論としては，生育史に基づくもの，遺伝的要因に基づくものなどさまざまな議論があった．しかし，最近では，PETやfMRIに基づく，脳内の神経回路の研究が進められ，皮質-線条体-視床-皮質回路（cortico-striato-thalamo-cortical circuit：CSTC回路）について言及されている[3]．また，他の精神神経疾患と同様な方法で，多数例でのゲノム研究が成されようとしている[4]．

3 外来を受診するOCD患者の多様性

外来診療で，「この患者さんには強迫的なところがある」と考えてしまい，認知症の確認強迫行為や，統合失調症圏初期の自我違和感の少ない不潔恐怖や洗浄強迫行為を，OCDと診断してしまう場合がある．また1990年代から注目されたアスペルガー障害（DSM-5では自閉症スペクトラム障害）では，「こだわり」の項目がある．成人になって社会的障害がありOCDと診断した症例でも，幼少期からの発達障害が存在したのかどうか，また成人してからの強迫症状が幼児期からの「こだわり」の延長であるかどうか悩む症例も少なくない．このような場合，幼少期の十分な病歴聴取を患者だけでなく家人からも行う必要がある．また心理テストも必要となる．

一口に，OCDといっても，横断的な症状を主にした診断をするしか方法がなく，その背後には，生来からの気質（遺伝的なもの？），養育環境や学校生活を含めた社会的要因が関与しており，治療の際，患者ごとの慎重な配慮が要求される．

4 外来で可能な治療法

● 薬物療法[5]

先述したが，現在日本でOCDに対し認可されているのは，パロキセチンとフルボキサミンのみである．しかし海外では，その他のSSRI（fluoxetine，セルトラリン，エスシタロプラム）の有用性が示されている．一般に，うつ病に用いるSSRI最大用量より多くの用量を要するが，海外と違い，日本の処方上限量は低く設定されている．

① Rp）フルボキサミン（デプロメール®，ルボックス®）1日50 mgを初期用量とし1日150 mgまで増量（分2）．
② Rp）パロキセチン（パキシル®）1日1回夕食後，40 mgを投与．20 mgより開始し，1週10 mg/日ずつ増量，1日50 mgを超えない．

以上が，日本で可能な処方である．

しかし，難治例には，非定型抗精神病薬の付加をせざるをえないことが多い．リスペリドン，ハロペリドール，アリピプラゾール，オランザピン，クエチアピンなどの付加があげられる．

クロミプラミンは，効果的な症例も多いが，抗コリン作用という副作用や，大量服薬の危険性から使用に注意を要する．

CBT[6)]

CBTは，主に曝露反応妨害法（exposure and response prevention：ERP）が用いられる．患者にとって，嫌悪刺激となる事柄に，自ら身をさらし，それにより生ずる強迫観念を我慢し，強迫行為を行わず，自らの不安を軽減させる方法である．

5 症例提示

【症例】初診時，24歳，女性（症例は，主旨を損なわない範囲内で一部改変を施した）．

主訴　手をよく洗う．特定の場所にしかいられない．よく確認する．家のなかを裸足で歩けない．

現病歴　以前から物事をよく気にする性格であった．高校卒業後，医療事務として働きだすが，この頃から次第に手洗い行為が増え，家のなかの特定の場所にしかいられない，家のなかを裸足で歩けないようになった．X−1年3月末，職場での人間関係に悩み，自宅での強迫行為が著しくなったことから，医療事務の仕事をやめた．その後，「いつでもやり直せる，やり直せば大丈夫」と考えていたため自宅にいたが，手洗い行動などが，ますます悪化するのみであった．当科にX年1月初診した．

初診時所見　虫がテーブルの上に這い上がってくるとこわい．テーブルの上の食べ物が広がると怖い．一日中手洗いをしているので，何もできない．小学校のときにテーブルの上に蟻が大量にいたのを覚えていて，そうなるのが怖い．手についたチョコレートが周囲に広がったりするのがいや．風呂に入っているときや，トイレから出たときには，手洗いが長い．父母は，あまり何も言わない．何とか，手洗いの時間を減らして仕事に出たい．診断的には，ICD-10で，F42.2 強迫性障害（OCD）と考えられた．Y-BOCSで32/40であり重症領域であった．

治療経過　初診時，血液検査で鉄欠乏性貧血が認められたため，鉄剤投与を行った．それ以外，身体的には異常所見を認めなかった．薬物療法としてはまず，パロキセチンCR錠12.5 mgの投与を行った．同時に，ERPも施行した[5)]．初診日に，患者との話し合いのなかで強迫症状の起きるメカニズムを見出した（図1）．食事をした（先

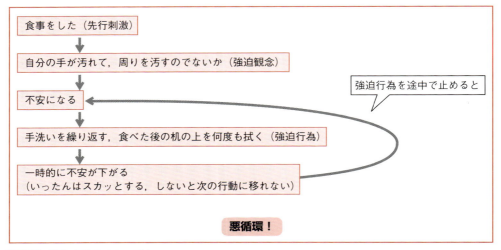

図 1 強迫症状のメカニズム

表 1 不安階層表
SUD (Subjective Units of Distress) 評価尺度
(不安や不快感：重い100点→軽い0点)
- 100：食事の後
- 95：自宅のトイレを使う
- 90：お風呂に入る
- 85：家のなかを裸足で歩く
- 80：外出する
- 70：2階の部屋に行く
- 50：特定の場所以外でものを触る
- 35：職場で使っていたものに触る
- 30：部屋を掃除する
- 20：特定の場所でものに触る

行刺激）後，自分の手が汚れて，周りを汚すのでないか．汚したところに行ったら，さらに汚れを広げてしまうのではないか．そう思うと不安になり，手洗い行動や，食卓やその周りを拭きまくる．拭けば一時的に不安が下がり，拭かないと次の行動に移れなくなる．拭くのをやめると不安になるので，また拭いてしまうという悪循環があることを説明した．次の来院時までに不安階層表の記載（表1）を課題とした．2週間後の再来時に持参した記録では，100点が食事の後，95点が自宅のトイレを使う，90点がお風呂に入るなどであった．

次に，図2のような形式の自宅での課題を出した．第1回目のERPは，食事（曝露）の後に手を洗わない（反応妨害）とした．そのときの考え，不安度，反応妨害の方法を記載していく．初めは3時間たってもほとんど，不安度が下がることはなかった．当初，不安度100の事柄を曝露に用いるのは困難であったため，自分の家のなかのきれいな場所（患者は特定の場所以外と名づけた）にあるものを触る（50点）に曝露を切り替え，反応妨害を手を洗わないこととした．この方法で2時間以内に不安度を抑えることができるようになった．また最近は，図2に示したように，不安度100の食事の後でも，手洗いをしないことも可能になった．

○年○月○日
曝露した内容：食事をする
反応妨害する内容：手を洗わない

時刻	考えたこと	不快・不安の程度	そのとき何をしていたか
19：00	蟻が大量に来るのではないかと思った	100	じっとすわっていた
19：10	手を洗いたい	80	手を見ていた．洗うのをがまんした
19：30	手を洗いたい	50	手芸をしかけた
20：00	手を洗いたい	20	料理の本を読んだ
21：30		0	テレビを見ていた

感想：初めは気になって何度も手を見ていたが，手芸をしたり本を読んでいるうち，時間がたつにつれて，不安な気持ちはなくなった．

図 2 曝露反応妨害法ホームワーク記録

6 おわりに

　OCDとうつ症状の関連はさまざまである．うつ症状が先行してOCD症状が出現してきたり　OCD症状が慢性化してうつ症状に発展したりする．今回の症例は，うつ病のレベルには到達していなかった．外来治療のポイントは，SSRIを用いながら，ERPをいかに進めていくかという点にある．軽症の場合，必ずしもSSRIを用いる必要はないが，ERPを促進する意味で，SSRIが手助けになる場合は多い．SSRIのみで不十分な場合，非定型抗精神病薬の付加が効果を呈することもある．ERPを行う場合，不安度100から行う（flooding）か，患者が可能な低い不安度から行う（graded exposure）かについては議論が分かれるが，実際の臨床では臨機応変に行う．中等症の症例では，SSRIが十分効果を現さない場合も多いが，ERPを併用することで，再発の防止や，再発時の症状軽減に役立つ．重症例では，ERPの可能な入院設備のある病院に依頼するのが最善であるが，本格的な治療は日本全体でも限られた施設でしか対応できないのが現状である．

文献

1) 多賀千明．うつ病と強迫性障害（OCD）のcomorbidity．ストレスと臨床 2002；12：19-23．
2) 多賀千明．はじめに，歴史的展望と診断．上島国利（編集代表）．エキスパートによる強迫性障害（OCD）治療ハンドブック．星和書店；2010, pp1-8．
3) 阿部能成，中前 貴．強迫性障害のニューロイメージング．臨床精神医学 2015；44（11）：1467-1476．
4) 杉本美穂子，音羽健司，佐々木司．不安症でつかったこと．臨床精神医学 2015；44（10）：1365-1375．
5) 住谷さつき．強迫性障害に対する薬物療法．臨床精神医学 2015；44（11）：1497-1503．
6) 飯倉康郎．強迫性障害の治療ガイド．二瓶社；1999．

D 気分障害を合併する病態

4 認知症

芦刈伊世子
あしかりクリニック

1 はじめに

　この項のタイトルは次の4つの意味があると考えた．①高齢になって発症した気分障害と診断されていたが，認知症へと移行していく場合，②高齢で気分障害と重い認知障害がほぼ同時に出現して，治療の結果気分障害も認知障害も寛解した場合，③気分障害と重い認知障害がほぼ同時に出現して，気分障害が落ち着いたところで，認知症が前景に出る場合，④高齢で気分障害が発症して，徐々に精神症状と認知症が合併した形で進行していく場合である．以下に4つの事例を記載するが，個人情報を配慮して，事例の中核は変えないようにし，事実とは変更して記載した．初診の年がX年としている．

　①②は多くの精神科診療所の医師が経験している事例と思われる．

2 事例提示

① うつ病からアルツハイマー型認知症へ移行した事例

◆ 80歳代，女性．娘家族と同居，既往症としては高血圧

現病歴　X-3年，「心臓が苦しい」という訴えがあり，内科で検査したが問題なしといわれた．近医心療内科にてうつ病と診断され，抗不安薬，パロキセチン，睡眠薬が処方されていた．X-1年には2回大量服薬したエピソードがある．頭部CT

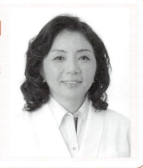

芦刈伊世子（あしかり・いよこ）　　　　　　　　　　　　　　　　略歴

1962年兵庫県生まれ広島育ち．
1990年長崎大学医学部卒後，慶應義塾大学精神・神経科教室入室．2002年学位取得．専門は臨床薬理，老年精神科．
国立病院東京医療センター，慈雲堂病院，浴風会病院勤務．2002年よりあしかりクリニック開設．2015年9月地域連携型認知症疾患センターに指定．
著書に『目撃！ 認知症の現場―専門医が診た家庭介護の実際』（一ツ橋書店，2007），『365日，玄米で認知症予防』（清流出版，2016），共著に『医師たちが認めた「玄米」のエビデンス』（キラジェンヌ，2015）など．

ではその当時は年相応の萎縮であった．気分障害は次第に落ち着いていった．X年5月くらいになると火の不始末があったり，曜日を勘違いしたりするようになった．精神科診療所からの紹介で，X年7月，当クリニックの初診になった．

治療経過　初診X年7月はMMSE（mini-mental state examination）25点，記憶の遅延再生が3つのうち1つ正解であり，頭部MRIで海馬の萎縮が軽度みられた．脳梗塞や動脈硬化もほぼみられなく，アルツハイマー型認知症の初期であると診断した．抗認知症薬と抗うつ薬の併用で，その後3年間，情緒は落ち着いており，デイサービスに通い，ショートステイも利用することができた．X＋4年半くらいすると，もの盗られ妄想，不安状態，いらいらして娘に当たるなどいわゆるBPSD（behavioral and psychological symptoms of dementia）が強くなり，自宅での対応は難しいと判断された．向精神薬による薬物療法やカウンセリングの効果は少なく，有料老人ホームに入居することとなった．

◆コメント

　こういった老年期発症のうつ病から認知症へと移行していくことはしばしばある．老年期のうつ病は，その18〜35％が遅延しやすいこと，うつ状態から認知症に移行しやすいこともよく知られている．うつ病は認知症発症の危険因子にもなるとの考えもある．アルツハイマー型認知症では30〜50％にうつ病を合併しやすいという報告がある[1]．25年以上前のうつ状態であっても，アルツハイマー型認知症発症リスクは1.71倍になるとされている[2]．

　本事例はアルツハイマー型認知症に移行していっているが，その他，うつエピソードや躁エピソードで発症して，前頭側頭型認知症やレビー小体型認知症，パーキンソン病，ハンチントン病，進行性核上性麻痺などの認知症に移行していくことがある．

　内科であれ，精神科であれ，主治医は，自分のところに通っている患者が認知症になっていることは気づきにくい．予約日を間違え，服薬遵守ができなくなることや家族からの連絡で気づかれることが多いのではないだろうか．うつ病で通っている患者のMMSEはなるべくしたくない検査と思う．頭部CTや頭部MRIは65歳を過ぎたら，時々撮影予約をすることも必要であろう．

② うつエピソードが重症化すると認知症のようにみえるが，精神症状が回復するともともとの認知レベルに戻った事例

◆80歳代後半，女性．60歳のとき，脳動脈瘤手術をした

現病歴　X−5年食欲不振を伴う軽うつエピソードがあり，2週間で回復．X−2年近医脳外科クリニックで小脳梗塞が見つかり，無気力，家事能力低下があったが，半年で回復．X年8月熱中症になり，家事や夫の介護ができなくなり，寝込むことが続いた．夫が亡くなり，通夜でも無表情，食事も摂らなくなり，会話もできなくなった．通院していた脳外科クリニックで遅延再生も低下しているので，抗パーキンソン病薬と塩酸ドネペジルが処方された．

治療経過　X年10月当クリニック初診．主訴は「風邪をひいてから調子がずっと

悪い．食欲不振で体重が減ってきた」であった．呂律がまわらない，手が震える，夜間中途覚醒，横になっていることが多く，家事ができない状態であった．MMSE 20点で遅延再生，暗算が困難であった．脳外科クリニックからの紹介状には「くも膜下出血手術後で，自発性の低下，小刻み歩行のあるうつ状態．びまん性レビー小体病の可能性も否定できない」と記載があった．

　パーキンソン症候群はあるので，脳外科クリニックでレボドパ少量は継続してもらい，頭部CTでは術側の前頭葉の萎縮はあるものの，海馬の萎縮はみられないため，塩酸ドネペジルは中止してもらった．当クリニックではうつ病主軸の治療方針を立て，選択的セロトニン再取り込み阻害薬（selective serotonin reuptake inhibitor：SSRI）やセロトニン・ノルアドレナリン再取り込み阻害薬（serotonin-noradrenaline reuptake inhibitor：SNRI），ミルタザピンも試したが，効果不十分であり，結局はX年＋8か月にアミトリプチリン10 mg，ニトラゼパム5 mg，ラメルテオン8 mgで安定した．介護保険申請し，デイサービスに適応でき，現在まで再発はなく，安定している．

◆コメント

　本事例のように老年期のうつ病では，無表情になったり，認知障害が出現したりするので，パーキンソン病や認知症が発症してしまったようにみえることがある．本事例は軽うつエピソードを繰り返しているので，精神科医なら，治療主軸は認知症というよりはうつ病の治療が必要であると判断できる．地区医師会で，認知症対応研修や，認知症相談医を養成しているので，かかりつけ医や脳外科医が高齢の精神・神経科領域にかかわることがこれからも多くなると思われる．間違った治療方針は患者やその家族に大きな負担を強いる．そういった意味でも地域の精神科医は「うつ」「パーキンソン症候群」「認知症」の見分けをする力をつけることが望まれる．

③ 精神運動興奮で発症し，徐々に前頭側頭葉変性症と診断できるような状態に落ち着いたが，いまだ診断は難しい事例

◆ 60歳代，女性．現在同胞夫婦と同居している．特記する合併症はない

　現病歴　　もともと活発で，明るい性格であった．事務職として働いていたが，X－11年睡眠障害で睡眠薬をよく内服するようになった．X－6年，いらいらして他人に暴言を吐くようになり，次第に幻覚妄想状態になった．治療や対応が困難となり，精神科病院に4か月医療保護入院した．X－4年，抑うつ，無気力，閉居状態が続き，X－3年近所を徘徊し，植木鉢を壊したり知人の自転車を蹴ったりし，精神運動興奮となり，再度医療保護入院した．転院を何度かして某大学病院精神科で脳血流スペクト，頭部MRI，神経心理検査など施行され，前頭側頭葉変性症疑いと診断された．

　治療経過　　X年6月処方されている薬は塩酸ドネペジルと睡眠導入薬であった．MMSE 17点で，文章を書くことや，五角形の模写はできない．記銘力や計算力は低下していた（アルツハイマー型認知症的ではない）．自発性の低下が著しく目立った．デイサービスを利用して徐々に回復してきた．X＋4年にグループホームに入居して，

遂行機能のリハビリのような生活をしていたところ，X＋5年夏，躁状態，誇大妄想，睡眠障害が出現して，精神科病院に3か月医療保護入院した．退院後現在X＋7年になるが，MMSEは20点．現在は自発性の低下があるレベルで落ち着いている．

◆コメント

　若年認知症と診断される人のなかには気分障害や妄想が初発の人がいる．気分障害が認知症の初期の症状ともいえるが，実際には認知症に落ち着いたようにみえるだけで，精神障害の陰性症状あるいは認知障害なのかもしれない．脳血流スペクトで前頭葉の血流低下が認められ，前頭側頭葉変性症といわれることが多い．最近，嗜銀顆粒性認知症など，4リピートタウオパチーと精神症状との関係が唱えられ始めている．長期の経過や死後脳の病理をみないと診断できないのではないかと思う．診断がどうであれ，臨床家にとっては，精神状態や生活の質をよくすることを目標に薬物療法や環境調整をするということには何の変わりもない．

④ 長いうつ状態の後にびまん性レビー小体病が発症し，うつ状態と幻覚を伴う認知症が進行した事例

◆ 80歳代後半，女性，独居．既往症は高血圧症のみ

（現病歴）　X－1年同胞から記憶力障害を指摘されるようになり，同時に抑うつ状態を発症した．X年5月かかりつけ内科医より紹介され，初診となった．

（治療経過）　頭部CTでは年齢相当，MMSE 26点．睡眠障害と軽うつがあり，むしろ年をとることや喪失体験の心因反応と軽度認知障害と診断した．その後，診療は断続的に続いていたが，認知症状や精神症状はあまり変わらなかった．

　X＋8年3月「通行人にいろいろ話しかけたり，交番にしばしば行ったりしている」を主訴に親戚と一緒に来院した．本人は幻視や気分の波を訴えた．そのときに心筋シンチを施行して，びまん性レビー小体病と診断し，抗認知症薬を少量と抗うつ薬，睡眠導入薬の治療を開始した．MMSEは24点であった．その後，治療継続をしているが，X＋11年現在は抑肝散，メマンチン，降圧薬，抗うつ薬，抗認知症薬でほぼ落ち着いている．現在も幻覚とうつ状態は繰り返しており，ゆっくりではあるが，進行し続けている．

◆コメント

　パーキンソン類縁の認知症は初期にうつ状態や無気力が現れることがよくある．前頭葉，側頭葉，および基底核の疾患は，特に抑うつ症候群を伴いやすい．左前頭葉および左尾状核の病変は，右側の障害よりもうつ病を多く伴う．前頭葉－皮質下回路によって仲介される動機，ストレス反応，行動プログラミングの異常が，抑うつ症候群の多くに関与しているといわれている[3]．老年期のうつ状態はいずれ脳変性疾患へと移行するかもしれないので，幻視や妄想などに注意して診察していかなければならない．

　以上，典型的なうつと認知症の合併の事例を詳しく記載したが，診断までには長い

年月がかかることが多く，若い人に比べると，長い目で，医療と介護保険，福祉的な見方で治療していかなければならない．しかしながら，高齢者の医療なので，数年で介護施設に入居ということもよくある．回復支援というよりは，高齢者やその家族の伴走者という立場で高齢者を支援していく立ち位置であることが重要である．

3 おわりに

③④は認知症外来を開設している総合病院や精神科診療所で治療を続けていくことになると思われるが，こういった事例は神経内科や脳外科でなく，精神・神経科がマネージメントしていかなければならないと筆者は考える．

東京精神神経科診療所協会の会員のアンケートでは2015年10月には認知・高齢者患者は全患者の10％未満と回答した診療所が最も多く，回答した診療所の68.6％であった．10〜30％と回答した診療所は27.5％であった．中央部に近ければ近いほど少なかった．都心では総合病院の精神科や神経内科，脳外科が診ているのではないかと予測される．

精神科診療所は，地域と連携をする意志さえあれば，大きな病院より敷居が低く，相談しやすい場所ではないかと思われる．認知症はICD-10の診断基準にも載り，精神疾患であるという考え方からすると，精神科医はうつ病，精神病，認知障害，パーキンソン症候群などの鑑別を，画像診断しなくとも予測できるだけの力をもたなければならない．そして，こういった診断，治療困難な疾患への医療マネージメントをしていく実力をもって，この未曾有の超高齢社会のメンタルヘルスの課題に立ち向かっていかねばならないと筆者は考える．

文献

1) 三山吉夫．特集 認知症とうつ 2．気分障害（うつ病，躁うつ病）が先行する認知症．Depression Frontier 2007；5（2）：16-22．
2) 門司 晃，神庭重信．高齢者の気分障害．老年精神医学雑誌 2008；19：515-519．
3) 松浦雅人．精神医学・行動神経学コンサイス・ガイド．メディカル・サイエンス・インターナショナル；1996．pp25-27．

D 気分障害を合併する病態

5 悪性腫瘍

中嶋義文
三井記念病院精神科

1 悪性腫瘍における気分障害の合併

● がんによる生命予後

　がんという事象は誰でもなる可能性があり，予防できるが完全には防げない．国立がん研究センターがん対策情報センターによれば日本人のがんになる確率（生涯）は男性で62％，女性で46％（2011年データ），がんで死亡する確率（生涯）は男性で26％，女性で16％である（2013年データ）．年間85万人が新たにがんと診断され（2011年），36万人ががんで死亡する（2013年）．

　がんの部位や種類により予後は異なる．たとえば2003年から2005年にがんと診断された人の5年相対生存率は男性55.4％，女性62.9％であるが，部位別では皮膚，乳房（女性），子宮，前立腺，甲状腺は高く，食道，肝臓，肺，胆嚢・胆管，脳・中枢神経系，多発性骨髄腫，白血病は低い．小児がん（0～14歳）の10年相対生存率は男性73.2％，女性79.3％である．胃，大腸（結腸および直腸），膵臓，肺のがんでは診断からの年数が経過するにつれて5年生存率は高くなる．比較的生存率が低い膵臓がん，肺がんでも，診断から5年後サバイバーの5年相対生存率は80％近い．しかし，肝臓がんでは診断から5年後サバイバーの5年相対生存率は40％程度である．したがって，悪性腫瘍による生命予後，QOL変化は個別性が高いということがいえる．

● がんにおける精神障害の合併

　がんの診断は精神的負担となる．死への恐怖，人生設計の変更，ボディイメージや自己評価の変化，日常生活における変化，就業継続を含む金銭面や法律面の不安などのストレス因から，がん告知に伴う急性ストレス障害，適応障害は程度の軽重はあれ高い確率で出現する．一般に15～30％に経過中気分障害（特にうつ病）が発現するといわれている．気分障害の発現リスク因子のうちがんと関連するものとしては，先行する抑うつの併存，不十分な疼痛管理，進行がん，全身衰弱，単身者，膵臓がん，特定の薬剤（ステロイド，プロカルバジン，L-アスパラギナーゼ，インターフェロンアルファ，インターロイキン-2，アムホテリシンBなど）がある．一般的な気分障害のリスク因子，すなわち気分障害の既往や自殺企図の既往歴や家族歴，アルコー

ル他の依存症，他の精神障害の存在，社会的孤立状況，他のストレス因，脳血管障害や虚血性心疾患などがあると，がんの診断に伴い気分障害の発現リスクが上昇する．

なかにはがん治療中の病態に伴い出現する二次性の（器質性）気分障害もある．管理不能の慢性疼痛，貧血，発熱，電解質異常（Ca, Na, K），食餌（ビタミンB_{12}欠乏，葉酸欠乏），甲状腺異常，副腎機能低下，薬剤性などである．

進行がんの患者や終末期の患者では抑うつ・不安の程度が強まり，身体苦痛の精神面への影響も相まって対人関係や人生観などが変化し，気分障害ではなくアパシー（無関心）や demoralization（士気の喪失）などが出現することがあるため気分障害として加療しても奏功しないこともみられる．病態や治療によってはせん妄が出現することも念頭においておかなければならない．特に低活動性せん妄は気分障害と鑑別困難であることが多い．

● がんをもつ外来患者の治療

われわれ精神科専門医のうちでもがんやがんへの対処法には誤った認識があることも多い．がんに対する正常な精神的反応として患者のうつ病を了解して治療を差し控えてはならない．薬物療法の適応か否かは抑うつの軽重によって判断されるべきであり，了解可能性の軽重で決定されるものではない．逆に，すべてのがん患者が苦痛と痛ましい死に直面するわけではなく，亡くなる直前までは健康な人と何ら変わらず活動できることがほとんどである．

悪性腫瘍治療中患者の気分障害の外来治療の基本は，身体合併症をもつ患者の治療―すなわち脆弱性を有する患者の外来治療と何ら変わるところはない．薬物相互作用や身体合併症の種類や程度に応じて薬物選択と投与量調整（単剤・少〜中等量）を行うことである．そのためがん治療医との連携は必須となる．薬物治療以外の外来マネジメントのポイントを解説する．

2 がんをもつ外来患者のマネジメントのポイント

● がんに対する正しい知識を得るよう支援する

がんは決して予後不良の疾患ではなく，正しい治療と結びつけば緩和・寛解・治癒を期待できる疾患である．患者の不安につけ込んだ根拠のない高額な治療導入や治療の差し控えなどが起こらないように正しい知識を得るよう支援する必要がある．がんがあると聞いた場合は今後の見通しも含めて患者自身の理解の程度を確認し，患者・家族にがん情報サービス（ganjoho.jp）[1]など一般向けサイトなどを確認させるようにしたほうがよい．がん治療は長期にわたり，診断直後は自分のがんについて，治療の方針が決まるまでには検査や治療法について，治療中は副作用や今後の生活のことなど必要な情報も異なるため，どんなことに困っているのか想像し問うことが必要となる．

● がん治療に動機づける

　がん治療の回避や否定，否認，身体症状へのとらわれや過剰反応など不適応的な対処様式はより高い抑うつと関連することが報告されている．気分障害に伴うことの多い上記のような対処様式により，がん治療が遅延・中断しないよう動機づける必要がある．がんをもつことにより患者は周囲の人たちや社会から切り離されたような疎外感・孤立感をもつことが多い．決して孤立しないように情緒的に支えることが必要であるが，そのためには家族や周囲の社会資源の力を借りるよう勧奨する．

● 日常生活を支援する

　がん診断に対する精神的動揺は次第に高まり不快な期間が数日から数週間出現するが，半数は順応する．がん診断前と同じ日常生活習慣を守り，生活上の役割を守り，自らの精神・心理反応と折り合いをつけることができた者が順応できる．疲弊が強いときを除いて日誌・日記・24時間行動記録表などをつけさせ，日課や対人交流や気分のセルフモニタリングを促すことは気分障害治療において基本的なことである．

● 治療と職業生活を両立支援する

　厚生労働省は2016年2月23日「事業場における治療と職業生活の両立支援のためのガイドライン」[2]を公表した．このガイドラインは，事業場が，がんなどの疾病を抱える方々に対して，適切な就業上の措置や治療に対する配慮を行い，治療と職業生活が両立できるようにするため，事業場における取り組みなどをまとめたものである．ガイドラインでは，職場における意識啓発のための研修や治療と職業生活を両立しやすい休暇制度・勤務制度の導入などの環境整備，治療と職業生活の両立支援の進め方に加え，がんについて留意すべき事項をとりまとめている．そこでは，がんの診断を受けた労働者のメンタルヘルス面への配慮として，がんの診断が主要因となってメンタルヘルス不調に陥る場合もあるため，治療の継続や就業に影響があると考えられる場合には，適切な配慮を行うことが望ましいこと，がんと診断された者のなかには，精神的な動揺や不安から早まって退職を選択する場合があることにも留意が必要なことなどが強調されている．

　ガイドラインによる産業医・主治医間の連携書面の様式例[2]を示す（表1～4）．両立支援は患者の申し出により勤務情報を職場から提供し，治療の状況や就業継続・職場復帰の可否などについて主治医の意見を提示し，両立支援・職場復帰支援プランを作成する流れになっている．現実には患者がこのような仕組みを知らず，がんをもちながら普通に働くことがイメージできていないことがあるため，主治医側から国策に沿う形で職場に意見書を提出することを提案することが強く望まれる．

● 柔らかく何重にも抱える

　がん治療と気分障害の治療は本人の周囲の医療資源・医療以外の社会資源（家族・

Ⅱ．気分障害／D．気分障害を合併する病態

表1 勤務情報を主治医に提供する際の様式例

（主治医所属・氏名）　　　先生

　今後の就業継続の可否，業務の内容について職場で配慮したほうがよいことなどについて，先生にご意見をいただくための従業員の勤務に関する情報です．
　どうぞよろしくお願い申し上げます．

従業員氏名		生年月日	年　　月　　日
住所			

職　種	※事務職，自動車の運転手，建設作業員など
職務内容	（作業場所・作業内容） □体を使う作業（重作業）　□体を使う作業（軽作業）　□長時間立位 □暑熱場所での作業　　　　□寒冷場所での作業　　　　□高所作業 □車の運転　　　　　　　　□機械の運転・操作　　　　□対人業務 □遠隔地出張（国内）　　　□海外出張　　　　　　　　□単身赴任
勤務形態	□常昼勤務　□二交替勤務　□三交替勤務　□その他（　　　　　　）
勤務時間	時　分　〜　時　分（休憩＿＿時間．週＿＿日間．） （時間外・休日労働の状況：　　　　　　　　　　　　　　　　） （国内・海外出張の状況：　　　　　　　　　　　　　　　　　）
通勤方法 通勤時間	□徒歩　□公共交通機関（着座可能）　□公共交通機関（着座不可能） □自動車　□その他（　　　　　　　） 通勤時間：（　　　　　　）分
休業可能期間	＿＿年＿＿月＿＿日まで（　　　日間） （給与支給　□有り　□無し　傷病手当金●％　）
有給休暇日数	残　　　　日間
その他 特記事項	
利用可能な 制度	□時間単位の年次有給休暇　□傷病休暇・病気休暇　□時差出勤制度 □短時間勤務制度　□在宅勤務（テレワーク）　□試し出勤制度 □その他（　　　　　　　　　　　）

上記内容を確認しました． 　　平成　　年　　月　　日　　（本人署名）＿＿＿＿＿＿＿＿＿＿＿＿＿＿

平成　　年　　月　　日　　（会社名）＿＿＿＿＿＿＿＿＿＿＿＿＿＿＿＿

（厚生労働省．事業場における治療と職業生活の両立支援のためのガイドライン[2] より）

表2 治療の状況や就業継続の可否等について主治医の意見を求める際の様式例（診断書と兼用）

患者氏名		生年月日	年　　月　　日
住所			

病名	
現在の症状	（通勤や業務遂行に影響を及ぼしうる症状や薬の副作用等）
治療の予定	（入院治療・通院治療の必要性，今後のスケジュール（半年間，月1回の通院が必要，等））
退院後／治療中の就業継続の可否	□可　　　　　　　（職務の健康への悪影響は見込まれない） □条件付きで可（就業上の措置があれば可能） □現時点で不可（療養の継続が望ましい）
業務の内容について職場で配慮したほうがよいこと（望ましい就業上の措置）	例：重いものを持たない，暑い場所での作業は避ける，車の運転は不可，残業を避ける，長期の出張や海外出張は避ける　など 注）提供された勤務情報を踏まえて，医学的見地から必要と考えられる配慮等の記載をお願いします．
その他配慮事項	例：通院時間を確保する，休憩場所を確保する　など 注）治療のために必要と考えられる配慮等の記載をお願いします．
上記の措置期間	年　　月　　日　～　　年　　月　　日

上記内容を確認しました．
　　平成　　　年　　　月　　　日　　（本人署名）＿＿＿＿＿＿＿＿＿＿＿＿＿＿

上記のとおり，診断し，就業継続の可否等に関する意見を提出します．
　　平成　　　年　　　月　　　日　　（主治医署名）＿＿＿＿＿＿＿＿＿＿＿＿＿＿

（注）この様式は，患者が病状を悪化させることなく治療と就労を両立できるよう，職場での対応を検討するために使用するものです．この書類は，患者本人から会社に提供され，プライバシーに十分配慮して管理されます．

（厚生労働省．事業場における治療と職業生活の両立支援のためのガイドライン[2]より）

表3 職場復帰の可否等について主治医の意見を求める際の様式例

患者氏名		生年月日	年　　月　　日
住所			

復職に関する意見	☐ 復職可　　☐ 条件付き可　　☐ 現時点で不可（休業：〜　　年　月　日） 意見
業務の内容について職場で配慮したほうがよいこと（望ましい就業上の措置）	例：重いものを持たない，暑い場所での作業は避ける，車の運転は不可，残業を避ける，長期の出張や海外出張は避ける　など 注）提供された勤務情報を踏まえて，医学的見地から必要と考えられる配慮等の記載をお願いします．
その他配慮事項	例：通院時間を確保する，休憩場所を確保する　など 注）治療のために必要と考えられる配慮等の記載をお願いします．
上記の措置期間	年　　月　　日　〜　　　年　　月　　日

上記内容を確認しました．
　　平成　　　年　　月　　日　　（本人署名）＿＿＿＿＿＿＿＿＿＿＿＿

上記のとおり，職場復帰の可否等に関する意見を提出します．
　　平成　　　年　　月　　日　　（主治医署名）＿＿＿＿＿＿＿＿＿＿＿＿

（注）この様式は，患者が病状を悪化させることなく治療と就労を両立できるよう，職場での対応を検討するために使用するものです．この書類は，患者本人から会社に提供され，プライバシーに十分配慮して管理されます．

（厚生労働省．事業場における治療と職業生活の両立支援のためのガイドライン[2] より）

職場を含む）の何重もの支援によって奏功する．外来での専門治療のみで何とかしようとせずに協奏者の一人として本人に対する柔らかな支援の一部を担うのみならず，積極的に協働を促すように外来精神科診療を担う諸兄姉には期待したい．

表 4 両立支援プラン / 職場復帰支援プランの作成例

作成日：　　　　年　　　月　　　日

従業員 氏名		生年月日		性別	
		年　月　日		男・女	
所属		従業員番号			

治療・投薬 等の状況， 今後の予定	・入院による手術済み． ・今後 1 か月間，平日 5 日間の通院治療が必要． ・その後薬物療法による治療の予定．週 1 回の通院 1 か月，その後月 1 回の通院に移行予定． ・治療期間を通し副作用として疲れやすさや免疫力の低下等の症状が予想される． ※職場復帰支援プランの場合は，職場復帰日についても記載

期間	勤務時間	就業上の措置・治療への配慮等	（参考）治療等の予定
（記載例） 1 か月目	10：00 〜 15：00 （1 時間休憩）	短時間勤務 毎日の通院配慮要 残業・深夜勤務・遠隔地出張禁止 作業転換	平日毎日通院・放射線治療 （症状：疲れやすさ，免疫力の低下等）
2 か月目	10：00 〜 17：00 （1 時間休憩）	短時間勤務 通院日の時間単位の休暇取得に配慮 残業・深夜勤務・遠隔地出張禁止 作業転換	週 1 回通院・薬物療法 （症状：疲れやすさ，免疫力の低下等）
3 か月目	9：00 〜 17：30 （1 時間休憩）	通常勤務に復帰 残業 1 日あたり 1 時間まで可 深夜勤務・遠隔地出張禁止 作業転換	月 1 回通院・薬物療法 （症状：疲れやすさ，免疫力の低下等）

業務内容	・治療期間中は負荷軽減のため作業転換を行い，製品の運搬・配達業務から部署内の●●業務に変更する．
その他 就業上の 配慮事項	・副作用により疲れやすくなることが見込まれるため，体調に応じて，適時休憩を認める．
その他	・治療開始後は，2 週間ごとに産業医・本人・総務担当で面談を行い，必要に応じてプランの見直しを行う．（面談予定日：●月●日●〜●時） ・労働者においては，通院・服薬を継続し，自己中断をしないこと．また，体調の変化に留意し，体調不良の訴えは上司に伝達のこと． ・上司においては，本人からの訴えや労働者の体調等について気になる点があればすみやかに総務担当まで連絡のこと．

（厚生労働省．事業場における治療と職業生活の両立支援のためのガイドライン[2] より）

文献

1) 国立研究開発法人国立がん研究センターがん対策情報センター．がん情報サービス ganjoho.jp
2) 厚生労働省．事業場における治療と職業生活の両立支援のためのガイドライン（平成 28 年 2 月）．http://www.mhlw.go.jp/file/04-Houdouhappyou-11201250-Roudoukijunkyoku-Roudoujoukenseisakuka/0000113625_1.pdf

D 気分障害を合併する病態

6 双極性障害と不安障害

多田幸司
神保町メンタルクリニック

1 はじめに

　神経症圏の患者の経過をみているうちに，その一部が統合失調症などのより重篤な病態を呈してくることは日本の精神科医の間では古くから知られていた．このような場合，先に存在していた神経症症状は統合失調症の前駆症状であり真の神経症とは異なるとみなされた．ただ，当時の精神医学の世界では，神経症圏の症状と躁うつ病（双極性障害）をこのような文脈でとらえることはほとんどなかった．

　DSM-IIIによって，精神障害の併存という概念が生まれてから，不安障害患者が抑うつ状態を呈しさらにその後（軽）躁状態を呈するといった経過が明らかになってきた．また，双極性障害とすでに診断されている症例のなかに，社交不安障害（social anxiety disorder：SAD），強迫性障害（obsessive-compulsive disorder：OCD），パニック障害（panic disorder：PD），心的外傷後ストレス障害（posttraumatic stress disorder：PTSD）などの不安障害（DSM-IV）の既往があることが少なくないことも明らかになってきた．

　ここでは，不安障害と双極性障害の併存の頻度，不安障害の併存が双極性障害の経過や予後に及ぼす影響，治療に及ぼす影響，双極性障害の予測因子としての不安障害，双極性障害を伴う不安障害の特徴，治療における注意点などについてこれまでの疫学研究，臨床研究についてレビューし報告したい．

多田幸司（ただ・こうじ）　略歴

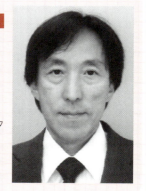

1954年東京都生まれ．
1981年日本大学医学部卒．
プリンストン大学心理学部研究員，日本大学精神医学教室講師，専任講師，准教授を経て，2006年神保町メンタルクリニック開設．

共著者として，『EBM精神疾患の治療 2011-2012』（中外医学社，2011），『女性医療とメンタルケア』（創造出版，2012），『デュロキセチンのすべて』（先端医学社，2014）がある．

なお，ここでいう不安障害は，DSM-5 以前の診断基準を用いているため OCD および PTSD も不安障害として分類されている．

2 双極性障害と不安障害の併存率

　一般住民を対象とした大規模な疫学調査からは双極性障害と不安障害は高頻度に合併することが明らかにされている．ECA（Epidemiologic Catchment Area Study）のデータからは，PD と双極性障害の生涯有病率における併存率は 20.8％，PD と単極性うつ病の併存率は 10.8％と PD と双極性障害の併存率は単極性うつ病との併存率のおよそ倍であることが明らかにされた[1]．同様に OCD と双極性障害の併存率は 21.1％，単極性うつ病との併存率は 12.2％と OCD と双極性障害の併存率は単極性うつ病との併存率よりも高いことが明らかにされた[2]．

　Merikangas ら[3] は NCS-R（National Comorbidity Survey replication）のデータから双極性障害と不安障害の併存率を調べ，さらに一般人口における不安障害とのオッズ比を計算し報告した（図 1）．この調査では 80％以上に何らかの不安障害が併存していた．図 1 上から最も頻度の高いものはパニック発作であり双極性障害患者のおよそ 60％以上に認められた．しかし，そのオッズ比（図 1 下）は他の不安障害と比較して小さいことから非特異的な症状であるといえる．一方，OCD はおよそ 20％の併存率であったが，そのオッズ比は 21.4（双極Ⅰ型），16.7（双極Ⅱ型）と著しく高く，双極性障害と OCD の間に特別な関係があると推測される．PTSD は双極性障害の 30％以上に併存していた．PTSD は強いストレスによって引き起こされる精神障害であり，この点で PTSD は他の神経症圏の障害と決定的に異なっている．ストレスが誘因となる精神障害が双極性障害において，一般人口において想定される併存率より高いことは（オッズ比＞6），PTSD と双極性障害の間に共通の発症メカニズムが存在していることを示唆している．

　最近，不安障害と双極性障害の併存に関する臨床研究および疫学研究の系統的レビューが行われた．図 2 に 40 論文を解析した Pavlova ら[4] の研究から，双極性障害に併存する不安障害の併存率とリスク比を示した．双極性障害患者の 45％が生涯に少なくとも 1 つの不安障害が認められた．臨床論文を含むメタ解析では疫学研究に比較して不安障害の併存率が全般的に低かった．しかし，PD については疫学研究と同様に 20％程度の併存率を示していた．図 2 下から双極性障害を伴う群では（伴わない群に比べ）およそ 3 倍不安障害の頻度が高いことがわかる．また，個々の不安障害では，OCD と PD のリスク比が最も高かった．これは過去の疫学研究と同様の結果であり，この 2 つの障害が双極性障害と最も関係の深い不安障害であるといえる．

　ヨーロッパ，アジア，北アフリカの 18 か国の共同研究（Bridge study）では 5,635 人の大うつ病エピソード患者を対象として，その併存症が調べられた[5]．そのなかで DSM-Ⅳ の双極Ⅰ型，およびⅡ型の割合はそれぞれ 3.8％，12.2％であった．Bridge study では，双極性障害と単極性うつ病における不安障害の併存率についても比較さ

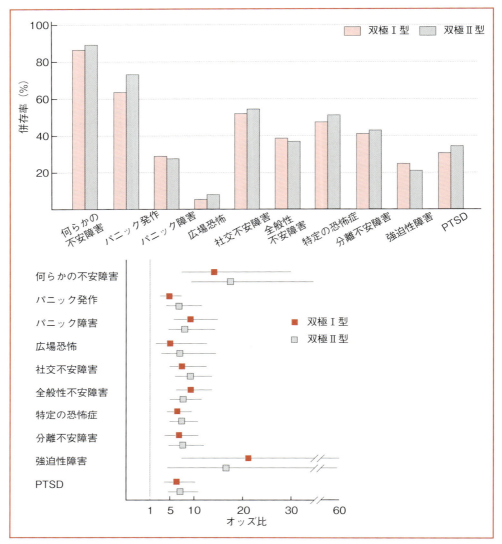

図1 NCS-Rのデータによる双極性障害（Ⅰ型，Ⅱ型）における不安障害の併存率（上），およびオッズ比（下）

(Merikangas KR, et al. Arch Gen Psychiatry 2007[3] より)

れた．その結果，OCDのオッズ比は2.3と最も高く，次いで広場恐怖を伴うPD，SADが単極性うつ病に比べ双極Ⅱ型での併存率が有意に高かった．しかし，双極Ⅰ型においては単極性うつ病との間に併存率の差は認められなかった（図3）．

OCDと双極性障害の併存については最近，単独の系統的レビューが行われた[6]．46論文の解析から双極性障害におけるOCDの併存率は17.0％であった．また，小児と思春期における双極性障害とOCDの併存率は24.2％であり，成人の13.5％に比較し高い値を示していた．

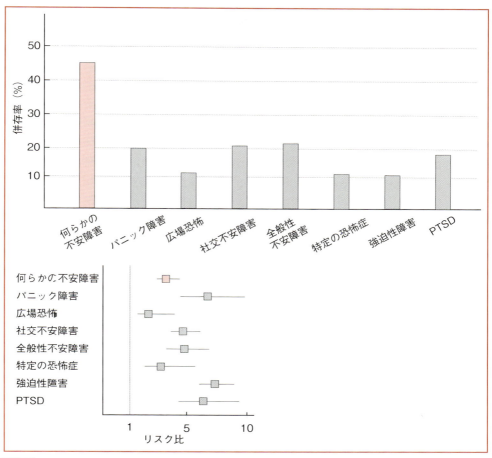

図 2 双極性障害における不安障害の併存率（上），およびリスク比（下）
臨床研究と疫学研究を含めた40論文のメタ解析のデータによる．

（Pavlova B, et al. Lancet Psychiatry 2015[4] より）

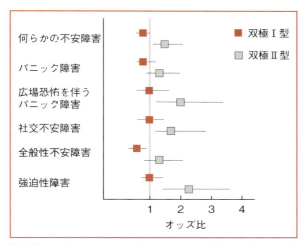

図 3 Bridge study のデータによる双極性障害（I型，II型）と単極性うつ病における不安障害併存のオッズ比
オッズ比が大きいほど，単極性うつ病に比べ双極性障害において併存率が高いことを示している．

（Angst J, et al. Eur Arch Psychiatry Clin Neurosci 2013[5] より）

3 不安障害が双極性障害の経過に及ぼす影響

Salaら[7]は，NESARC（National Epidemiologic Survey on Alcohol and Related Conditions）研究において，不安障害の併存が双極性障害の経過にどのような影響を与えるか3年間の前向き研究を行った．その結果，第1波と第2波の間では，不安障害を併存する双極性障害患者はうつ病エピソードおよび（軽）躁病エピソードの回数が多く，希死念慮や自殺企図率が高く，新たにPDを発症することが多かった．この大規模な前向き疫学研究では，不安障害を有する双極性障害では，不安障害は双極性障害に先立って発症すること，不安障害を併存する双極性障害患者群では，状態の悪い期間が長いこと，物質依存がより多いこと，物質依存が最も早期に発症することなどが明らかにされた．

The Systematic Treatment Enhancement Program for Bipolar Disorder（STEP-BD）は双極性障害の長期予後を調べた大規模な臨床研究である．Simonら[8]は，500人の双極性障害患者について不安障害の併存が双極性障害の経過や社会機能に及ぼす影響について2年間の後方視的調査を行った．その結果，気分エピソードの発症年齢は，生涯の不安障害の併存例（15.6 ± 7.9歳）では，不安障害の非併存例（19.4 ± 8.3歳）に比べ有意に若かった．また，現在の不安障害の併存は気分安定期の期間をおよそ半分の期間に減少させることが明らかにされた（図4）．生涯の不安障害の併存も気分の安定期を減らしていたがその程度は少なかった．少なくとも1つの不安障害の既往は，自殺企図率を増加させた．

Ottoら[9]は，STEP-BDに参加した1,000人の双極性障害患者について1年間の前

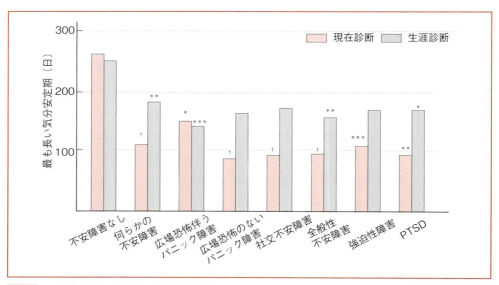

図4 過去2年間の最も長い気分安定期間
STEP-BDに参加した双極性障害患者における，不安障害併存群と非併存群の差．
$*p < 0.05$, $**p < 0.01$, $***p < 0.001$, $†p < 0.0001$.

（Simon NM, et al. Am J Psychiatry 2004[8] より）

向き調査を行った．その結果，不安障害の併存は，よい期間（days well）をおよそ40日減らしていた．また，複数の不安障害をもつことはさらによい期間を減少させた．彼らは，参加時点での患者の状態を回復群，うつ状態，（軽）躁状態または混合状態，移行状態に分けその後の経過を調べた．観察期間中に，参加時点で回復の基準を満たした者の41.4%が再発した．現在の不安障害の併存はより早期の再発のリスクと関連していた（図5左）．なお，個別の不安障害では，SADだけが再発リスクの増加と関連していた．参加時点でうつ状態の基準を満たした者の80.7%が12か月の観察期間内に回復していたが，不安障害の併存は，適切な時期の回復率を低下させていた（図5右）．個別の不安障害では，SADだけが回復の遅れと関連していた．

カナダで行われた双極性障害の臨床研究では，138人の双極性障害患者が前方視的に観察された[10]．その結果，55.8%が何らかの不安障害を併存し，31.8%は複数の不安障害を併存していることが明らかにされた．不安障害の併存は，疾患の重症度，気分安定期間，疾病期間などに悪い影響を与えていた．また，不安障害の併存数は重要ではなく，個別の不安障害では全般性不安障害とSADが予後の悪さとより深く関連していることが明らかにされた．

Feskeら[11]は双極性障害（I型）に対しリチウムから始まる標準化された治療を行い，初期の治療効果に対し不安障害の併存がどのような影響を及ぼすか調べた．その結果，パニック発作の既往は，寛解しにくさと関連し，同時にうつ状態からの寛解までの時間を有意に延長し，多剤併用療法と関係していることを明らかにした．

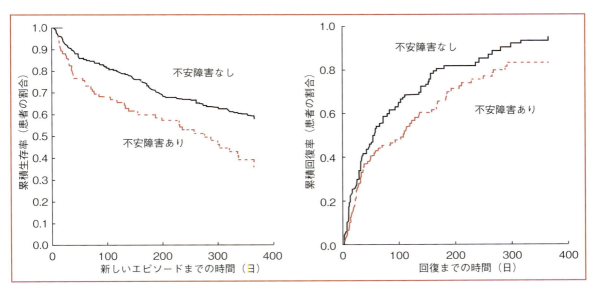

図5 STEP-BD組み入れ時に回復していた患者群の経過
左：再発の累積生存率（再発しない者の割合）．不安障害併存ありと，なしの差．
右：累積回復率（回復した者の割合）．不安障害併存ありと，なしの差．

(Otto MW, et al. Br J Psychiatry 2006[9] より)

双極性障害の予測因子としての不安障害

　1969年からスウェーデンで実施されている一般住民を対象とした長期的疫学調査[12]からは，OCDの発端者では，双極性障害併存のリスクは，OCDの診断がつかない者のおよそ13倍であることが明らかにされた．また，継時的分析の結果，初めにOCDと診断された場合には，その後双極性障害と診断されるリスクは，OCDの診断がない場合のおよそ12倍であった．

　Holmaら[13]はDSM-IV診断で大うつ病と診断された248人について5年間前向きに経過を観察した．その結果，8.9%のものが双極II型に，2.8%がI型に診断が変更された．コックス比例ハザード分析の結果，大うつ病の重症度（ハザード比：1.08），OCD（ハザード比：5.00），SAD（ハザード比：2.33），B型人格障害（ハザード比：1.10）の4項目が選択され，OCDとSADが大うつ病から双極性障害への移行に特に重要な予測因子であることを明らかにした．

　Perugiら[14]は153例のSADについて，単極性うつ病と双極II型との関連について後方視的に調査し，SADと双極II型の併存に関与する要因を調査した．その結果，双極性障害を伴うSAD群では，OCD，広場恐怖を伴うPD，アルコール乱用の併存が（単極性うつ病ないし気分障害の併存がない群と比べ）多いことを明らかにした．

　筆者[15]はSAD 123例の経過を後方視的に調べ，双極性障害を発症した9症例の特徴について調査した．その結果，OCDの併存（オッズ比：14.28），非定型症状（オッズ比：16.09），治療期間（オッズ比：1.03）が双極性障害の併存と有意に関連していることを明らかにし，SADとOCDを併存することが双極性障害の予測因子として重要であると報告した．

　具体的には9症例のうち7例で選択的セロトニン再取り込み阻害薬（selective serotonin reuptake inhibitor：SSRI）が投与されていた．残りの2例はアモキサピンあるいはクロミプラミンが投与されていた．全例が抗うつ薬投与中に（軽）躁病エピソードが出現していたが，抗うつ薬投与後少なくとも2か月以上たっていること，抗うつ薬を中止しリチウムを投与してようやく軽躁状態が消失したことなどから物質誘発性気分障害は除外できると判断した．5例にOCDの併存を認め，併存症のないものは9例中2例であった．興味深いことに，9症例すべてにおいて，軽躁状態ないし躁状態の際本人が自分の性格と考えていたSAD症状が一過性に消失し，対人関係に関するこだわりがなくなり積極的になる現象が観察された．また，OCDの併存例ではこの間OCD症状も軽減し消失する症例がみられた．

　これらの研究は，大うつ病にOCD，あるいは複数の不安障害が併存することは，双極性障害へ移行する危険因子である可能性を示唆している．

5 双極性障害を伴う不安障害の特徴

　Goodwinら[16]は，NCSのデータから双極性障害に伴うパニック発作の特徴を調べた．その結果，双極性障害に伴うパニック発作では，パニック発作の発症年齢が早く（17.1 ± 8.7 vs 22.0 ± 10.3），パニック発作の13症状のうち息苦しさ，めまい感，窒息感，震え，現実感消失，死の恐怖，気が狂う恐怖（コントロールを失うことに対する恐怖）の7症状の出現頻度が，双極性障害を伴わないパニック発作と比べ多いことが明らかにされた．双極性障害の治療中にパニック発作が頻発し，その治療に困窮することは，臨床家なら経験していることである．

6 不安障害と双極性障害の併存例の治療

● 精神療法

　STEP-BDの研究から，積極的心理療法（30セッションの認知行動療法，家族に焦点をあてた治療〈family-focused therapy〉，対人関係社会リズム療法）を追加することは，短期間の心理社会的治療および6週間に3セッションのコラボレィティブケア（多数の医療専門家が患者と協力して病気を克服する方法）のみの場合と比べ，双極性障害のうつ病エピソードからの回復時間を短縮するうえでより有益であることが明らかになっている．

　Deckersbachら[17]は，不安障害の併存がこうした精神療法の効果にどのような影響を与えるか調べた．その結果，単独の不安障害が併存している群では，積極的心理療法の効果がコラボレィティブケアに比べ優っていた．また，この効果は特に全般性不安障害とPTSDで高かった．しかし，不安障害のない群では，積極的精神療法とコラボレィティブケアとの効果に有意差は認められなかった．このことから，全般性不安障害やPTSDを併存している双極性障害では積極的に精神療法的アプローチを試みる必要があるといえる．

● 薬物療法

◆抗うつ薬

　不安障害に対して有効なSSRIや他の抗うつ薬は，双極性障害が併存する場合には（軽）躁状態へのスイッチングを誘発する可能性があるため使用することが難しい．実際の臨床では不安障害を伴ううつ病エピソードにSSRIを用いているうち躁転してしまう場合がある．また，すでに双極性障害の診断で気分安定薬を用いているが，残存する不安障害に対し抗うつ薬を用いるかどうか迷う場合もある．

　双極性障害における抗うつ薬の使用については，世界的なエキスパートから選ばれた特別チームが12の提言をしている[18]．このうち9の提言は抗うつ薬を使わないほうがよい状況についての提言であり，抗うつ薬を用いてよい状況はきわめて限られて

いる.すなわち,混合状態のようにうつ病エピソードのなかに（軽）躁状態が混在している状況,強い焦燥感や情動不安定が目立つ場合,急速交代型の既往がある場合,過去に抗うつ薬投与後早期に（軽）躁状態が出現したことがある場合には抗うつ薬を用いてはいけない.しかし,上記の条件をクリアしたうえで<u>過去に抗うつ薬が有効であった場合</u>,<u>抗うつ薬を中止してうつ病エピソードが出現した場合</u>には,不安障害をターゲットにして抗うつ薬を用いてもよいだろう.また,用いる場合は,SSRIが好ましく,三環系,四環系,およびセロトニン・ノルアドレナリン再取り込み阻害薬（serotonin-noradrenaline reuptake inhibitor：SNRI）は好ましくない.

◆非定型抗精神病薬

双極性障害に併存する不安障害をターゲットにした薬物療法について十分なエビデンスはない.双極ⅠおよびⅡ型のうつ病に対するクエチアピンの効果を調べた研究において[19] 300 mgと600 mgのクエチアピンは,ハミルトン不安尺度の得点を1週目から有意に低下させた.この研究では,不安障害の診断基準を満たすものは除外されているが,不安の強い双極性障害の治療を考慮するうえでクエチアピンは選択肢の1つになるといえる.同様に双極Ⅰ型のうつ病に対し,オランザピンおよびolanzapine-fluoxetineの合剤はハミルトン不安尺度の得点を有意に低下させた[20].

◆ベンゾジアゼピン系抗不安薬およびバルプロ酸

双極性障害に不安障害が伴う場合には物質依存を併存しやすいことが明らかになっている[7].したがって,ベンゾジアゼピンについては,依存形成という視点から,一般にはその使用を控えるべきであると考えられている.STEP-BD研究の一環として,1,365人の双極性障害の寛解状態にある患者を前向きに調査しベンゾジアゼピン使用群と非使用群の再発について調査した[21].その結果,ベンゾジアゼピン使用群でわずかに再発率が高いことが明らかになった（ハザード比：1.21）.また,482人の双極性障害患者についてリチウムとクエチアピンを中心とした治療の経過を調べたBipolar CHOICE研究[22]では,ベンゾジアゼピン系追加使用群の6か月後のアウトカムは,非使用群に比べ改善していなかった.しかし,これらの研究は主治医がベンゾジアゼピンを必要として処方した双極性障害患者の予後がわずかに悪い,あるいは非使用群と比べ変わりなかったというものであることに注意しなければならない.

すでに述べたように双極性障害に伴うパニック発作は症状が重いため,社会機能が著しく制限されてしまうことが多い.気分安定薬だけの治療では,頻発するパニック発作を抑えることは難しい.筆者は,依存形成に注意を払いながらクロナゼパムやロフラゼプ酸エチル（半減期が長く力価の強いベンゾジアゼピン）を用いて積極的にパニック発作を抑制するようにしている.

ただし,双極性障害に伴うパニック発作は抗不安薬が思うように奏効しないこともあり,クエチアピンのような非定型抗精神病薬の追加投与が必要なこともある.なお全般型のSADやOCDにはベンゾジアゼピンの効果は乏しく用いないほうがよいだろう.

バルプロ酸については,小規模なオープンラベル研究,小規模なコントロール研究

からPDに有効であるとの報告がある．これらの理由からバルプロ酸はPDを併存する双極性障害の治療の選択肢の1つになると考えられる[23]．

7 おわりに

　不安障害と双極性障害の併存の研究からは，双極性障害に不安障害が併存する頻度が高いことが明らかにされた．特にパニック発作の頻度が高いことは臨床上重要である．OCDのオッズ比が高いことは多くの研究で確かめられており注目に値する．不安障害の併存は双極性障害の若年発症，経過の不良，自殺率の増加，物質依存，回復の遅れ，再発率の上昇，急性期の薬物治療効果の低下，多剤併用などと関連していた．個別の不安障害では，SADが回復の遅れ，予後不良と関連していた．大うつ病から双極性障害への診断変更の予測因子としてOCDおよび複数の不安障害の併存が重要であった．双極性障害に併存するパニック発作は症状がより重症であった（症状数が多かった）．治療には精神療法が有効であるが，その有効性は全般性不安障害とPTSDで明らかであった．薬物療法についてはSSRI，非定型抗精神病薬，ベンゾジアゼピン系抗不安薬，バルプロ酸について簡単にレビューした．

文献

1) Chen YW, Dilsaver SC. Comorbidity of panic disorder in bipolar illness : Evidence from the Epidemiologic Catchment Area Survey. Am J Psychiatry 1995 ; 152 : 280-282.
2) Chen YW, Dilsaver SC. Comorbidity for obsessive-compulsive disorder in bipolar and unipolar disorders. Psychiatry Res 1995 ; 59 : 57-64.
3) Merikangas KR, Akiskal HS, Angst J, et al. Lifetime and 12-month prevalence of bipolar spectrum disorder in the National Comorbidity Survey replication. Arch Gen Psychiatry 2007 ; 64 : 543-552.
4) Pavlova B, Perlis RH, Alda M, et al. Lifetime prevalence of anxiety disorders in people with bipolar disorder : A systematic review and meta-analysis. Lancet Psychiatry 2015 ; 2 : 710-717.
5) Angst J, Gamma A, Bowden CL, et al. Evidence-based definitions of bipolar-I and bipolar-II disorders among 5,635 patients with major depressive episodes in the Bridge Study : Validity and comorbidity. Eur Arch Psychiatry Clin Neurosci 2013 ; 263 : 663-673.
6) Amerio A, Stubbs B, Odone A, et al. The prevalence and predictors of comorbid bipolar disorder and obsessive-compulsive disorder : A systematic review and meta-analysis. J Affect Disord 2015 ; 186 : 99-109.
7) Sala R, Goldstein BI, Morcillo C, et al. Course of comorbid anxiety disorders among adults with bipolar disorder in the U. S. population. J Psychiatr Res 2012 ; 46 : 865-872.
8) Simon NM, Otto MW, Wisniewski SR, et al. Anxiety disorder comorbidity in bipolar disorder patients : Data from the first 500 participants in the Systematic Treatment Enhancement Program for Bipolar Disorder (STEP-BD). Am J Psychiatry 2004 ; 161 : 2222-2229.
9) Otto MW, Simon NM, Wisniewski SR, et al. Prospective 12-month course of bipolar disorder in outpatients with and without comorbid anxiety disorders. Br J Psychiatry 2006 ; 189 : 20-25.
10) Boylan KR, Bieling PJ, Marriott M, et al. Impact of comorbid anxiety disorders on outcome in a cohort of patients with bipolar disorder. J Clin Psychiatry 2004 ; 65 : 1106-1113.
11) Feske U, Frank E, Mallinger AG, et al. Anxiety as a correlate of response to the acute treatment of bipolar I disorder. Am J Psychiatry 2000 ; 157 : 956-962.

12) Cederlöf M, Lichtenstein P, Larsson H, et al. Obsessive-compulsive disorder, psychosis, and bipolarity: A Longitudinal Cohort and Multigenerational Family Study. Schizophr Bull 2015; 41: 1076-1083.
13) Holma KM, Melartin TK, Holma IA, et al. Predictors for switch from unipolar major depressive disorder to bipolar disorder type I or II: A 5-year prospective study. J Clin Psychiatry 2008; 69: 1267-1275.
14) Perugi G, Frare F, Toni C, et al. Bipolar II and unipolar comorbidity in 153 outpatients with social phobia. Compr Psychiatry 2001; 42: 375-381.
15) 多田幸司. 社交不安障害の併存症研究—気分障害を併存する症例の特徴について. 精神医学 2013; 55: 427-435.
16) Goodwin RD, Hoven CW. Bipolar-panic comorbidity in the general population: Prevalence and associated morbidity. J Affect Disord 2002; 70: 27-33.
17) Deckersbach T, Peters AT, Sylvia L, et al. Do comorbid anxiety disorders moderate the effects of psychotherapy for bipolar disorder? Results from STEP-BD. Am J Psychiatry 2014; 171: 178-186.
18) Pacchiarotti I, Bond DJ, Baldessarini RJ, et al. The International Society for Bipolar Disorders (ISBD) task force report on antidepressant use in bipolar disorders. Am J Psychiatry 2013; 170: 1249-1262.
19) Lydiard RB, Culpepper L, Schiöler H, et al. Quetiapine monotherapy as treatment for anxiety symptoms in patients with bipolar depression: A pooled analysis of results from 2 double-blind, randomized, placebo-controlled studies. Prim Care Companion J Clin Psychiatry 2009; 11: 215-225.
20) Tohen M, Calabrese J, Vieta E, et al. Effect of comorbid anxiety on treatment response in bipolar depression. J Affect Disord 2007; 104: 137-146.
21) Perlis RH, Ostacher MJ, Miklowitz DJ, et al. Benzodiazepine use and risk of recurrence in bipolar disorder: A STEP-BD report. J Clin Psychiatry 2010; 71: 194-200.
22) Bobo WV, Reilly-Harrington NA, Ketter TA, et al. Effect of adjunctive benzodiazepines on clinical outcomes in lithium- or quetiapine-treated outpatients with bipolar I or II disorder: Results from the Bipolar CHOICE trial. J Affect Disord 2014; 161: 30-35.
23) Freeman MP, Freeman SA, McElroy SL. The comorbidity of bipolar and anxiety disorders: Prevalence, psychobiology, and treatment issues. J Affect Disord 2002; 68: 1-23.

E 産業メンタルヘルスとの関係

1 職場で出会う気分障害
——仕事と病態の関連性を考察する

奥山真司[*1], 工藤寛子[*2]
*1 トヨタ自動車株式会社人事部
*2 トヨタ自動車株式会社人事部 T-CaRS グループ

 ## はじめに

　筆者らに与えられたテーマは「職場で出会う気分障害——仕事と病態の関連性を考察する」である．現代の職場においては「出会わない気分障害」はない．そのくらいの数多の気分障害に罹患された多くの方々が病とともに勤労し続けている．そのすべてを網羅するには紙数に限りがある．かといって，特性や経過が異なる数多の気分障害を一括りにすることもできない．そこで，メンタルクリニックの臨床精神科医を対象とする本書の趣旨を鑑み，数多ある気分障害のなかでも，職場で多く出会い，その対応に十分な配慮が必要となる DSM-5[1] における「双極性障害および関連障害群」(以下，双極性障害）の職場での様子，その病態が会社生活に及ぼす影響について取り上げるべきと考える．もちろん，「抑うつ障害群（DSM-5）」なかでも「うつ病（DSM-5)/大うつ病性障害」の疫学的頻度が高いことはいうまでもない．しかし，メンタルクリニックの外来場面と就労場面での様子に著しい差異がなく，読者にとっては職場での影響も想定内である抑うつ障害群ではなく，双極性障害を中心に取り上げることが本

奥山真司（おくやま・しんじ）　　　　　　　　　　　　　　　略歴

1959 年生まれ．1983 年名古屋保健衛生大学（現藤田保健衛生大学）医学部医学科卒．精神科医として同大学病院，桶狭間病院，仁大病院等を経て，1991～2012 年仁大クリニック院長．2012 年よりトヨタ自動車株式会社人事部 主査・統括精神科医．また，現在，藤田保健衛生大学医学部客員教授，日本精神科産業医協会理事．
共著書（分担）として『うつ病リワークプログラムの続け方—スタッフのために』（南山堂, 2011), 『精神科臨床エキスパート　重症化させないための精神疾患の診方と対応』（医学書院, 2014), 『こころの健康づくり社内研修ツール　企業に求められるメンタルヘルス対策』（労働調査会, 2015), 共訳書として『双極性障害の心理教育マニュアル』（医学書院, 2012）がある．

工藤寛子（くどう・ひろこ）　　　　　　　　　　　　　　　　略歴

1982 年生まれ．2007 年椙山女学園大学人間関係学研究科人間関係学専攻臨床心理学領域修了．2007 年藤田保健衛生大学精神神経科心理研究生，2009 年仁大クリニック臨床心理士．2013 年トヨタ自動車株式会社人事部 臨床心理士，2015 年より同主任・臨床心理士．

書の趣旨にかなうものと考える．

以下は，双極性障害の病態が会社生活に及ぼす影響を，その病相（各エピソード）ごとに整理するとともに，経過のうえでの仕事への影響も併せて検討した．また，仕事が誘因として，どのような影響を病態に及ぼしているかも検討した．わが国において，リワークなどの復職支援[2]を含む外来精神医療の実務と，企業内で専属の精神科医としての各種実務（常勤）の経験を併せもつ者は稀有なる現状がある．以下は，既存の知見に，2つの現場での筆者らの経験が加味された内容であると理解いただき，お読みいただければ幸いである．

2 抑うつエピソード（DSM-5）

多様な抑うつ病態

さまざまな啓発活動によるものか，純粋に「うつ病（DSM-5）／大うつ病性障害」の診断基準を十分に満たす方を，現代の職場において認めることがまれと感じるのは筆者らだけであろうか．抑うつ状態で執務できなくなった方との面談場面でも，診断基準を単に症状面から満たしていない基準未満の抑うつ状態を少なからず認める一方で，抑うつの症状面では基準相当であるも他の精神疾患に基づく抑うつ状態，すなわち双極性障害の経過のなかでの抑うつ状態はもちろん，「不安症群／不安障害群（DSM-5）」や「強迫症および関連症群／強迫性障害および関連障害群（DSM-5）」と併せて呈された抑うつ状態，あるいは「神経発達症群／神経発達性障害群（DSM-5）」と環境変化が相まって生じた抑うつ状態や「パーソナリティ障害（DSM-5）」のうえに認められた抑うつ状態などを多様に認める．さらには「ストレスへの正常反応」や「適応障害（DSM-5）」あるいは「他の医学的疾患による抑うつ障害（DSM-5）」などにより呈した抑うつ状態が多いとの印象も抱く．もちろんなかには後に「うつ病（DSM-5）／大うつ病性障害」に移行するものもある．しかし，職場が直面している気分障害の相当数が「うつ病（DSM-5）／大うつ病性障害」以外にあり，それらを適切に診立てうる技量が求められるといった現実的な認識が必要である．

改正労働安全衛生法の公布に伴い，いわゆる労働者のストレスチェック制度が，2015年12月1日より50人以上の事業場で義務化された．高ストレス者と認定された者のなかにも上述の状態にある者も少なからず含まれることは，その後の医師面接を行ううえでも勘案すべき事柄であることを提言しておく．

さらに双極性障害における抑うつ状態について仕事との関連性について考察を続ける．

職場でみられる様子

基準（DSM-5）を満たす抑うつエピソードは，双極Ⅰ型障害（以下，Ⅰ型）と双極Ⅱ型障害（以下，Ⅱ型）の経過のなかで認めうる．一方，基準未満の抑うつ状態はあ

らゆる双極性障害で認めうる．では，抑うつエピソード（DSM-5）の基準を明らかに満たしている場合，職場ではどのような様子を呈すだろうか．たとえば，ほとんどの出勤日において出勤しているあいだ中，抑うつ気分になったり，あるいはあらゆる業務における興味や喜びが著しく減退し，それらが本人自身の言葉に表れたり，周囲によって気づかれる．さらに何日もの睡眠の障害による会社生活への影響や，周囲が気づくほどの精神運動焦燥あるいは制止や，ほとんどの出勤日においての疲労感または気力減退や，無価値感や思考力減退あるいは集中力の減退または決断困難などのいくつかを認め，業務上で著しい支障を認める．よって，抑うつエピソードの基準を明らかに満たしている場合，症状項目の多寡にかかわらず，労働契約上で求められる業務を遂行することが容易でなくなる．

● 職場の対応

事業者や管理監督者としては労務起因性の有無を慎重に勘案しつつ，安全配慮上，危機的状況の回避を速やかに執り行わなければならない．仕事の量や質などの業務負荷の配慮や残業制限などの時間管理がなされたり，適宜に専門医と連携を図ることにより主治医より治療が施されたり，必要に応じて休務が命じられる，あるいは休務が認められることとなる．

● 会社生活に及ぼす影響

勤労者にとって一定期間の休務は，その後の会社生活に少なからぬ影響を及ぼす．すなわち「思い描いた出世が叶わなくなったり」「希望したプロジェクトに就けなかったり」である．

双極性障害の抑うつ状態は，ときとして悲哀感が乏しく疲労や抑制やアパシー（無気力）が主な病像となり，なかには苦痛や絶望感を伴わない場合もある[3]．双極性障害の方の経過のなかで，職場がその人が双極性障害であると知るのは本人が抑うつエピソードの期間にあるときが多い．もちろん上司などが気づくより先に，いきなりの診断書提出をもって休務に至り，職場としては初めて知ることも少なくない．

治療を受け回復し速やかに復職できた場合，一度目の休務に限れば，影響は限定的である．しかし抑うつエピソードを繰り返すことにより，会社生活に及ぶ影響は累進的に増大する．職場における双極性障害の方にとっては，一度の休務（たとえその抑うつエピソードが重度であったとしても）より，休務を繰り返すことのほうが，会社生活への影響が多大となりがちである．

抑うつエピソードの再燃は，基準未満の（抑うつあるいは軽躁病）エピソードや早期徴候を直前に認めることが少なくない．しかし，この時期においては，本人の抑うつ的自覚にかかわらず，業務はある程度遂行できていると周囲はみなしがちで，休務の申し出を受け取った周囲は，藪から棒な感覚を抱き，ついつい本人に非難を向けがちとなる．また，「仕事上の労作と結びついていない形で現れる疲労感（持続的な疲労感は簡単な仕事にもたいへんな努力を要するに至る）」や「刺激と釣り合わず，い

つまでも改善しない悲哀感」や「寝すぎ，過眠，日中の強い眠気」あるいは「（双極性障害のうつ状態で観られがちな）悲哀感を伴わない空虚感や決断のつけにくさや，やる気のなさ」などは，（それまでが活発でエネルギッシュな様相であることも相まって）職場の上司・同僚には理解されにくく，「怠けている」あるいは「弱い，困難から逃げている」といわれがちとなり，孤独感を生じさせ，（それまでは本人にとって拠り所であった）職場への帰属感を失う．さらに「自分は職場で何の役にも立っていない」といった否定的で現実的ではない低い自己評価などは，自己効力感や有能感を失いがちとなる．これらは，ときとして本人に希死念慮を生じさせ最悪の帰結をもたらすこともあると留意すべきである．

3 躁病エピソード（DSM-5）

Ⅰ型の経過において，基準（DSM-5）を満たす躁病エピソードを認める．しかし，Ⅱ型では認めない．（1週間以上）毎日一日中，気分の異常な高揚が続き，開放的または易怒的となる．異常に亢進した目標指向性の活動・仕事が続く．そして，社内外で著しい障害を引き起こし，ときには自害あるいは他害を防ぐために入院が必要とされる（DSM-5）．

職場では，本人のみならず周囲の人への安全配慮として，就労を継続することが困難となりがちである．一方，職場で事例化する前に，社外で「困った結果につながる可能性が高い活動（たとえば対人関係上，金銭上，あるいは法律上でのトラブル，クルマの運転や危険なスポーツでの重大な事故あるいは危うい交友関係や違法脱法的薬物使用など）」を行い，事故または事件となり，職場に連絡が入ることも少なくない．この場合は人事労務管理の対象となり，措置が講じられるが，事と次第によっては，（抑うつエピソードとは異なり）一度の躁病エピソードをもって，職を失うことがある．さらに，躁病あるいは抑うつのいずれにかかわらずエピソードを繰り返すことをもって，徐々に職場での適応が困難となる．

4 軽躁病エピソード（DSM-5）

Ⅰ型，Ⅱ型いずれの経過においても，基準（DSM-5）を満たす軽躁病エピソードを認める（Ⅰ型では，その診断に必須ではないものの，経過中において，よく認められるとされる）．躁病エピソードとは違い，持続期間が短く，「（エピソードは）社会的または職業的機能に著しい障害を引き起こすほど重篤ではなく，入院を必要とするほどに重篤でもない．また，精神病性の特徴を伴わない」とされる．一方で，「（エピソードは）その人固有のものではない疑う余地のない機能の変化と関連する」．そして「（それらは）他者から観察可能である」とされるが，（専門家ではない）職場の人が適宜に気づくことは難しい．それは，（軽躁病エピソードの前後に認められがちな）基準未満のエピソードであれば，なおのことである．社会的または職業的機能に著し

い障害を引き起こさないため，職場にあっては，ある程度の支障を認めるも，本人と周囲への安全配慮を講じる必要性は生じにくい．むしろ，目的指向性が高まり，創造性豊かに生産性高く成果物を作り出していく．軽躁は気がつくことが難しいといわれる[3]．多くの患者は軽躁の徴候を感じても，予防的手立てを講ずることなく，そのまま生活を続けてしまう．自覚なく，むしろ，「軽躁への憧憬（奥山）[4]」を認める．さらには「軽躁でなければダメだ」という「軽躁への硬直（秋山）[4]」も認める．

職場においても，「仕事は思うがままに順調で簡単でイキイキ働けている，会社人生はバラ色だ」と感じる．考えは豊かに，野心に満ち，自信が湧き上がり，エネルギーに満ち溢れる．睡眠や食事あるいは日常の子細なことには必要を感じず，「するべきことが多すぎて時間が足りない」と口にしつつも，「多忙さのスリル（Lam）[5]」に進んで身を置く．上司や，職場の評価も悪くない．軽躁病エピソードは4日間と短いが，基準未満の状態がある程度続くこともある．多くの仕事や高度な仕事が付与される，あるいは昇格の機会に恵まれることも少なくない．しかし概してそんな折に，Ⅰ型であれば抑うつあるいは躁病エピソードを，Ⅱ型であれば抑うつエピソードを認めることがあり，業務遂行が不可能となる，あるいは安全配慮の対象となるケースが存在する．ときには，軽躁病エピソードとその前後の基準未満の状態でも労務管理の対象となることもある．たとえば，目的指向性が高まり，他愛に欠けたる人間関係「十分な巻き込みなく，他者を置き去りにしてしまうような仕事の進め方」でのパワハラ，性的活動性の亢進とやや誇大的な軽率さが相まってのセクハラなどを認める．

何よりも，軽躁病エピソードは躁病エピソードと異なり，診断がついておらず，治療も行われていないことが少なくない．一方，近年，双極性障害の診断が軽々になされ，パーソナリティ障害や発達障害を双極性障害と過誤されているケースも散見される．

5 治療が及ぼす影響

また，今世紀に入りわが国においても，双極性障害に対する適切な薬物療法と心理社会的アプローチが普及し始めている．これらは予後を大きく左右するが，適切な診立てがあってこそのものである．そのためには，精神医療の臨床場面はもちろんのこと，今後は職場での診立てにも，相応の技量が求められるであろう．

6 気分の変動を繰り返す経過のなかで

Ⅰ型の経過において「すべての躁病エピソードの先には必ず，酷い抑うつが待ち受けている」[6]ともされ，ときに躁と抑うつを繰り返す激しいジェットコースターのような経過をとる．そして，多くのⅠ型で，抑うつのほうが優勢な経過をとる．

Ⅰ型，Ⅱ型にかかわらず，先述したように一度のエピソードで，職を失ったりもする．一方で，職場での評価の低下や不遇は，「繰り返すエピソードに伴う繰り返す休復職」

と，「エピソードとその前後の基準未満の期間などでの対人関係の不良化」などが相まって生じやすい．双極性障害の多くの方々は，前駆期または病相のなかで学術的な創造性や生産性が高まり，業績，野心，自信なども高まる人生を送っていたとされるため（Lam）[5]，その後の低い評価や恵まれない処遇は受け入れがたいものと思われる．職場からの尊重感も，職場への帰属感も失い，自律性を制限され有能感が低下する．ときに休職期間が満了となる直前に，衝動的で重大な自傷行為を認める．

もちろん，治療の進歩に伴い休職に至るような再発を認めず，元来の活躍に復する良好な経過を送られる方も少なくはない．特に最初の復職に際しリワークを含む精神科リハビリテーション[2,7]を主治医・医療機関で受け，集団での心理教育[3]をはじめ適切な心理社会的介入を受けることにより，基準未満のエピソード期間を上手に過ごし，早期徴候を適切に対処するサポート体制などが構築できる．これらが適切な薬物療法と相まって予後を改善する[8]．

仕事には病態が影響（関連性）を及ぼすが，さらに施された治療やリハビリテーションにも左右される．左右するのは治療だけではない．たとえば，「躁・軽躁の症状は，極初期には雪の斜面にできた小さな雪玉に過ぎない．しかし斜面を転げ下るうちに加速しやがて大きくなり，時をおかずに自分ではどうしようもない雪崩をおこすに至る（Colom）[3]」．大きな，大きな雪玉や雪崩，そんな自分ではどうしようもない（セルフケアできない）状況に至ったものを，職場での困りごと（事例性）をもって安全配慮することも，職場として肝要なことではある．しかし，その後の経過を鑑み，その人の会社人生全体を俯瞰してみると，それだけでは十分な措置ではないと気づく．初発時，再発時を問わず，自分では気づきにくい小さな雪玉に気づき，斜面を転がり出してしまわないようにすべきである（未然防止）．

日頃の職場でお互いに「面倒見合う」「気遣い合う」「気づき合う」「認め合う」ことができる者（上司・同僚/ピュアサポーター）と，それらを涵養できる（サイコロジカルにプロフェッショナルな）専門性を有した者が必要となる．その影響は，気分障害はじめメンタル不調を減らすこと（未然防止）にとどまらず，「生き生きと仕事に臨み，会社生活のなかで成長しうる」（健康増進・成長促進）につながる．仕事を通じて出会う人が（専門性を有している場合も，いない場合も同じように）病態に影響を及ぼすことにも留意すべきである．

7 おわりに

気分障害における仕事と病態との関連性について，主に双極性障害を通じて考察してきた．分野としてはいまだ端緒にある．今回も十分な考察には至っていない．精神医学としては，消極的になりがちなテーマではあるが，今後多くの人によって，より精緻な検討がなされることが望まれる．

文献

1) American Psychiatric Association. Diagnostic and Statistical Manual of Mental Disorders, Fifth edition. American Psychiatric Publishing；2013／日本精神神経学会（監），髙橋三郎，大野　裕（監訳）．DSM-5　精神疾患の診断・統計マニュアル．医学書院；2014.
2) 奥山真司．双極性障害のリワーク・プログラム—双極性障害に罹患して治療中に休務に至った勤労者への復職に際しての精神科リハビリテーション・プログラム．産業ストレス研究　2012；19：227-234.
3) Colom F, Vieta E. Psychoeducation Manual for Bipolar Disorder. Cambridge University Press；2006／秋山　剛，尾崎紀夫（監訳）．双極性障害の心理教育マニュアル　患者に何を，どう伝えるか．医学書院；2012.
4) 奥山真司，石川理恵．診断によるかかわり"双極Ⅱ型障害"．うつ病リワーク研究会（編）．うつ病リワークプログラムの続け方—スタッフのために．南山堂；2011. pp12-26.
5) Lam DH, Jones S-H, Hayward P. Cognitive Therapy for Bipolar Disorder：A Therapist's Guide to Concepts, Methods and Practice, 2nd edition. John Wiley & Sons Ltd；2010／北川信樹，賀茂勇樹（監訳）．双極性障害の認知行動療法．岩崎学術出版社；2012.
6) Allen F. Essentials of Psychaiatric Diagnosis. Responding to the Challenge of DSM-5. The Guilford Press；2013／大野　裕，中川敦夫，柳沢圭子（訳）．精神疾患診断のエッセンス．DSM-5の上手な使い方．金剛出版；2014.
7) 奥山真司，秋山　剛．双極性障害の復職に際して〜双極Ⅱ型障害を中心に．臨床精神医学　2011；40（3）：349-360.
8) Colom F, Vieta E, Sanchez-Moreno J, et al. Group psychoeducation for stabilized bipolar disorder：5-year outcome of a randomized clinical trial. Br J Psychiatry　2009；194：260-265.

E 産業メンタルヘルスとの関係

2 気分障害のリワークプログラムの概念, 成果および展望

有馬秀晃
品川駅前メンタルクリニック

1 「リワーク」という取り組みの広がり

近年「リワーク」という言葉が社会に, なかでも職場で産業保健や人事労務に携わる人々に浸透してきている.

「リワーク」という言葉自体は広義には「就労支援の取り組み全般」を表すものとして日常的に使われるようになっているが, その中身は担い手や方法論によっていくつかに分類されると考えられる. すなわち, ① 休業中に職場で独自に行われている通勤訓練の意味合いが強いもの（通勤トレーニング）, ② EAP（Employee Assistance Program）によって提供されるもの（復職トレーニング）, ③ 都道府県の障害者職業センターで行われているもの（職業リハビリテーション）, ④ 就労移行施設が取り組んでいる失職者向けのもの（就労支援プログラム）, そして ⑤ 精神科医療機関で専門スタッフにより行われる治療の一環としての医療リワーク（リワークプログラム）, などに分類される. 本項では, ⑤ の「精神科医療機関で行われるリワーク（リワークプログラム）」について説明する.

2 リワークプログラムの概念と方法

ここで, リワークプログラムとは何かについて改めて説明したい. リワークプログラムとは, 主としてうつ病などの気分障害にかかって働けなくなり休業した労働者向けに, 「病状を回復・安定させること」「復職準備性を向上させること」および「再発

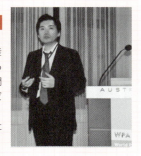

有馬秀晃（ありま・ひであき） 略歴

東京医科歯科大学医学部同大学院修了（博士・医学）. 産業医科大学産業医学基本講座修了（産業医学ディプロマ）. 市中病院勤務後, 米国スタンフォード大学との研究を経て, 2004 年から品川駅前メンタルクリニック院長として気分障害のリワークプログラムに従事. 複数企業の顧問産業医, うつ病リワーク研究会役員, 東京大学客員研究員, 日本精神科産業医協会認定会員など兼任.
近著：『うつ病の人に言っていいこと・いけないこと』（監修. 講談社, 2014）, 『ここが知りたい職場のメンタルヘルスケア』（共著. 南山堂, 2016）など.

防止のためのセルフケア能力を向上させること」の3つを目的とし，精神科医療機関が提供するリハビリプログラムである[1]．また，これらの目的を可能にするためにリワークプログラムが備えるべき要素には，

① 通勤を模倣して定期的に通える場所および日課
② 対人関係能力を向上させるための集団プログラム
③ 一定のノルマがある作業プログラム
④ 再発予防のセルフケアにつながる心理社会教育プログラム

の4つがある[1]．

このような取り組みが広まる背景には，うつ病の労働者を治療して職場復帰させる側である筆者ら精神科医の反省があった．うつ病労働者の主治医として，患者の臨床症状や心理検査の結果，そして患者本人の復職の意欲を十分に確認して，「よしこれで大丈夫」と考えて復職可能診断書を書いたものの，復職した途端にまたすぐに休み始めてしまったという例をよく聞くし，筆者も身をもって体験してきた．実際，日本精神神経科診療所協会が2009年に行った「うつ病休職者の復職で困ること」についてのアンケート調査によると，55.1％の精神科医が「うつ病患者が復職可能な状態かの判断が難しく迷うことが多い」と回答し，さらに52.9％が「復職しても短期間で再休業することが多い」と答え，そして49.1％が「不十分な回復状態だが，本人や家族から強い復職の希望があり，対応に困る」と回答している[2]．その一方で，産業医や企業側は「主治医診断書の復職可能という判断をどこまで信用していいのか」とかなり懐疑的にとらえる傾向が強まっている．実際，「日常生活に支障がない程度の回復レベル」と「就労に耐えうる程度の回復レベル」の間には相当の乖離があると思われ，このことが復職可能判断を困難にしてきた（図1）．筆者らは，厚生労働省ガイドラインの「医学的に業務に復帰するのに問題がない程度に回復した労働者とは？」[5]にある8要件も考慮したうえで，リワークプログラムをこの乖離を埋めるリハビリシステムと位置づけている．また，復職準備性を客観的に評価するために「標準化リワークプログラム評価シート」[6]を開発運用し，この評価シートをうつ病労働者や企業側とも共有するようにしている．

3 プログラムの実際

ここでは，リワークでの心理社会教育の中核をなす「振り返りプログラム」について説明する．このプログラムは，仕事上の挫折体験などからうつ状態に至った体験をグループで話し合い，自己洞察や内省を深めるものである（図2，3）．発表者には，リワークに参加してしばらくたち場に慣れてきた者が選ばれる．そのことを事前に本人へ伝え，発表者となった者は封印していた自らの記憶とそこに付随する感情をもう一度思い出し，当日に備える．このプログラムを通じて，発表する側だけではなく聞く側も自らの体験に照らし合わせることで自分の行動パターンに気づかされ適応的な行動パターンについて考える機会を得る．そして，自己分析やセルフケア能力の向上，

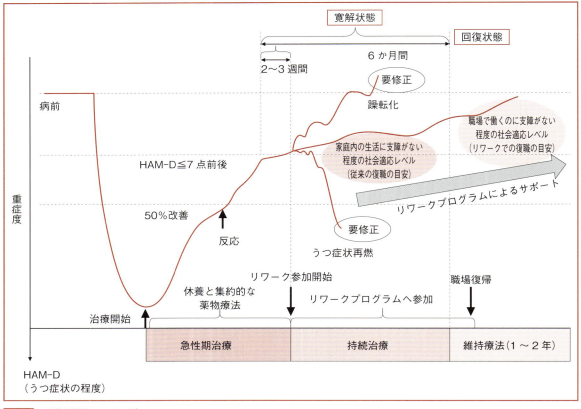

図1 回復過程のイメージ

(Kupfer DJ. J Clin Psychiatry 1991[3], Prien RF, et al. Arch Gen Psychiatry 1991[4] を参考とし,筆者が作成)

	月	火	水	木	金	土
9:30	あいさつ,ラジオ体操,および個別作業					ショートケア（午前の部）卒業生向け
10:15	(休　憩)					
10:30	週末の振り返りおよび今週の目標設定 MTG	うつ病エピソードの振り返り	心理社会教育 E-learning	ソーシャルスキルトレーニング (SST)	集団認知行動療法 (CBGT)	
12:00	(昼　食)					
13:30	オフィスワーク	オフィスワーク	オフィスワーク	オフィスワーク	1週間の振り返り MTG	ショートケア（午後の部）卒業生向け
14:30	(休　憩)					
14:45	一日の振り返り,個別の評価面談（目標設定およびフィードバック）					
16:30						

※土曜日は復職した方のためのフォローアッププログラム

図2 振り返りプログラム（品川駅前メンタルクリニックの例）

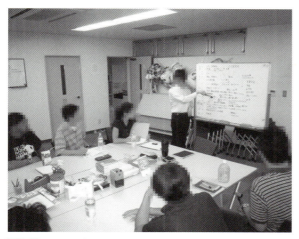

図3 心理社会教育(演習)

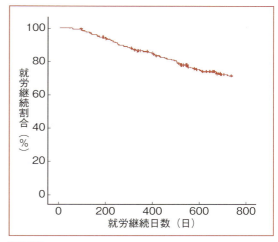

図4 リワークプログラム利用者の復職後2年間の予後

再発予防につながっていく．

　実際にこのプログラムで過去に取り上げられたテーマには次のようなものがある．「わたしがうつに至るまでの経緯」「会社への不満，何であんなところに就職したのか」「はたして復職できるのであろうか」「職場で許せなかったこと」「家族・親族との関係について」「もし他の仕事をするとしたら」「男性と女性の考え方の違いについて」「NOと言えない自分」「私の仕様書・取扱説明書」．このように，自問自答ではなく，ピアカウンセリングの手法を取り入れ，グループでの対話を通じて身をもって痛感することに意義が見出される．目から鱗が落ちる体験がいかに重要であるか，腑に落ちる体験をして初めて行動変容が促される過程がよく観察される．

4 リワークプログラムのこれまでの成果

　リワークプログラムの成果については，主に「うつ病リワーク研究会」を中心に厚生労働科学研究事業（代表研究者　秋山 剛）が行われているが，本項ではそのうちの「リワークプログラム利用群の復職後2年間の予後調査」[7]を紹介する．従来のリワークプログラム利用者の復職後の就労継続性に関する調査は，いずれも既存の診療録などを遡及的に調査した後方視的研究であったことから，転院や治療が終了したケース，また主治医がプログラム実施施設外にいる場合は，その予後が把握できないなどの限界があった．そこで，2013年度には，より実態に即した復職後の就労継続性を明らかにすることを目的として，患者本人とその主治医を対象に，復職後2年間にわたり前方視的に調査した（前向きコホート・対照群なし）．

　統計・分析方法は，第一に，復職日を起点に精神疾患による再休職・失職・自殺をイベントとし，カプラン-マイヤー法を用いた就労継続推定値を検討した．また再休職のリスク因子の検討を目的に，コックス比例ハザードモデルによる解析を実施した．

第二に，再休職や失職に至った対象者のその後の再復職・再就職状況を追跡し，それらの予後を含めた対象者全体のフォローアップ期間中の就労割合を算出した．その際，それぞれのフォローアップ期間が異なるため，各対象者の観察期間の重みを加味した加重平均を算出した．復職後の就労継続状況をカプラン-マイヤー法により検討した．起点は復職日とし，イベントは精神疾患を理由とする再休職，失職，自殺とした．その結果，イベント発生は 56 人（26.7％）であり，就労継続推定値は 1 年後 86.0％（SE 2.4），2 年後 71.5％（SE 3.2）であった（図 4）．

5 今後の展望

このようにリワークに取り組むことで復職および就労継続（再発・再休業予防）に有効性があるというエビデンスが徐々に構築されてきている．その一方で，職場の産業保健スタッフや人事労務スタッフ，さらに労働者から「リワーク参加期間がもう少し短くならないか（復職までの期間短縮）」という要望が多いことも事実である（「うつ病リワーク研究会」の調べでは，リワーク参加平均期間は約 10 か月）．これは，社会的立場からは当然の関心事である．この要望については，現在，厚生労働科学研究事業「短期型リワークプログラムの効果検証，とくに既存型（長期）プログラムと比較した費用対効果分析（代表研究者　秋山　剛，分担研究者　有馬秀晃）」を試行中であり，社会へ向けてどのような提案ができるか調査中である．

文献

1) 有馬秀晃．職場復帰をいかに支えるか―リワークプログラムを通じた復職支援の取り組み．日本労働研究雑誌 2010；601：74-85.
2) 五十嵐良雄．「精神科診療所におけるうつ病・うつ状態により休職されている方への復職支援」に関する実態調査．日精診ジャーナル 2009；35：104-112.
3) Kupfer DJ. Long-term treatment of depression. J Clin Psychiatry 1991；52（Suppl）：28-34.
4) Prien RF, Carpenter LL, Kupfer DJ. The definition and operational criteria for treatment outcome of major depressive disorder. A review of the current research literature. Arch Gen Psychiatry 1991；48（9）：796-800.
5) 厚生労働省労働基準局安全衛生部．心の健康　職場復帰支援手引き．中央労働災害防止協会；2005.
6) 有馬秀晃，秋山　剛．うつ病休職者の標準化リワークプログラム評価シートについて．精神科治療学 2011；26：173-180.
7) 五十嵐良雄．リワークプログラム利用者の復職後の就労予後に関する調査研究．平成 26 年度厚生労働科学研究費補助金（障害者対策総合研究事業　精神障害分野）うつ病患者に対する復職支援体制の確立．うつ病患者に対する社会復帰プログラムに関する研究．2014．pp67-73.

E 産業メンタルヘルスとの関係

3 精神科医による産業医活動
――ストレスチェック時代の新たな展開に向けて

神山昭男
有楽町桜クリニック

1 精神科医による産業医活動の新たな展開

最近相次いで開催された関連学会では，メンタルヘルス不調者（以下，不調者）が精神科診療所をはじめとする医療機関においてケアを受けながら就労回復の実現に向けて取り組んでいる状況や，精神科臨床経験を有する産業医が問題解決に向けて取り組んでいる場面がしばしば登場した[1]．

また，2014年11月には（一社）日本精神科産業協会が発足，精神科医としての職務経歴，精神保健指定医や日医認定産業医資格，職場における産業保健業務の職務経歴などの要件を具備した精神科医が現在では200人を超えて参画している[2]．

他方，各地で精神科診療所を運営している精神科医が加盟する（公社）日本精神神経科診療所協会（以下，日精診）では，2014年5月に本領域の対応の現況と特に最近注目されている職場と精神科主治医の連携にテーマをしぼった内容の会員向けアンケート調査を実施した[3]．

本調査では全会員の3割に相当する約500人が回答．回答者のプロフィールをみると，①回答者の6割は人口50万人未満都市で開業，あとの4割は人口50万人以上の都市にて開業．②10年以上設立経過年数が多くて70％，有する資格では精神保健指定医は94％，日本精神神経学会専門医有資格者が8割，そして，日医認定産業医有資格者は調査時点で35％，近々取得予定は15％，合計すると半数に達することが判明した（表1）．

具体的な活動状況を示すデータとして，自分の診療所の不調者が通院患者の3割を

神山昭男（こうやま・あきお） 略歴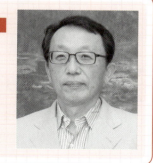

1976年 北海道大学医学部医学科卒．
1993年 北海道大学医学部助教授．
2000年 外務省在フランス大使館参事官兼医務官．
2006年 有楽町桜クリニック院長．
2014年 外務省参与，医療法人社団桜メデイスン産業保健サポートセンター開設．
2015年 東京精神神経科診療所協会会長．
2016年 日本精神神経科診療所協会理事．

II．気分障害／E．産業メンタルヘルスとの関係

表 1　回答者のプロフィール

人口	50万未満	62.6%	50万以上	38.4%
設立	10年以上	72.1%	10年未満	27.9%
指定医	有	94.3%	無	5.7%
専門医	有	80.9%	無	19.1%
産業医	有*	50.4%	無	49.6%

*現在有 35.3%.

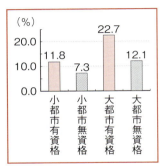

図 1　「不調者」が診療患者全体の 30% 以上を占める診療所割合（%）

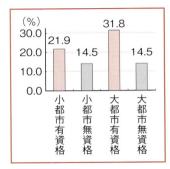

図 2　主治医から職場へ連絡・連携した症例が「不調者」全体に占める割合（%）

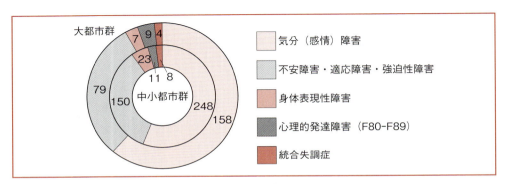

図 3　「不調者」の 30% 以上に該当する臨床診断名の内訳

超える割合は，人口 50 万以上の都市にて開業，かつ産業医資格ホルダーが 22.7% で最多，50 万未満の都市ではこれより低いがそれでも同じように産業医資格ホルダーのほうが 11.8% とノンホルダーの 7.3% を上回った（図1）．同じカテゴリーで主治医から職場への連携に取り組んだ患者が通院患者全体に占める割合は，産業医資格ホルダーの大都市群が 31.8% で最多，次いで同中小都市群が 21.9%，ノンホルダー群は大都市群も中小都市群も 14.5% と低い傾向（図2）．双方のデータから，産業医資格を有している会員を中心として産業メンタルヘルス問題に積極的にかかわる傾向が示唆された．さらに，自院の通院中の不調者の 30% 以上に認められる診断名は大都市群も中小都市群も気分障害圏が 55% 台，次いで不安障害圏が 35% 台，双方で 90% 以上を占めた（図3）．

2　ストレスチェック制度の成り立ちとねらい

　さまざまな対策が取り組まれつつも，仕事による強いストレスが原因で精神障害を発病し，労災認定される労働者が 2006 年度以降も増加，労働者のメンタルヘルス不調，特に気分障害圏，不安障害圏の発症を未然に防止することがますます切実な課題とな

ってきた[4].

　そこで，2014年6月に「労働安全衛生法の一部を改正する法律」が公布され，特にメンタルヘルス不調の未然防止の段階である一次予防を強化するため，ストレスチェック制度が新たに創設された.

　本制度は定期的に労働者のストレスの状況について検査を行い，本人にその結果を通知して自らのストレスの状況について気づきを促し，個々の労働者のストレスを低減させるとともに，検査結果を集団ごとに集計・分析し，職場におけるストレス要因を抽出，職場環境の改善につなげることで，ストレスの要因そのものを低減するよう努めることを事業者に求める．本制度は衛生管理者や産業医の選任義務と同様，常時50人以上の労働者を使用する事業場には実施義務がある.

　法に基づくストレスチェックは，①仕事のストレス要因，②心身のストレス反応，③周囲のサポートを含む「職業性ストレス簡易調査票」（57項目）を利用することが推奨されている．本調査票は1995～99年度に，当時の労働省委託研究「作業関連疾患の予防に関する研究」班が開発，以下の特徴を備える[5].

　すなわち，①ストレス反応のみでなく，ストレス要因をも評価できる，②心理的反応のなか，ネガティブなストレスだけでなく，ポジティブなストレスも評価できる，③心理的，身体的なストレス反応だけでなく，修飾要因をも評価する多軸的評価法である，④職場で簡便に使用可能とするため，57問と質問項目を少なくし約10分で回答できる，⑤どのような職場でも使用できる，⑥自記式調査票である，⑦使用にあたっては労働者個人の秘密の保持に十分配慮される，しかし，⑧家庭生活上のストレス要因は測定していない，⑨パーソナリティは考慮されていない，などがあげられる.

3 ストレスチェックのフローと産業医の役割

　ストレスチェックは産業医などが実施することが望ましいとされ，産業医が従来の健康管理の枠組みにストレスチェックを組み込んでいくことが課題となっている．具体的手順（図4）は，①衛生委員会などにおいてストレスチェック制度の実施要領について調査審議のうえ，実施規程を作成，②事業者は労働者に対して医師等＝「実施者」によるストレスチェックを実施，③事業者は労働者に対して当該ストレスチェックを実施した医師等から結果を直接本人に通知させる，④高ストレス者として選定され面接指導を受ける必要があると実施者が認めた労働者から申出があった場合は医師による面接指導を受ける．⑤面接指導医は事業場内，事業場外，さらに個人の事情をふまえて健康状態ならびに職場適応状態を把握，分析（図5），事業者へ就業上の措置に関する意見を述べる．⑥事業者は医師の意見を勘案し必要に応じて適切な就業上の措置を講じること，が盛り込まれている.

　また，事業者は集団分析として実施者にストレスチェック結果から集団ごとの集計・分析を求める．ここでは多くの要因から抽出された4要因，すなわち，①仕事

II. 気分障害／E. 産業メンタルヘルスとの関係

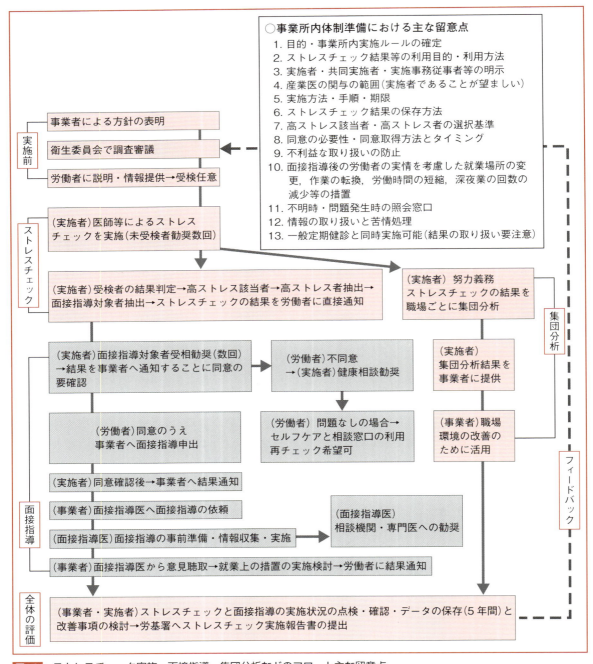

図 4 ストレスチェック実施，面接指導，集団分析などのフローと主な留意点

の量的負担と②仕事のコントロールによるストレス要因，それらから算出されたストレス度を健康リスクとしてプロットして表現した「量-コントロール判定図」を作成，同じく，③同僚の支援と④上司の支援から作成した「職場の支援判定図」の2枚を用いる．これらには，仕事のストレス要因から予想される疾病休業などの健康問題のリスクを標準集団の平均を100とした数値が図示されている．たとえば，ある部署の

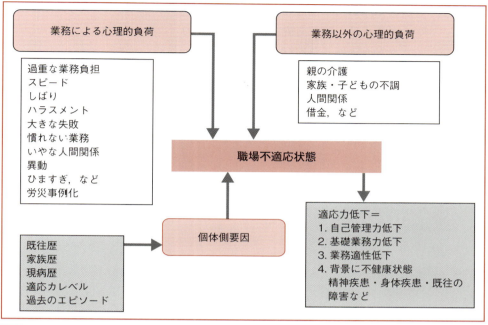

図 5 職場不適応のとらえかた―大きく 3 軸で
総合的・網羅的にみていくことが基本→時間経過の再現→契機か結果か無関係か→疲労→病態化（混乱）する心身．

健康リスクが 120 の場合は，その部署において健康問題が起きるリスクが全国一般と比較して 20％大きいと判断する．

4 職場のメンタルヘルスに精通した精神科医への期待

これらの動きに追従する形で，2014 年 11 月より厚生労働科学特別研究班「労働者の治療過程における主治医と産業医等の連携強化の方策とその効果に関する調査研究」が，さらに 2016 年 4 月より，「精神疾患により長期療養する労働者の病状の的確な把握方法及び治ゆの判断に係る臨床研究」が発足，研究活動を開始した[6]．

前者の研究からは，① 不調者本人をはじめとして，職場・産業医と主治医が同じ目標に向けて連携を継続的，安定して取り組んだ事例で気分障害圏，不安障害圏，精神病圏に至るまで，病状，治療意欲，社交性，自己管理力の改善，投薬量の減少などの変化，② 就業改善群における連携効果の背景として職場においては就業状況，対人環境の調整効果，また，主治医側においては職場情報に基づく病態の見直しが大きな要因として注目された[5,7]．

さらに，主治医，職場が連絡し合い連携効果を発揮することを期待した単純モデルではなく，本人の治療意欲を軸とした職場支援力，主治医らの医療支援力，家族・友人らの個人支援力が総じて大きな影響力を発揮する過程をふまえて新たに「連携力」の概念を提唱した．これは治療戦略上において大きなウエイトを占め，職場における実体が治療場面にしっかりと反映されることにより，一連の取り組みが安定就労とい

う最大公約数に結実するというモデルである．連携に向けた基本動作を包含し，高い治療成績，就労実績に寄与する連携力，これを発揮する専門性を備えていくことが具体的な課題となる[8]．

以上から，精神科医にとっては臨床医，すなわち，主治医としてばかりでなく産業医としても本領域に深くかかわる専門家としての舞台ができてきたといえ，精神科診療所の運営にも大きくかかわってくる可能性がある．今後の新たな展開に大いに期待し取り組んでいきたいと考えている．

文献

1) 神山昭男．「主治医」と「職場」の異なる視点からみた産業メンタルヘルスの臨床．心身医学 2012；52：413-419．
2) 神山昭男，小山文彦．シンポジウム「主治医と職場の連携ガイドラインを構築する―効果的なツール・タイミング・アレンジをめぐって―」座長から．産業精神保健 2015；23：35-38．
3) 神山昭男．職場メンタルヘルス不調者の対応に関するアンケート 報告書．日精診ジャーナル 2015；41(215)：171-196．
4) 神山昭男．安定就労を達成するための方策をめぐって―連携力を軸とした治療導入期・休業期・復職期の対応．産業ストレス研究 2016；23：17-23．
5) 神山昭男．産業医学における職業性ストレスの研究．産業医学レビュー 1997；9：191-209．
6) 神山昭男．職場と主治医との連携を軸としたメンタルヘルス不調者の就労支援．原田誠一編．メンタルクリニックが切拓く新しい臨床―外来精神科診療の多様な実践．中山書店；2015．pp144-152．
7) 神山昭男．主治医と職場の連携をどのように進めていけばいいのか？―診断書をはじめとする情報伝達をめぐって．精神科治療学 2016；31：55-62．
8) 神山昭男．メンタルヘルス不調者の病状回復と安定就労に効果的な産業医と精神科主治医の連携のあり方．産業精神保健 2016；24：84-92．

「自己への配慮」としてのスクリーニング
── 先制医療の人類学

北中淳子
慶應義塾大学文学部人間科学専攻

1. 健康のユートピア？

『素晴らしい新世界』や『1984年』の系譜上にある『Super Sad True Love Story』という最近の小説で，ゲイリー・シュタインガートは近未来アメリカを皮肉たっぷりに描いている．誰もがスマートフォンを小型化したような器具を身につけ，出会った瞬間互いをスキャンし合うこの世界では，相手の年収，社会階層から，健康，性格，友人の間での人気度までが瞬時に示されてしまう．主人公の働く職場では，頭上の掲示板に各社員の情動やストレスの度合いを示すデータが常に流れている．

生産性のみならず，人格までもが数値化され，「計量化された自己（quantified selves）」が氾濫する時代は，一見SF的ではある．しかし前世紀末から，私たちはすでにfacebookなどSNSの浸透で，自らの思考や感情を（たとえそれが意図的に操作・創作されたものだとしても），公の目に晒し，自己と他者からのモニターを受けることに馴らされている．ウェアラブルによって血圧やストレスを測ることで自己の健康を知り，さらには企業にデータを送るITヘルスも一般化している．技術の急速な発展とともに，人々が自ら進んで監視される21世紀の社会においては，「人民のための一望監視システム」（"people's panopticon"）が密やかに拡張している．個人の秘密が露わになり，心の深部にまで光が照らされるかのような感覚さえある今，プライバシーはどう変化していくのか．マス・スクリーニングが進み，人々が自らの情動の変化や認知のパターンを自覚し，早期介入によって自己の未来まで見据えていくことが求められる時代に，人々の自己意識はどう変容するのだろうか．

北中淳子（きたなか・じゅんこ）　　略歴

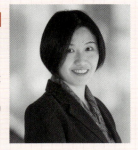

1970年福岡県生まれ．
1993年上智大学文学部心理学科卒，1995年シカゴ大学大学院社会科学学部終了（M.A.），2006年マギル大学大学院人類学部・医療社会研究学部終了（Ph.D.）．2004年より慶應義塾大学文学部人間科学専攻助手，2016年より教授．専門は医療人類学．
主著として『Depression in Japan：Psychiatric Cures for a Society in Distress』（Princeton University Press, 2012），『うつの医療人類学』（日本評論社．2014）などがある．

このような疑問を抱いたのは，2015年に自殺念慮を抱いた副操縦士が，飛行機を墜落させ149人もの命を奪ったドイツの航空事故のニュースを聞いたときだった．その後，欧米では職場のメンタルヘルスも含めた健康管理をめぐる論争が巻き起こった．職場の健康管理に関しては，もともと国によって制度にも大きな違いがあり，毎年職場で集団健診が行われる日本のような国は実はまれらしい．社会保障が厚い欧州諸国であっても，基本的に個人の健康はプライバシーの領域であって，そのような情報は医師と個人の守秘義務の対象として認識されている．ましてや身体よりもさらに秘匿情報とされる心の健康について，集団的管理・介入を行うことへの嫌悪感はきわめて強い．このような欧米の状況をみると，なぜ日本でこれほど容易に，企業の集団健診が行われているのか——さらには2015年から施行された「ストレスチェック」のような心の健康管理が可能になったのか——不思議にさえ思えてくる．

2.「自己への配慮」と「ストレスチェック」

日本は地域・学校・企業での健診といった，ライフサイクルを覆うようなマス・スクリーニングが浸透した国として知られる．この制度が成功した背景には，集団健診が個人の権利を脅かし自由を阻害する監視装置というよりは，福利厚生の一部であり，むしろ個人の権利を守るものとの認識が広く共有されているからだといえよう．特に公害などの社会的災害との闘いから勝ち取った権利として発展してきた職場の健康診断は，労働者だけでなく，企業を監視し，労働者の健康を守る義務を課すという，両義的な役割を担っている．

したがって，ストレスチェックが当初のプライバシーの問題などをめぐる懸念にもかかわらず，比較的スムーズに導入された背景には，このような健診に対する信頼感があることが推測される．さらに，注目すべきはストレスチェックのきっかけとなったのが，労働運動の成功だったということだ．1990年代以降の一連の過労自殺裁判において，日本の精神科医たちは，労働者・弁護士とともに，いかに長時間労働や心理的重圧が，労働者を追い詰め，うつ病などの精神障害や自殺を引き起こしうるものなのかを司法領域で論じてきた．その成果が「職場における心理的負荷評価法」をはじめとする一連の職場のメンタルヘルス対策であり，その発展形がストレスチェックであるともいえるのだ．

精神医学は長い間，精神障害の原因を個人の異常に還元し，社会的苦悩を隠蔽する装置として批判されてきた．その過去を考えると，うつ病を契機とした職場のメンタルヘルス運動は，従来の生物学的個人還元主義を乗り越え，精神医学が社会的苦しみを客観的な知として可視化したという意味で，社会精神医学の画期的な勝利といえる．

3.「ストレスチェック」の課題

ただし，労働者の精神的健康を守る試みには問題も山積している．第一はプライバシーの問題である．現在企業は，たとえ労働者自身が自らのうつ病などに気づいていなく

ても，自殺のリスクを予見できなかったことの責任を問われる危険性に直面している．ということは，労働者自身の主観を超えて，彼らの心をより深いレベルで監視する役割さえ期待されているといえる．しかしはたして，そのような心の監視が望ましいのか，そもそも可能なのかについては，十分に議論が尽くされたとはいえない．

第二の問題は，精神障害の診断確定に使える客観的方法の乏しさだろう．健康を守る管理者としての精神医学の役割が期待されているにもかかわらず，現在の医療情報技術では「健康」の全体像を理解することはきわめて難しい．脳神経画像も含め，現存の技術で測れる指標には限界があり，客観的健康は主観的健康をとらえきれない．身体の領域ですら診断技術の限界が言われるなかで，心の健康をどう測るのか——そもそも健康な心とはいったいどういうものなのか——という根本的な問題も未解決なまま，精神科診断に過大な期待が寄せられている状況には危うさを感じる．

第三は，責任論である．ストレスチェックにつながった一連の過労自殺裁判では，環境からのストレスが，精神障害を引き起こしうるという因果論が認められることで，企業の責任が問われた．しかし，ストレスと精神障害の因果関係は科学的に解明されているわけではなく，その解釈も司法・政治的交渉に開かれている．この論が単純化され，「ストレス論」として独り歩きし始めるなか，精神障害の複雑さに気づくことなく，ストレスがなくなっても必ずしも容易に完治しないうつ病者への責めを生むなど，弊害すら生み出している．科学的真理が確立されていないなか，ストレスの責任論が今後どちらに向かうのか，予見を許さない．さらに将来的に，うつ病以外の脳神経疾患——たとえば中高年の認知症——の急増が職場で問題になり始めるようなことがあれば，いったいどうなるだろうか．認知症がストレスで発症・増悪するものだとすれば，その責任は誰に帰するのだろうか．完治法がいまだ存在しない精神障害に対してはおそらく早期発見・早期介入への動きが強まるだろう．健診に脳神経画像診断が採り入れられ，早期から脳の萎縮などによる発症リスクの診断まで医師に求められるとしたら，いったいどのような監視社会が生まれるのだろうか．

4. 新たな心のスクリーニング

他方，日本の精神医学が生み出した社会的視点を活かす方向で，テクノロジーがより創造的に用いられる可能性も考えられる．予防医療の領域では，ネットワークで結ばれた労働者や住民の健康情報を常に収集し，モニターし，病を未然に防ごうとするITヘルスの試みが実験的に始められており，将来的にはそこで収集されたビッグデータから，糖尿病などの身体疾患のみならず，精神障害のリスク予測が可能になるのではとの期待も高まっている．

このようなテクノロジーは自己のケアのみならず，集団レベルでのストレスを，医学的に可視化することを可能にするかもしれない．たとえば各部署のメンタルヘルスの度合いを，集合体MRIのように，色分けしてグラフ化し，集団の気分やうつ度合いがグラデーションのかかった，地図として描けたらどうだろうか．監視技術を，心の病を個

人に還元するのではなく，社会の，集団の健康と環境因を考える指標として用いる道はないだろうか．そうすれば，精神医学はその方法論的個人還元主義を乗り越え，より安心かつ配慮的な社会を生み出すテクノロジーへと変わらないだろうか．それでも監視社会への一抹の不安は残るのだが．

5. 真に「配慮的な社会」とは？

　日本の健診システムは，「自己のケア」として生き方を振り返り，身体に配慮する集団的・儀礼的な場としても機能してきた．自己を測定し，観察し，管理するモニタリングは，安心と楽しみを与えるものになりうるからだ．ただし，現在，自らを大きなものに委ねて，監視されることでケアしてもらいたいという「自由からの逃走」への欲望が強まる一方で，そのような依存に対する不安も深まっている．このような両義的感情は，人々が構造的に最も無力に感じている時代に，逆に個人の自己責任が高まっている新自由主義的状況を考えると不思議ではない．先制医療時代の，新たな心のスクリーニングは，『素晴らしい新世界』で描かれたようなディストピアをもたらすのか，それとも社会学者バウマンとライアンが問うように，「責任ある，配慮的（caring）なデジタル監視」の到来が期待できるのだろうか．監視への欲求と警戒が高まるなかで，学問の黎明期から自由と管理をめぐる倫理的問題と格闘してきた精神医学の，創造的かかわりが，今強く求められている．

索引

和文索引

あ

アウトリーチ 6
アウトリーチ活動 44,49
アカシジア 83
 偽―― 85
 遅発性―― 83
悪性腫瘍 311
悪性腫瘍における気分障害の合併 311
悪性症候群 83
アクティベーション症候群 194
アルツハイマー型認知症 306

い

医学的リハビリテーション 40
生村吾郎 102
医療観察法 167
院外薬局 55

う

ウェクスラー記憶検査 221
うつ病 185
 仮面―― 297
 季節性―― 271
 軽症―― 193
 神経症性―― 211
 中等症―― 193
 重複―― 198
 治療抵抗性―― 210,276
 難治性―― 209
 荷御し―― 228
うつ病の薬物療法 193
運転免許 180
運動 271
運動療法 253

お

往診 68
大うつ病性障害 187
オーラルジスキネジア 93
音楽療法 264

か

開咬 94
介護保険 151
会社生活 329,331
外来ケア 198
外来ニート 74,129
顎関節脱臼 95,96
顎口腔症状 93
学習性無力感 293
確認強迫行為 302
確認行為 228
家族支援 156
家族史療法 16
家族心理教育 158
家族調整 35
家族療法 237
 システム論的―― 238
活動量計 258
家庭内暴力 132,174
仮面うつ病 297
過量服薬 286
 向精神薬の―― 286
がん 311
環境調整 53
眼瞼けいれん 87
感情統制障害 213
漢方 273
漢方薬 243

き

偽アカシジア 85
危機介入的精神療法 36
季節性うつ病 271
気分安定薬 194
気分障害 185
 月経前不快―― 189
気分障害の薬物療法 192
気分の変動 333
気分変調症 188,198
境界性パーソナリティ障害 212
協同関係 30
共同作業所 147
強迫症 227
強迫性障害 66,293,301,318
虚偽性障害 296
局所ジストニア 87
近赤外線スペクトロスコピィ（NIRS）検査 217

く

グループホーム 26,149
グループワーク 159
クロザピンと診療所 79

け

ケア・マネジメント 42
軽症うつ病 193
経頭蓋磁気刺激法 276
月経前不快気分障害 189

こ

抗うつ薬 193,325
 三環系―― 194
咬合違和感 94
甲状腺機能検査 221
高照度光療法 271
抗精神病薬の副作用 83
向精神薬 192
向精神薬の過量服薬 286
行動活性化 231
行動抑制 212
広汎性発達障害 200
高齢統合失調症患者 151
心のスクリーニング 349
子ども 223
個別就労支援プログラム 6
コンサルテーション・リエゾン活動 139

さ

サービス付き高齢者住宅 149
在宅療養支援診療所 50,167
作業療法 42
作業療法士 44
サテライト診療所 120
三環系抗うつ薬 194
産業医 341
産業メンタルヘルス 329

し

自己回復試行 40
自己肯定感 232
自殺 172
自殺企図 84,288,322
自殺予防 281
支持的精神療法 117
視床下部－下垂体－副腎系（HPA系） 219
自傷他害 172
システム論的家族療法 238

351

索引

システム論的統合失調症生成論	39
自然治癒力	40
持続性抑うつ障害	188,198
歯痛症状	94
実行機能障害	292
疾病教育	36
児童期	223
自閉スペクトラム症	289
島の精神保健活動	24
社会的リハビリテーション	40
社交不安障害	211,318
全般性――	211
習慣飲酒	284
修正型電気けいれん療法	195
重篤気分調節症	187,223
就労移行事業所	73
就労継続支援B型	150
就労継続A型事業所	163
就労支援	6,15,162,336
瞬目負荷試験	89
障害者雇用促進法	42
障害者自立支援法	42,152
障害者総合福祉法	147
障害年金診断書	176
障害福祉サービス	44
小規模通所授産施設	148
傷病手当金診断書	180
職業性ストレス簡易調査票	343
職業リハビリテーション	40
職親制度	42
職場復帰支援プラン	313
ジョブコーチ	164
自立支援医療診断書	179
神経症性うつ病	211
神経症性抑うつ	192
診察録の保存義務	177
身体表現性障害圏	296
診断書	176
障害年金――	176
傷病手当金――	180
自立支援医療――	179
精神障害者保健福祉手帳――	179
心的外傷後ストレス障害	318
侵入思考	66
心理教育	61,158
家族――	158
心理社会教育	337
診療所運動	4
診療の流れ	31

す

錐体外路系副作用	83
錐体外路症状	93
薬物性――	93
睡眠障害	283
ストレスチェック	330,342,348
ストレスチェック制度	342

せ

生活介護支援事業	150
生活療法	75
生活臨床	16
生活歴	29
精神医療審査会	126
精神科救急	126,129,144
精神科身体合併症	138
精神科病院	119,125
精神障害者保健福祉手帳診断書	179
精神病末治療期間	21
精神分析的精神療法	213
精神保健活動	24
島の――	24
精神保健福祉士	44,72,132
精神保健福祉法の改正	126
精神療法	117,325
危機介入的――	36
支持的――	117
精神分析的――	213
地域――	13,107,147
セイヨウオトギリゾウ	272
セロトニン・ノルアドレナリン再取り込み阻害薬	194
洗浄強迫行為	302
選択的セロトニン再取り込み阻害薬	194,302
前頭側頭葉変性症	308
セントジョーンズワート	272
全般性社交不安障害	211
全般性不安障害	296

そ

躁うつ病	185,203
早期介入	21,53,75,347
早期支援	47
双極性感情障害	247
双極性障害	185,203
双極性障害の薬物療法	195
総合病院精神科	138
喪失体験	265
措置入院	130

た

退院支援	125
対人関係・社会リズム療法	234
対人関係療法	232
代替療法	270
第二世代抗精神病薬	83
多機能型精神科診療所	147
多剤大量処方	287
単一フォトン断層撮影法	217
断眠療法	271

ち

地域ケアシステム	148
地域生活支援	2,125
包括型――	6
包括的――	80
地域生活支援センター	148
地域生活の支援	40
地域精神医療	13,107,147
地域精神保健センター	48
チエノジアゼピン系薬物	91
遅発性アカシジア	83
注意欠如・多動症	224
注意欠如・多動性障害	199
中等症うつ病	193
重複うつ病	198
治療	22
治療契約	30,297
治療抵抗性うつ病	210,276
治療抵抗性統合失調症	22

つ

通院医療費公費負担制度	179

て

デイケア	5,10,44,72,107,147,257
リワーク――	257
テストステロン測定	221
転換性障害	296
伝統的診断	186

と

動機づけ	292
統合失調感情障害	17
統合失調症の経過	33
統合失調症の軽症化	19
疼痛性障害	296
特定理由離職者	180

な

ナイトケア	5,147
内分泌機能検査	219
難治性うつ病	209

に

荷卸しうつ病	228

二次救急	131
23条通報	130
入院の判断	37
認知機能検査	221
認知行動療法	60, 227, 301
認知症	306
アルツハイマー型——	306

の

脳画像検査	217
脳機能検査法	216
脳脊髄液マーカー	218

は

パーキンソン症候群	200, 308
パーソナリティ障害	210
境界性——	212
暴露反応妨害法	303
発達障害	199, 289
広汎性——	200
パドゥア・インベントリー	227
パニック障害	200, 296, 318
ハミルトンうつ病尺度	254
パラダイムフェイラー	210
鍼	272
バルプロ酸	326
ハローワーク	180
反芻思考	230
反復性経頭蓋磁気刺激法（rTMS）	276

ひ

ピア・カウンセリング	248
非定型抗精神病薬	194, 326
びまん性レビー小体病	309
病名告知	36
ひるま病室	107

ふ

不安階層表	304
不安障害	210, 318
社交——	211, 318
全般性——	296
フィブリノーゲン	219
夫婦面接	240
フェニックス通信	27
賦活再燃現象	61
不機嫌	223
副作用	83, 244
抗精神病薬の——	83
錐体外路系——	83
副作用の説明	56
復職支援	330
服薬コンプライアンス	58
服薬指導	55
不潔恐怖	302
富士モデル事業	281
2人主治医制	127
物質・医薬品誘発性抑うつ障害	189
不定愁訴	295
プラセンタ	273
振り返りプログラム	337

へ

弁証法的行動療法	213
ベンゾジアゼピン系	326
ベンゾジアセピン系薬物	91

ほ

包括型地域生活支援	6
包括的精神科地域ケア	44
包括的地域生活支援	80
訪問医療	107
訪問看護	10, 132
訪問看護ステーション	50, 76, 150, 167
訪問診療	10
暴力	172
家庭内——	132, 174
補完・代替療法	271

ま

マス・スクリーニング	347
慢性疼痛	296

め

メンタルチェッキング	228

も

モノアミン代謝産物	219
問診票	28

や

薬剤師	55
薬物性眼瞼けいれん	91
薬物性錐体外路症状	93
薬物調整	246
薬物療法	192
うつ病の——	193
気分障害の——	192
双極性障害の——	195
薬局薬剤師	58

ゆ

有酸素運動	254

よ

陽電子断層撮影法	217
ヨガ	272
抑うつエピソード	330
抑うつ障害群	185, 187

ら

ライフコーダー	258
ラモトリギン	207

り

リカバリー（甦生）	16, 40, 50, 59
リハビリテーション	40, 44, 53, 73
医学的——	40
社会的——	40
職業——	40
リハビリテーション導入期	37
両立支援プラン	313
履歴現象	29
リワーク	330
リワークデイケア	257
リワークプログラム	336

ろ

労働安全衛生法	330

欧文索引

A
ACT（Assertive Community Treatment） 6,49,80,148

C
cognitive behavioral therapy（CBT） 60,227,301
complementary & alternative medicine（CAM） 271
CPMS登録通院医療機関 79

D
DSM-5 187
DUP 21

E
exposure and response prevention（ERP） 303

H
Hamilson Rating Scale for Depression（HAM-D） 254

I
interpersonal and social rhythm therapy（IPTSRT） 234
interpersonal psychotherapy（IPT） 232
IPS（Individual Placement and Support） 6

M
modified electroconvulsive therapy（m-ECT） 195

N
NIRS 217

O
obsessive-compulsive disorder（OCD） 301
overdose（OD） 286

P
positron emission tomography（PET） 217
PSW 72,132

R
Research Domain Criteria（RDoC） 185

S
S-アデノシルメチオニン 272
second-generation antipsychotic（SGA） 83
selective serotonin reuptake inhibitor（SSRI） 194,302
serotonin noradrenaline reuptake inhibitor（SNRI） 194
single photon emission computed tomography（SPECT） 217

T
transcranial magnetic stimulation（TMS） 276

Ω
ω3脂肪酸 272

中山書店の出版物に関する情報は,小社サポートページを御覧ください.
https://www.nakayamashoten.jp/support.html

外来精神科診療シリーズ

メンタルクリニックでの主要な精神疾患への対応［3］

統合失調症,気分障害

2016年8月25日　初版第1刷発行 © 〔検印省略〕

編集主幹	原田誠一
担当編集	高木俊介／神山昭男
発行者	平田　直
発行所	株式会社　中山書店 〒112-0006　東京都文京区小日向4-2-6 TEL 03-3813-1100（代表）　振替 00130-5-196565 https://www.nakayamashoten.jp/
装丁	株式会社プレゼンツ
印刷・製本	三松堂株式会社

ISBN978-4-521-74005-8
Published by Nakayama Shoten Co., Ltd.　　　　　Printed in Japan
落丁・乱丁の場合はお取り替えいたします

・本書の複製権・上映権・譲渡権・公衆送信権（送信可能化権を含む）は株式会社中山書店が保有します.

・ JCOPY ＜(社)出版者著作権管理機構　委託出版物＞
本書の無断複写は著作権法上での例外を除き禁じられています. 複写される場合は,そのつど事前に,(社)出版者著作権管理機構（電話 03-3513-6969, FAX 03-3513-6979, e-mail: info@jcopy.or.jp）の許諾を得てください.

本書をスキャン・デジタルデータ化するなどの複製を無許諾で行う行為は,著作権法上での限られた例外（「私的使用のための複製」など）を除き著作権法違反となります. なお,大学・病院・企業などにおいて,内部的に業務上使用する目的で上記の行為を行うことは,私的使用には該当せず違法です. また私的使用のためであっても,代行業者等の第三者に依頼して使用する本人以外の者が上記の行為を行うことは違法です.

信頼できるデータに基づく知見が，発達障害最良の診療になる

データで読み解く 発達障害

総編集●**平岩幹男**（Rabbit Developmental Research）
専門編集●**岡 明**（東京大学）　**神尾陽子**（国立精神・神経医療研究センター）
　　　　　小枝達也（国立成育医療研究センター）　**金生由紀子**（東京大学）

自閉症スペクトラム障害（ASD），ADHD，学習障害，Tourette症候群，発達性協調運動障害，選択性緘黙，表出性言語遅滞，これら発達障害について，いまわかっていることを総説的にまとめた．信頼できるデータに基づく疫学，検査，自然経過・成人移行，治療・療育の効果，学校対応，行政的支援が紹介され，専門家による国内最高レベルの編集は，今後改訂を重ねるごとにデータバンクとなるだろう．

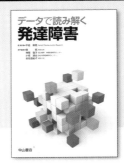

B5判／並製／2色刷／256頁
定価（本体8,000円＋税）
ISBN978-4-521-74371-4

メンタルクリニックの日常診療を強力にサポート！

外来精神科診療シリーズ 全10冊

編集主幹　**原田誠一**（原田メンタルクリニック：東京）
編集委員　**石井一平**（石井メンタルクリニック：東京）
　　　　　高木俊介（たかぎクリニック：京都）
　　　　　松﨑博光（ストレスクリニック：福島）
　　　　　森山成彬（通谷メンタルクリニック：福岡）
編集協力　**神山昭男**（有楽町桜クリニック：東京）

外来診療のエキスパートが日々の実践に裏打ちされた貴重な「知と技」を伝授！

B5判／2色刷／約300〜350頁／各本体予価8,000円

Part I　精神科臨床の知と技の新展開

● メンタルクリニックが切拓く新しい臨床—外来精神科診療の多様な実践—　　定価（本体8,000円＋税）
● メンタルクリニックでの薬物療法・身体療法の進め方　　定価（本体8,000円＋税）
● メンタルクリニック運営の実際—設立と経営，おもてなしの工夫—　　定価（本体8,000円＋税）
○ メンタルクリニックでの診断の技と工夫—臨床の知を診断に活かす—　〈2016年12月〉
○ メンタルクリニックでの精神療法の技と工夫—臨床の知を精神療法に活かす—　〈2017年3月〉

Part II　精神疾患ごとの診療上の工夫

● メンタルクリニックでの主要な精神疾患への対応［1］
　発達障害，児童・思春期，てんかん，睡眠障害，認知症　　定価（本体8,000円＋税）
● メンタルクリニックでの主要な精神疾患への対応［2］
　不安障害，ストレス関連障害，身体表現性障害，嗜癖症，パーソナリティ障害　　定価（本体8,000円＋税）
最新刊 メンタルクリニックでの主要な精神疾患への対応［3］
　統合失調症，気分障害　　定価（本体8,000円＋税）

Part III　メンタルクリニックの果たすべき役割

○ メンタルクリニックの歴史，現状とこれからの課題　〈2017年7月〉
○ メンタルクリニックにおける重要なトピックスへの対応　〈2017年11月〉
　東日本大震災とメンタルクリニック，ギャンブル依存症，
　教員のメンタルヘルス，アウトリーチ，ターミナルケア，ほか

お得なセット価格のご案内
全10冊予価合計　80,000円＋税
セット価格　75,000円＋税
※お支払は前金制です．
※送料サービスです．
※お申し込みはお出入りの書店または直接中山書店までお願いします．
5,000円おトク!!

※配本順，タイトルなど諸事情により変更する場合がございます．〈　〉内は刊行予定．

中山書店　〒112-0006　東京都文京区小日向4-2-6　TEL 03-3813-1100　FAX 03-3816-1015
https://www.nakayamashoten.jp/